LA
DOSIMÉTRIE

DANS LES

MALADIES DU CHEVAL DE TROUPE

PAR

H. JACOTIN

Vétérinaire principal de l'Armée

Membre correspondant de la Société centrale de Médecine Vétérinaire

PARIS

INSTITUT DOSIMÉTRIQUE

CHARLES CHANTEAUD, DIRECTEUR

54, Rue des Francs-Bourgeois, 54

1899

PATHOLOGIE MÉDICALE

I

LA DOSIMÉTRIE

DANS

LES MALADIES DU CHEVAL DE TROUPE

II

HISTOIRE SUCCINCTE ET POSOLOGIE

DES

principaux médicaments dosimétriques susceptibles
d'être utilisés
dans la médecine des chevaux de l'armée

« C'est par la Thérapeutique que vaut la Médecine. »
Professeur BOUCHARD.

MÉMOIRE AYANT OBTENU LE 1ER PRIX

au Concours de la Société de Médecine Dosimétrique de Paris

EN 1898

LA
DOSIMÉTRIE

DANS LES

MALADIES DU CHEVAL DE TROUPE

PAR

H. JACOTIN

Vétérinaire principal de l'Armée

Membre correspondant de la Société centrale de Médecine Vétérinaire

PARIS

INSTITUT DOSIMÉTRIQUE

CHARLES CHANTEAUD, DIRECTEUR

54, Rue des Francs-Bourgeois, 54

1899

A MONSIEUR CHARLES CHANTEAUD

Commandeur de l'ordre d'Isabelle la Catholique
Commandeur de l'ordre du Christ du Portugal
Pharmacien de 1re classe
Fondateur de la Pharmacie dosimétrique
et des Concours de la Société de thérapeutique dosimétrique
de Paris

Dont les efforts persévérants, la haute compétence professionnelle, le désintéressement sans bornes et l'infatigable activité, ont placé la méthode dosimétrique au rang qu'elle occupe aujourd'hai dans les sciences médicales.

AVANT-PROPOS

L'ouvrage que nous soumettons aujourd'hui à l'appréciation de nos confrères et de toutes les personnes qui s'intéressent au traitement des animaux malades, n'est autre chose que la reproduction à peu près intégrale d'un mémoire présenté, en 1898, au concours de la Société de médecine dosimétrique de Paris.

Dans l'impossibilité de mettre au jour, faute de documents assez nombreux et d'une expérience personnelle suffisante sur certains points, un traité complet de clinique et de thérapeutique dosimétriques embrassant *toutes* les maladies des animaux domestiques, ainsi que semblait le comporter le programme du concours, nous avons pensé faire œuvre utile en adoptant le principe fécond de la division du travail, et en limitant ce mémoire à l'exposé aussi complet que possible de la thérapeutique d'une catégorie d'affections que notre situation particulière dans l'armée nous a permis, depuis nombre d'années, d'étudier d'une manière toute spéciale : *les maladies du cheval militaire*, étude précédée de quelques considérations explicatives sur les principes, le but et les applications de la dosimétrie et suivie de l'histoire succincte des principaux médicaments dosimétriques susceptibles d'être utilisés dans la médecine des chevaux de l'armée.

Nous devons déclarer tout d'abord, et le titre de ce mémoire le fait suffisamment pressentir, qu'il ne saurait être question ici d'un traitement *exclusivement* dosimétrique de toutes les maladies du cheval de troupe, mais bien de l'adjonction de la méthode dosimétrique au traitement ancien plus ou moins profondément modifié.

En effet, dans un certain nombre de ces affections, la dosimétrie peut n'avoir à jouer qu'un rôle insignifiant ou nul ; dans d'autres, elle sera un auxiliaire puissant du traitement habituel ; dans d'autres, enfin, elle aura le pas et le rôle prépondérant dans la médication.

Et, à ce propos, nous rappellerons, pour la vingtième fois, la phrase suivante du programme placé en tête du premier numéro de la *Nouvelle revue de médecine dosimétrique vétérinaire*, programme qui renfermait un résumé complet des principes dosimétriques et constituait, pour ainsi dire, une véritable profession de foi.

« La dosimétrie n'est pas exclusive, il faut le dire bien haut ; les vétérinaires dosimètres n'ont pas la prétention de traiter et de guérir toutes les maladies avec les seuls granules, ainsi que le croient ou feignent de le croire ses adversaires ; ils ne répudient, en effet, aucun des moyens (on pourrait ajouter : et des principes) rationnels de la thérapeutique ancienne et moderne, tels que : émissions sanguines, révulsifs, dérivatifs, injections hypodermiques, hydrothérapie, électricité, etc. »

C'est avec des déclarations de ce genre, proclamées *urbi et orbi*, que nous gagnerons à la dosimétrie des praticiens qui, n'ayant pris ni le temps ni la peine d'en étudier les principes, s'en sont tenus éloignés jusqu'à présent en raison, d'une part, de la réputation d'intransigeance d'une méthode cependant essentiellement libérale, quoi qu'on dise, et, d'autre part, de la forme granulaire des médicaments dosimétriques, rappelant, jusqu'à un certain point, les globules homœopathiques.

La pathologie médicale a été étudiée d'une manière si complète dans ces dernières années, notamment en ce qui concerne l'étiologie, la séméiologie et l'anatomie pathologique, que nous avons considéré comme oiseux d'y insister longuement dans ce mémoire, dont les proportions se seraient trouvées considérablement et, à notre avis, inutilement augmentées par des considérations qui n'auraient pu être que la reproduction plus ou moins fidèle de celles que chacun peut trouver dans les nombreux traités sur la matière.

C'est pourquoi nous nous sommes décidé à ne parler de l'historique des maladies, de leurs causes, de leur nature, de leurs complications possibles, des lésions organiques qu'elles entraînent, etc., que dans la mesure strictement indispensable, pour nous occuper, d'une manière à peu près exclusive, de leurs symptômes, de leur diagnostic et *surtout* de leur traitement, tâchant de nous inspirer des paroles mémorables par lesquelles le professeur Bouchard débutait, l'année dernière, dans une de ses leçons magistrales à la Faculté de Médecine de Paris, et qui nous ont servi d'épigraphe :

« C'est par la thérapeutique que vaut la médecine. »

Ces préliminaires établis, une question, secondaire à la vérité, mais qui, cependant, a son importance, restait à examiner : Dans quel ordre devions-nous présenter les maladies dont l'étude fait

l'objet de ce mémoire. Après avoir passé en revue les diverses classifications, dont aucune n'est parfaite, il faut bien le reconnaître, nous
nous sommes tiré d'embarras en adoptant l'ordre alphabétique,
auquel on peut reprocher d'être peu scientifique, il est vrai, mais qui
ne préjuge rien, évite toute discussion, facilite les recherches et ne
saurait présenter d'inconvénients sérieux que si notre travail s'adres-
sait à des commençants et non à des praticiens déjà versés dans la
connaissance des sciences médicales.

Du reste, comme on le verra, nous avons cru devoir nous borner
à l'étude des affections, pour la plupart ressortissant à la pathologie
médicale, qui sont le plus souvent observées chez le cheval de troupe,
soit que la dosimétrie remplisse, dans ces maladies, le rôle prépondérant, soit qu'elle ne joue, dans le traitement, qu'un rôle accessoire
ou presque nul.

Nous avons négligé, à dessein, la description de certaines maladies
contagieuses, telles que la morve, le farcin, la gale, etc., dont le traitement, bien connu de tous, ne saurait être aidé bien efficacement
par la dosimétrie et au sujet desquelles la ligne de conduite des vétérinaires est toute tracée par les règlements militaires.

En somme, le travail que nous soumettons aujourd'hui à l'app-récia-
tion bienveillante du public vétérinaire, s'appuyant à la fois sur les
« sources des indications thérapeutiques » et sur les théories du fondateur de la dosimétrie, a été conçu dans le but d'indiquer à nos confrères le traitement qui nous a paru le plus efficace dans les maladies
du cheval de l'armée, et cela par l'union raisonnée de cette méthode
avec les moyens les plus rationnels de l'ancienne thérapeutique, que
des médecins et des vétérinaires à idées trop absolues et trop radi-
cales avaient cru pouvoir tout d'abord rejeter en bloc.

Que si, maintenant, on nous pose la question de savoir dans quel
champ nous avons puisé les observations qui ont servi de base aux
considérations qui vont suivre, nous répondrons d'abord qu'ayant été
chargé *officiellement*, dans l'armée, d'expériences prolongées sur les
granules Charles Chanteaud et la dosimétrie, nous avons pu recueillir
ainsi un nombre considérable de faits nous permettant de parler de
la méthode avec connaissance de cause; nous dirons ensuite que,
grâce à la générosité de M. Charles Chanteaud, dont les médicaments
granulés ont été mis gracieusement à notre disposition toutes les fois
que cela a été nécessaire, nous avons pu, à maintes reprises, étudier
la valeur thérapeutique de ces substances dans une foule de circonstances.

Ceci dit pour bien établir que nous sommes loin d'être un nouveau
venu dans la dosimétrie et que les assertions émises dans le cours de

ce mémoire sont étayées par des faits cliniques nombreux et précis.

Le présent travail, ainsi que nous l'avons indiqué au début de cet avant-propos, a été divisé en deux parties, dont la première, de beaucoup la plus importante, traite des principales maladies du cheval de l'armée plus ou moins justiciables de la dosimétrie, et dont la seconde, bien moins étendue, étudie sommairement les médicaments granulés susceptibles d'être utilisés avec fruit dans la thérapeutique vétérinaire militaire.

Cette deuxième partie, dont l'utilité n'est peut-être pas absolue, nous a paru cependant le complément obligé de la première, en ce qu'elle évite d'intercaler, dans l'histoire de chaque maladie, de trop longs détails sur les granules dosimétriques, tout en permettant au praticien, quand il le juge utile ou nécessaire, de se remémorer rapidement les effets physiologiques et thérapeutiques de ces précieux agents, ainsi que leur dosage et leur posologie.

Nous avons cru devoir donner, en outre, à la fin de ce chapitre, et d'après un chimiste distingué, M. Houdas, quelques indications sur la manière de préparer les injections hypodermiques au moyen des granules dosimétriques, pour les cas où, dans certaines affections, les voies digestives ont perdu leurs facultés absorbantes.

D'autre part, si la thérapeutique a été notre principal objectif, nous nous sommes attaché également, ainsi que nous l'avons dit déjà dans l'avant-propos, à décrire les symptômes des maladies aussi clairement et aussi méthodiquement que possible, afin de permettre au vétérinaire traitant d'arriver rapidement à un diagnostic exact, indispensable pour l'établissement d'un traitement rationnel.

En résumé, *symptomatologie, diagnostic* et *traitement*, tels sont les trois points qui ont fait surtout l'objet de notre constante préoccupation.

En terminant ces considérations préliminaires, il est de notre devoir de déclarer que nous nous sommes souvent inspiré, dans le cours de cet ouvrage, des opinions et des travaux si appréciés de M. le professeur Trasbot, l'éminent clinicien d'Alfort, notamment en ce qui concerne l'étiologie et la séméiologie des maladies, l'anatomie pathologique, etc.

BUT, MOYENS, APPLICATIONS
DE LA DOSIMÉTRIE

Les considérations qui vont suivre, résumées aussi brièvement que possible, nous ont paru indispensables pour remémorer aux dosimètres pratiquants et à ceux qui les auraient quelque peu perdus de vue, les principes sur lesquels est basée la méthode et faire connaître, *grosso modo*, en quoi consiste cette dernière, à ceux qui n'ont jamais eu l'occasion ou le désir de l'examiner sérieusement, d'une manière tout à fait indépendante et sans parti pris.

La méthode dosimétrique repose à la fois sur une doctrine médicale, basée sur le *vitalisme hippocratique* et sur l'emploi, comme remèdes aux maladies, de substances chimiquement pures (principalement des alcaloïdes) en granules parfaitement dosés et méthodiquement administrés.

D'après l'auteur de cette méthode, fondée depuis plus de vingt ans avec l'intelligente et active collaboration de M. Charles Chanteaud, la maladie, avant de produire, dans un organe, des désordres matériels, se manifeste par des troubles fonctionnels qu'il est possible de combattre avantageusement avant qu'ils aient déterminé, dans cet organe, des modifications de structure beaucoup plus longues et plus difficiles à faire disparaître.

En un mot, la maladie attaque la fonction avant d'attaquer l'organe lui-même.

Exemple :

Un animal est exposé à un refroidissement après un exercice qui l'a mis en sueur, presque immédiatement se manifeste chez lui un malaise général, caractérisé par des frissons, de la courbature, de l'adynamie, de l'inappétence, de la soif, etc., tous symptômes qui se trouvent sous la dépendance d'une fièvre plus ou moins intense, laquelle se traduit ensuite par l'accélération du pouls et des mouvements respiratoires, avec augmentation de la température.

A cette période, la maladie est générale et n'a pas encore jeté son dévolu sur un organe en particulier, et c'est à empêcher cette localisation que doivent tendre tous les efforts du médecin.

Comme, d'autre part, les désordres observés sont presque toujours sous la dépendance de la fièvre, c'est cette dernière qu'il faut combattre à outrance, tout en soutenant les forces de l'organisme, double résultat que l'on peut facilement obtenir au moyen de médicaments purs, mathématiquement dosés et méthodiquement administrés ; c'est ce que l'on appelle la *jugulation* des maladies aiguës, c'est-à-dire leur guérison avant qu'elles se soient localisées et aient accompli leurs diverses périodes, que beaucoup croient encore inévitables.

La dosimétrie veut aider la nature, compléter ou remplacer les anciennes médications, afin d'arriver plus sûrement au but, qui est de juguler la maladie, si possible, ou, si la jugulation ne peut être obtenue, d'amener une prompte défervescence, c'est-à-dire une guérison rapide.

Laissant de côté cette doctrine médicale, fort séduisante d'ailleurs, mais qui n'est pas acceptée par tous, on ne peut s'empêcher de reconnaître que la dosimétrie constitue une admirable méthode thérapeutique, à laquelle, depuis sa fondation, un grand nombre de praticiens des deux médecines accordent, avec raison, une supériorité incontestable.

La dosimétrie, en effet, n'emploie que des substances d'une pureté irréprochable, dont les principales sont constituées par les principes actifs des plantes médicinales, nommés alcaloïdes, d'où le nom d'*alcaloïdothérapie* donné souvent à la dosimétrie, bien que cette dernière n'ait pas le monopole de leur emploi.

On sait que les propriétés des plantes médicinales telles que la digitale, l'aconit, la jusquiame, le colchique, la ciguë, etc., sont très variables suivant le terrain où ces plantes ont été récoltées, l'époque de leur récolte, les conditions météorologiques au milieu desquelles elles se sont développées, leur état de conservation, leur ancienneté, etc.

Avec la dosimétrie, rien de semblable ; le principe actif est toujours identique à lui-même (à quelques exceptions près), d'une conservation et d'un dosage faciles ; ainsi, on emploie la digitaline au lieu de digitale, l'aconitine remplace l'aconit ; l'hyoscyamine la jusquiame ; la colchicine, la cicutine remplacent également les préparations faites avec le colchique et la ciguë.

Du reste, il y a longtemps déjà qu'un grand nombre de ces alcaloïdes sont découverts ; exemple : la quinine (provenant du quinquina), la strychnine (alcaloïde de la noix vomique), la digitaline, l'aconitine, etc. ; depuis longtemps, même, on emploie certains d'entre eux en médecine ; mais le grand mérite de la dosimétrie a été d'en généraliser et d'en faciliter l'usage, en les incorporant au sucre de lait et en les administrant sous forme de granules parfaitement dosés, très solubles et, partant, très facilement absorbables.

Avec la dosimétrie disparaissent les doses maxima et minima, ainsi que les doses moyennes.

« La dose moyenne, dit le professeur Laura, de Turin, est une absurdité dans la science, et plus qu'un non-sens, un danger dans l'art. »

La dosimétrie proportionne le remède au mal et au malade, en administrant le médicament par petites doses, jusqu'à effet produit, doses d'autant plus rapprochées que la maladie est dans une période plus aiguë, d'autant plus éloignées que les symptômes principaux s'amendent.

A maladie aiguë, traitement rapide et énergique ; à maladie chronique, traitement de longue haleine.

On comprend sans peine l'avantage immense d'une jugulation ou d'une rapide guérison pour les animaux domestiques, dont la moindre interruption de service se traduit par une perte matérielle plus ou moins considérable.

En médecine dosimétrique, deux indications sont à observer : l'indication *causale* et l'indication *secondaire* ou *symptomatique* ; la première est remplie par ce que l'on nomme la *dominante*, qui forme le fond du traitement et doit être employée jusqu'à effet ; la seconde indication est remplie par la *variante*, qui s'adresse aux symptômes et ne s'applique que lors de leur manifestation.

Dans la pneumonie aiguë, par exemple, on emploie l'aconitine, la vératrine, la digitaline comme défervescents, la strychnine comme incitant vital et combattant la paralysie des vaso-moteurs : *dominante*. Puis le sedlitz, le podophyllin contre la constipation, la morphine, la codéine contre les quintes de toux ; la cicutine contre les douleurs musculaires ou articulaires : *variante*.

D'après l'auteur de cette méthode, les alcaloïdes, qui forment la majorité de l'arsenal dosimétrique, agiraient par une action de contact qu'il nomme catalytique, analogue à la force électro-magnétique.

En résumé : 1° La médecine dosimétrique est basée en grande partie sur ce principe, à savoir que la maladie se manifeste par des troubles purement fonctionnels avant d'attaquer la trame organique elle-même et qu'il est possible de la combattre avantageusement, et souvent de la faire disparaître, avant l'établissement des lésions ; c'est ce qui constitue la jugulation.

2° Lorsque celle-ci n'a pu être obtenue, la dosimétrie abrège la durée de la maladie et de la convalescence.

3° La dosimétrie emploie des agents simples (principalement des alcaloïdes), purs, solubles, parfaitement dosés.

4° Enfin, elle administre ces agents sans se préoccuper des doses, jusqu'à effet produit, à intervalles d'autant plus rapprochés que la maladie est plus aiguë, d'autant plus éloignés que les symptômes s'amendent.

I

LA DOSIMÉTRIE

DANS

LES MALADIES DU CHEVAL DE TROUPE

Avant de passer en revue les principales affections du cheval de troupe plus ou moins justiciables de la méthode dosimétrique, nous ferons observer que ce travail, étant une œuvre éminemment personnelle, nous nous sommes abstenu, de parti pris, aussi bien de toute revue rétrospective des médications anciennes plus ou moins tombées en désuétude, que de l'énumération fastidieuse des nombreux traitements tour à tour prônés et abandonnés de nos jours, nous bornant à faire connaître la thérapeutique, sanctionnée par près de trente-cinq années d'expérience et plus de quinze années de pratique dosimétrique, qui nous paraît la plus rationnelle.

Il est, en outre, indispensable de faire remarquer, dès à présent que s'il n'est question, à propos de chaque traitement, que du *nombre* de granules à administrer, abstraction faite de leur *dosage*, c'est que ce dernier est indiqué, pour chacun d'eux, à la deuxième partie du mémoire, qu'il sera toujours facile de consulter en cas de doute (1).

(1) Dans l'étude de chaque maladie en particulier, nous n'avons donné que le dosage des granules les moins fréquemment utilisés et dont il n'est pas question dans la deuxième partie de ce travail.

Sans formuler aucune appréciation sur les médicaments granulés, d'origines diverses, que, du reste, nous n'avons pas été personnellement à même d'expérimenter, il est de notre devoir de déclarer que ceux employés par nous jusqu'à présent sont les granules Charles Chanteaud, à base de sucre de lait, dont la pureté, le dosage et la solubilité, contrôlés périodiquement par un chimiste habile, nous sont bien connus et offrent toutes garanties.

En général, les granules utilisés pour la médecine des grands animaux sont identiques, au point de vue de la quantité de principe actif, qu'elle qu'en soit la provenance.

Si, toutefois, les circonstances exigeaient l'emploi de granules dosés d'une manière différente, il suffirait d'en augmenter ou d'en diminuer le nombre suivant le cas.

Pour fixer les idées, citons un exemple : Les granules de strychnine et de digitaline de Charles Chanteaud sont au demi centigramme (cinq milligrammes); or, si l'on a prescrit deux granules de ces alcaloïdes toutes les heures, et que l'on n'ait à sa disposition que des granules au milligramme, comme ceux des pharmacies vétérinaires militaires, on devra donner, toutes les heures, dix de ces granules au lieu de deux.

Dans les granules Charles Chanteaud, ou dosés d'une manière identique, la quantité de principe actif est calculée de telle sorte que leur administration comporte presque toujours le même nombre de granules à chaque prise, ce qui facilite singulièrement la médication.

ANASARQUE

Définition. — Synonymie. — L'anasarque est caractérisée par une infiltration séreuse générale du tissu cellulaire. Cette maladie, successivement nommée *leucophlegmasie*, *hydropisie cellulaire*, *mal de tête de contagion*, *morve gangréneuse*, *coryza gangréneux*, *charbon blanc*, *diastashémie rapide*, etc., étant actuellement considérée comme un trouble de la circulation capillaire superficielle, on se borne à la désigner sous le nom d'*anasarque*, qui exprime seulement son symptôme principal, l'infiltration, sans rien présumer de son essence.

Division. — On distingue une *anasarque essentielle, idiopathique* ou *primitive*, conséquence de troubles graves de la nutrition, et que certains auteurs ont, dans ces derniers temps, considérée comme une maladie infectieuse, résultant de la pénétration, dans l'organisme, d'un agent encore inconnu, et une *anasarque symptomatique*, dépendant d'une maladie du cœur, des gros vaisseaux, du poumon, du foie, des reins ; de l'anémie, de l'hydrohémie, etc., ou d'une maladie infectieuse, comme la gourme.

Nous ne nous occuperons ici que de la première, à la vérité assez rare chez le cheval de troupe, la seconde devant être étudiée avec les maladies dont elle ne constitue que l'un des symptômes, et surtout avec la gourme, si fréquente chez le jeune cheval.

Fréquence. — A l'encontre de ce que l'on s'était imaginé autrefois, à savoir que l'anasarque devait être plus fréquente chez les animaux lymphatiques, dont l'organisme était comme saturé de liquides blancs, on sait, aujourd'hui, que cette affection frappe surtout les animaux pléthoriques, sanguins, abondamment nourris et chez lesquels la circulation périphérique est très active.

ÉTIOLOGIE. — La cause occasionnelle unique de l'anasarque essentielle est le refroidissement de la surface du corps, s'exerçant sur des animaux au repos venant d'être soumis à une température élevée. Aussi est-elle plus fréquente aux époques où l'on remarque les plus grandes différences entre les températures extrêmes. Elle frappe, le plus souvent, des sujets en transpiration, exposés à la neige, à une pluie glacée, ou encore des animaux soumis à une immobilité complète par un temps brumeux, humide et froid.

L'action du froid sur la surface cutanée a d'abord pour effet une vive excitation des nerfs ganglionnaires, et, par suite, une contraction énergique des fibres musculaires organiques des capillaires, amenant le rétrécissement de ces derniers et la pâleur de la peau. Après cette contraction, survient un relâchement exagéré, véritable paralysie, pouvant aller jusqu'à la déchirure des vaisseaux. Alors le sang afflue dans le réseau périphérique ; sa tension extrême amène la transsudation du sérum, lequel vient se loger dans le tissu conjonctif sous-cutané ; d'autre part, la rupture de quelques capillaires, permettant la sortie du sang en nature, produit les taches rouges que l'on nomme *pétéchies*.

Nous ne rappellerons que pour mémoire l'opinion de Fodéré, qui attribuait la maladie à une sorte d'intoxication produite sous l'influence du froid, par la répercussion de la sueur, et celle de Foucault qui attribuait cette intoxication à la suppression de l'exhalation de l'acide carbonique.

SYMPTÔMES. — Les symptômes objectifs de l'anasarque consistent d'abord dans l'apparition de *tumeurs* et de *pétéchies*.

Les *tumeurs*, de dimensions variées, plus ou moins saillantes (1 cent. 1 2 environ), plates, assez nettement circonscrites par un bourrelet, peu douloureuses à la pression, d'une température sensiblement égale à celle des parties voisines, apparaissent d'abord à la face interne des cuisses et des avant-bras, sous le ventre, à l'encolure, à la tête, etc...

Les *pétéchies*, petites taches plus ou moins régulièrement arrondies, de couleur rouge sombre, ou brun plus ou moins foncé, nettement délimitées ou parfois réunies par leurs bords, se rencontrent sur les muqueuses apparentes et notamment dans les cavités nasales. Elles sont placées à la surface du derme et peuvent même, parfois, soulever l'épiderme.

Au début, la fièvre est le plus souvent nulle ou modérée ; le sang est coagulable comme à l'état normal ; on constate parfois un peu de jetage roussâtre.

Les tumeurs œdémateuses, en augmentant de volume et en se réunissant entre elles, ne tardent pas à constituer des engorgements plus ou moins volumineux, légèrement tendus, un peu sensibles à la pression et brusquement arrêtés, à leur partie supérieure, suivant une ligne à peu près horizontale.

À cette période, on constate souvent une légère élévation de la température et une certaine paresse digestive, avec conservation de l'appétit.

L'épaississement des naseaux et de l'orifice buccal, causé par l'engorgement de la partie inférieure de la tête, cause souvent des difficultés mécaniques dans la préhension des aliments, la mastication, la respiration ; cette dernière devient parfois râlante ; l'engorgement de la région du larynx rend la déglutition très difficile, parfois même impossible, d'où la possibilité du passage des aliments dans la trachée et des pneumonies gangréneuses.

TERMINAISON. — La maladie se termine, au bout de cinq ou six jours, par la résolution, caractérisée par la résorption des engorgements, résorption qui s'effectue lentement, progressivement, des parties supérieures vers les régions inférieures.

Les pétéchies sont remplacées par des taches grisâtres.

COMPLICATIONS. — Les principales complications possibles sont : l'*asphyxie*, quand les cavités nasales sont complétement obstruées ; la *métastase* sur le poumon ou l'intestin, caractérisée par la disparition subite des engorgements. Il se produit parfois une abondante *diarrhée*, qui favorise la résolution ou tue les malades quand elle est persistante ; la *gangrène locale* avec production d'eschares plus ou moins étendues et infection putride consécutive ; les *invaginations*, souvent compliquées de mortifications, de perforations intestinales et toujours précédées de coliques violentes, etc.

ALTÉRATIONS ANATOMIQUES. — Nous ne rappellerons que pour mémoire les principales altérations anatomiques, variables, naturellement, suivant la marche de la maladie, les complications, etc. : taches pétéchiales dans l'épaisseur des tissus, dans les cavités nasales et dans le tissu conjonctif sous-cutané, lequel renferme, en outre, une sérosité jaunâtre ; dans le cas de métastase pulmonaire ou intestinale : pétéchies et infiltrations œdémateuses du poumon, de la base du cœur et des gros vaisseaux ; ou bien épanchement de sérosité, pétéchies et infiltrations du mésentère ; congestion de la muqueuse intestinale, qui est friable et recouverte de plaques hémorrhagiques ; altération des parois de l'intestin, qui sont irrégulièrement bosselées, souvent mortifiées, gangrénées et même perforées, etc.

L'examen histologique indique une imprégnation du tissu conjonctif par de la sérosité, une augmentation du diamètre des vaisseaux capillaires, le rassemblement, sous forme de petits caillots, du sang sorti de ces vaisseaux, une certaine distension des cellules plasmatiques, etc.

PRONOSTIC — L'anasarque simple se termine presque toujours par la résolution, mais l'envahissement de la partie inférieure de la tête et de la région pharyngo-laryngée rendent le pronostic grave, en raison des complications possibles d'asphyxie et de pneumonie par corps étrangers ; le décubitus prolongé amène l'asphyxie, la septicémie ; la métastase viscérale, indiquée par la disparition subite des engorgements, a presque toujours une terminaison fatale.

TRAITEMENT

Le traitement de l'anasarque comporte trois indications principales, savoir : soutenir la vitalité, plus ou moins affaiblie ; empêcher la production des engorgements ou régler leur marche, de manière à empêcher l'envahissement de certaines régions ; enfin, favoriser leur résorption graduelle et, pour ainsi dire, physiologique.

Examinaons successivement les moyens thérapeutiques ou hygiéniques susceptibles de remplir, seuls ou diversement associés, une ou plusieurs de ces indications ou les trois à la fois.

Une pratique déjà longue nous a convaincu qu'il est possible de juguler l'anasarque au début, alors qu'elle ne se manifeste encore que par des tumeurs disséminées ou des engorgements peu considérables des membres, accompagnés de pétéchies.

Une petite saignée (2 à 3⁸), au début, ainsi que le conseille M. le professeur Trasbot, arrête ou modère l'extension des engorgements, en diminuant la poussée du sang dans les capillaires. Des massages méthodiques, fréquemment répétés, concourent également à ce résultat.

La paralysie des capillaires, cause de l'anasarque, sera efficacement combattue, dès le début, par le sulfate (ou l'arséniate) de strychnine, qui agira en même temps comme stimulant général; contre la parésie ou le fonctionnement irrégulier du muscle cardiaque, on emploiera utilement la digitaline, à la fois tonique puissant du cœur et diurétique.

Ces alcaloïdes seront administrés, de préférence, en granules, à la dose de deux granules toutes les heures, pendant la journée, de manière à ne pas dépasser la dose de vingt granules, en surveillant attentivement les malades.

S'il existe un état fébrile appréciable, on ajoutera, à chaque prise des alcaloïdes précédents, 2 granules d'aconitine, antithermique par excellence, jusqu'à ce que l'on ait obtenu une température au-dessous de 39 degrés.

Rappelons, d'une façon expresse, qu'il s'agit ici de granules préparés avec la digitaline et l'aconitine *amorphes*, les seules que nous ayons sérieusement expérimentées et dont les effets nous sont parfaitement connus; nous ajouterons qu'il est toujours nécessaire, pour leur administration, de se régler, en ce qui concerne la digitaline, sur l'état du cœur et du pouls et, en ce qui concerne l'aconitine, sur la température rectale.

Les doses précédentes ne constituent donc que des indications, assez précises à la vérité, mais susceptibles d'être modifiées suivant les malades et les circonstances de la maladie.

La digitaline et l'aconitine cristallisées devraient être employées avec beaucoup plus de précaution, leur action étant moins connue et beaucoup plus variable et incertaine.

Ce traitement du début sera complété par l'usage journalier des purgatifs salins à doses petites ou moyennes (sulfates de soude et de magnésie : 100 à 200 grammes ; hypagol : 4 ou 5 cuillerées à bouche) et de l'azotate de potasse dans les boissons (10 à 15 grammes par 24 heures). Il est à peine besoin d'ajouter qu'une très bonne hygiène est indispensable : écuries, très proprement tenues, bien aérées, à température égale, sans courants d'air ; bons pansages ; couvertures chaudes, renouvelées fréquemment ; très léger exercice, s'il n'existe pas de fièvre et si les conditions météorologiques le permettent.

S'il n'a pas été possible d'enrayer la marche de l'affection et si les engorgements se manifestent, il faut immédiatement songer à faciliter leur disparition progressive.

Pour obtenir ce résultat, on emploie les topiques irritants et résolutifs, qui fixent ces engorgements, les modèrent, ramènent la circulation périphérique par leur action excitante sur les vaisseaux capillaires et favorisent ainsi la résorption de la sérosité.

Parmi les meilleurs excitants résolutifs, nous citerons la charge de Lebas, l'huile ou l'alcoolé de cantharides (pour les engorgements de la tête), le liniment Bourgeaud, composé de :

Benzine		100 grammes.
Huile de lin		
Poudre de cantharides		75 grammes.
Poudre d'euphorbe		
Huile de croton		15 grammes.

Toutes ces substances en applications et en frictions très légères.

Nous recommandons d'une manière spéciale ce dernier médicament, dont nous faisons depuis longtemps un fréquent usage.

Pour les engorgements considérables, on emploie les pointes de feu fines et pénétrantes, à l'exclusion du bistouri ; ces ponctions ont pour résultat de déterminer, dans la région, un léger mouvement inflammatoire et d'éliminer une certaine quantité de sérosité.

Si l'orifice des naseaux est obstrué par une infiltration considérable, faisant craindre l'asphyxie, il sera nécessaire de relever l'aile interne du nez avec des fils, des crochets, ou de dilater ces ouvertures au moyen de cornets de plomb : la trachéotomie est parfois indispensable ; dans ce cas, on a conseillé, pour éviter la gangrène, de pratiquer l'incision avec un cautère chauffé à blanc. S'il se produit, malgré tout, des eschares, on cherchera à en empêcher ou à en arrêter la putréfaction au moyen d'injections ou de lotions astringentes et antiseptiques, dans les cavités nasales et sur les eschares cutanées : alun cristallisé à 4 °⁄₀ ; sulfate de zinc à 2 °⁄₀ ; tannin à 5 °⁄₀ ; eau crésylée ou lysolée à 2 à 3 °⁄₀ (nous employons cette dernière de préférence).

On continuera, en même temps, la médication interne, ayant pour base, outre les substances médicamenteuses indiquées pour le traitement du début, les toniques, les excitants, les antiputrides, les diurétiques chauds, les sudorifiques, etc.

Nous recommandons, avec M. le professeur Trasbot, le café torréfié qui est, à la fois, un excitant du système nerveux et un léger diurétique, mais que l'on doit administrer en infusions légères (60 gr. de poudre dans un litre d'eau, 2 ou 3 litres dans les 24 heures), afin d'éviter une surexcitation de l'intestin, peut-être susceptible, suivant M. Railliet, d'occasionner des volvulus.

L'acétate d'ammoniaque, excitant diffusable, sudorifique, antiputride et diurétique, est aussi parfaitement indiqué (20 à 30 gr. par litre d'infusion de camomille ou de vin chaud, environ 2 litres dans la journée).

L'essence de térébenthine, excellent antiseptique, diurétique chaud, puissant stimulant et modificateur des muqueuses, rend également de signalés services (15 gr. environ dans q. s. de miel jaune).

Si les fonctions digestives sont languissantes, on emploiera avec succès le nitrate de pilocarpine qui est, à la fois, stimulant, hypersécrétoire intestinal et sudorifique (une ou deux solutions de 0.10 centigrammes dans les 24 heures, ou 20 à 30 granules au 1/2 centigramme dans la même période).

La vératrine, à la dose de 15 à 20 granules au milligramme dans la journée, peut être utilisée également, en raison de son action sur les sécrétions intestinales et les contractions péristaltiques, qu'elle provoque ou augmente.

Le régime sera l'objet de soins particuliers : les aliments se-

ront très alibiles et aussi abondants que possible et il sera parfois
nécessaire de les distribuer sous forme pâteuse ou liquide, lorsque
l'engorgement des lèvres, des joues, etc., apportera un obstacle
plus ou moins grand à leur préhension ou à leur mastication ; on
les additionnera de sel marin.

SÉROTHÉRAPIE. — Nous ne voulons pas terminer l'histoire de
l'anasarque sans mentionner les intéressantes recherches de
M. le professeur Lignières, d'Alfort, sur la nature intime de cette
affection.

Pour M. Lignières, l'anasarque représente, non une entité
pathologique, mais le symptôme d'une maladie microbienne due
à un streptocoque particulier. Partant de ces données, le distingué
professeur et, à son exemple, un certain nombre de praticiens,
parmi lesquels nous citerons MM. Mouilleron et Rossignol fils,
ont essayé, contre cette maladie, l'action du sérum antistreptococcique de Marmoreck, utilisé chez l'homme contre l'érysipèle (20
à 30 centimètres cubes par jour en injections sous-cutanées).

Les résultats obtenus jusqu'ici sont encourageants, mais ne
permettent pas encore de conclure à l'efficactié certaine du traitement, en raison du nombre relativement restreint des expériences et du doute qui règne encore sur la nature véritablement
microbienne de la maladie.

Du reste, en admettant, ce que nous espérons voir bientôt
démontré, les bons effets du traitement antistreptococcique,
ce dernier n'exclurait en aucune façon, à notre avis, l'emploi
de quelques-uns des moyens que nous venons d'examiner et,
en particulier, des alcaloïdes qui sont, pour la plupart, des stimulants vitaux de premier ordre, agissant d'une manière indéniable sur les cellules organiques et provoquant ainsi la « réaction
passagère ou persévérante de l'économie. »

ANGINE

Définition. — Division. — On désigne sous le nom d'angine, en médecine vétérinaire, l'inflammation de la muqueuse du pharynx, du larynx ou de ces deux régions à la fois.

Dans le premier cas, la maladie est désignée sous le nom d'*angine pharyngée* ou *pharyngite*.

Dans le second cas, on la nomme *angine laryngée* ou *laryngite*.

Enfin, l'inflammation simultanée des deux régions prend le nom d'*angine pharyngo-laryngée* ou de *pharyngo-laryngite*.

L'angine peut être essentielle, franchement inflammatoire, ou ne constituer qu'un symptôme d'une maladie générale, telle que la diphtérie, la gourme, la fièvre typhoïde, l'influenza, etc.

Nous n'envisagerons ici que la première, l'angine symptomatique devant être étudiée avec chacune des maladies dont elle n'est que la manifestation principale ou accessoire.

Nature. — Lorsque l'inflammation de la muqueuse du pharynx, du larynx ou des deux à la fois se fait remarquer sur des poulains ou sur de jeunes chevaux et que cette inflammation s'accompagne d'adénites se transformant en abcès plus ou moins nombreux, il est souvent difficile, sinon impossible, de distinguer l'angine simplement inflammatoire de l'angine gourmeuse.

Beaucoup de praticiens sont convaincus que la formation d'abcès dans les ganglions lymphatiques indique toujours la nature gourmeuse de l'angine ; c'est là, certainement, une idée trop générale, car on sait aujourd'hui que toute formation de pus, qu'elle provienne de microbes pyogènes vulgaires ou qu'elle soit due à des germes spécifiques, est susceptible de s'accompagner d'abcès des ganglions lymphatiques, ganglions dont l'une des propriétés est d'arrêter, comme un véritable filtre, les microbes qui ont pénétré dans les vaisseaux blancs.

Pour M. le professeur Trasbot, qui considère la gourme comme la variole du cheval, l'angine véritablement gourmeuse n'est qu'un épiphénomène de la variole, toujours accompagné d'une éruption de horse-pox, visible ou cachée, sur la peau ou les muqueuses.

Nous aurons, du reste, à revenir sur ces faits quand il sera question de la gourme.

Nous allons étudier successivement les trois formes principales de l'angine que nous appellerons encore *essentielle* ou franchement inflammatoire, bien que cette expression, qui rend bien notre pensée et sera comprise de tous les praticiens, ne soit peut-être plus en rapport avec les données actuelles de la science.

PHARYNGITE

DÉFINITION. — La pharyngite est, à proprement parler, l'inflammation de la muqueuse pharyngienne.

DIVISION. — Pour la facilité de la description, nous distinguerons une forme *aiguë* et une forme *chronique*.

PHARYNGITE AIGUE

Dans l'armée, cette affection se fait remarquer, le plus souvent, sur les jeunes chevaux de 3 ans 1/2 à 5 ans, mais elle éprouve également, dans une certaine mesure, les chevaux faits et les sujets âgés.

ÉTIOLOGIE. — Dans le premier cas, elle reconnaît, comme principales causes prédisposantes, le changement de climat, de régime, de milieu, d'habitudes et surtout la préparation à la vente, qui les engraisse, leur donne un poil brillant, une vigueur factice, mais les rend mous et les expose aux transpirations abondantes au moindre exercice et, par suite, aux refroidissements.

La cause occasionnelle à peu près unique de la pharyngite essentielle est le froid, soit que ce dernier agisse d'une façon mécanique, ainsi qu'on le croyait autrefois, soit qu'il ne joue que le rôle de modificateur du terrain organique, rendant ce dernier apte au développement de germes particuliers, comme on l'admet aujourd'hui le plus généralement.

Ainsi que nous l'avons dit tout à l'heure, quand il s'agit de jeunes chevaux, il n'est pas toujours facile de distinguer la pharyngite *simple* de la pharyngite *gourmeuse*, surtout lorsque l'affection est accompagnée d'inflammation suppurative des ganglions lymphatiques ; on ne les différencie sûrement que lorsque l'angine est accompagnée d'une éruption caractéristique de horse-pox sur la peau ou les muqueuses. Mais, en somme, au point de vue clinique, cette distinction n'a qu'une importance secondaire, le devoir du vétérinaire devant être le même, dans les deux cas, au point de vue de la prophylaxie, du traitement et des mesures sanitaires.

En ce qui concerne les chevaux adultes, on n'admet guère que le refroidissement comme cause occasionnelle de la maladie, sur les chevaux prédisposés par la fatigue, des écuries malsaines (grandes manœuvres, campagne, un régime défectueux, etc.

CONTAGION. — La pharyngite aiguë est-elle contagieuse ?

Un grand nombre de praticiens répondent sans hésitation par l'affirmative.

Il n'est pas douteux qu'en dehors des pharyngites gourmeuses, diphtéritiques, infectieuses, toutes éminemment contagieuses, il peut se développer, sur la muqueuse pharyngienne, une inflammation due exclusivement au froid agissant sur des organismes prédisposés. Or, il ne répugne pas à l'esprit d'admettre que cette pharyngite est susceptible de se transmettre par simple contact, comme le coryza de l'homme.

SYMPTÔMES. — Les symptômes de la pharyngite sont bien connus de tous les praticiens ; nous allons les rappeler sans y insister longuement.

Troubles généraux, d'abord : tristesse, inappétence, légère injection des muqueuses, fièvre le plus souvent modérée au début.

Ensuite : déglutition difficile, salivation, léger gonflement et grande sensibilité de la gorge, dont la moindre pression provoque une toux grasse, sourde, superficielle, accompagnée de l'expectoration d'un mélange de salive, de débris alimentaires et de mucosités.

Jetage caractéristique : muco-purulent, mélangé à des parcelles alimentaires.

Soif vive, mais, en raison de la difficulté parfois excessive de la déglutition, les liquides sont rejetés en partie, souvent presque en totalité, par les cavités nasales.

Fièvre plus ou moins intense : engorgement des ganglions sous-glossiens et parfois des ganglions rétro-pharyngiens, avec empâtement et tuméfaction douloureuse, diffuse, rendant difficile la détermination du siège des abcès consécutifs.

Les abcès de l'auge se font jour, le plus ordinairement, à l'extérieur, mais ceux des ganglions rétro-pharyngiens s'ouvrent souvent dans le pharynx et leur contenu s'écoule par les naseaux sous forme de pus sanguinolent.

Quelquefois le pus, au lieu de s'écouler dans le pharynx, fuse dans les muscles et produit des désordres très graves, souvent mortels ; parfois encore la tuméfaction est telle que l'asphyxie est imminente.

La déglutition étant presque impossible, les animaux maigrissent, la tête est relevée sur l'encolure pour faciliter la respiration et la fièvre augmente en raison de la gravité des symptômes.

TERMINAISONS. — La maladie peut se terminer par *résolution*, dans l'espace de quelques jours ; par *suppuration* et *abcédation* des ganglions lymphatiques, terminaison favorable quand il s'agit des ganglions sous-maxillaires, plus grave lorsqu'il s'agit des ganglions pharyngiens ; dans ce dernier cas, il peut y avoir décollement des muscles, altération du pus, infection purulente ou septicémie consécutive ; enfin, l'occlusion complète du pharynx peut amener l'*asphyxie*.

DIAGNOSTIC. — Le diagnostic de la pharyngite est facile : on ne pourrait confondre cette affection qu'avec la laryngite, dont elle diffère par des symptômes pathognomoniques, ainsi qu'on le verra plus loin. Du reste, il y a souvent transmission de l'inflammation du pharynx au larynx par continuité de tissu, c'est-à-dire pharyngo-laryngite.

TRAITEMENT

Il est presque inutile de dire que l'hygiène et le régime doivent être l'objet de la plus grande attention : les malades seront séparés, autant que possible, des animaux sains et logés dans un local à température moyenne à peu près constante ; on placera sous la gorge une peau de mouton ou un bandage matelassé ; on fera de bons pansages, en évitant les refroidissements ; la peau sera maintenue chaude au moyen de bonnes couvertures ; l'alimentation sera variée, de bonne qualité, nutritive, de préhension et surtout de déglutition faciles : son, farine d'orge, mashs, carottes, vert, grains cuits, etc. ; on choisira, pour ces aliments, ceux pour lesquels l'animal manifeste le plus de goût.

Dans l'armée, nous n'avons recours à la saignée, dans la pharyngite, que dans des cas tout à fait exceptionnels : quand il s'agit d'animaux faits, franchement pléthoriques, ce qui est rare, une petite saignée peut modifier en bien l'état général.

Lorsque la maladie est prise au début, alors qu'elle ne se manifeste encore que par des symptômes généraux et une fièvre plus ou moins intense, il est possible, à notre avis, de la juguler ou, tout au moins, d'en atténuer les symptômes par une médication énergique et persévérante à l'aide des alcaloïdes, dits *défervescents*, de l'arsenal dosimétrique ; on donne, dans ce cas, l'aconitine, la digitaline, le sulfate ou l'arséniate de strychnine et, parfois, la vératrine, en granules.

Ces granules sont administrés ensemble, généralement de la manière suivante :

Si la température dépasse 41°, on donne 2 granules de chaque alcaloïde toutes les demi-heures et parfois tous les quarts d'heure, sans interruption ; entre 40 et 41°, toutes les heures, également sans interruption, puis, jusqu'à 10 heures du soir seulement,

quand la chaleur morbide oscille entre 39° et 40°; au-dessous de
39°, on cesse presque toujours l'administration des défervescents,
à moins d'indications spéciales, telles que adynamie, faiblesse
du pouls, etc., auquel cas il est indiqué de continuer, par exemple,
la digitaline, la strychnine ou les deux à la fois.

Il est bien entendu que ces doses n'ont rien d'absolu et qu'elles peuvent et doivent même parfois être modifiées suivant certaines circonstances dont le vétérinaire traitant est le seul appréciateur.

On entretiendra la liberté du ventre au moyen des purgatifs
salins, à dose rafraîchissante ou laxative (*hypagol*, sulfates de
soude ou de magnésie; voir, à la deuxième partie, les avantages
du premier de ces médicaments).

Si la pharyngite ne cède pas dans les premiers jours, il y aura
indication d'opérer une révulsion plus ou moins énergique, mais
toujours mesurée, afin d'éviter les tares, soit au moyen de la
farine de moutarde sous forme de frictions sinapisées ou de véritables sinapismes sous la gorge, aux membres et même sous la
poitrine, soit à l'aide de liniments rubéfiants tels que la teinture
de cantharides, le liniment Bourgeaud, dont nous avons donné
la composition en parlant de l'anasarque (Voir ce mot) et que
nous recommandons tout particulièrement.

Les cavités nasales seront détergées plusieurs fois par jour,
et d'autant plus souvent que le jetage sera plus abondant, à l'aide
d'injections pratiquées avec la seringue à cheval, à laquelle on
adaptera un ajutage en caoutchouc pour ne pas s'exposer à blesser
la muqueuse. Ces injections auront pour base l'eau bouillie d'abord, puis l'eau crésylée ou lysolée de 1 à 3 p. 100.

Nous ne parlerons que pour mémoire des granules de sulfhydral ou sulfure de calcium (à 2 centigr.) et des granules d'iodoforme (à 1 centigr.), si efficaces au début de l'angine (qu'elle soit
pharyngée ou laryngée) et dont l'association nous donne de si
bons résultats chez les petits animaux. La dose de ces médicaments, dont nous avons éprouvé la réelle valeur chez le cheval,
serait, pour cet animal, de 30 à 40 granules dans la journée,
associés aux défervescents, ce qui rendrait véritablement la médication trop peu économique pour que nous osions la conseiller
d'une façon ferme, malgré son efficacité incontestable.

Si la maladie se prolonge quelque peu, on se hâtera d'employer l'essence de térébenthine (10 à 15 gr. par jour en électuaires) comme puissant modificateur des muqueuses, expectorant anti-putride et diurétique.

L'azotate de potasse pourra de même être ajouté aux boissons (10 à 15 gr. par jour.)

Nous employons également les fumigations pratiquées avec de l'eau à 50 ou 60°, de manière que la vapeur qui s'en dégage ait de 30 à 35°, température voisine de celle du corps. Ces fumigations ont l'avantage de diminuer l'irritation et de faciliter l'expulsion des mucosités.

Lorsque l'abcédation des ganglions lymphatiques se produit graduellement et dans un temps normal, on laissera agir la nature et l'on ponctionnera les abcès lorsqu'ils seront arrivés à maturité ; nous ne sommes pas partisan des ponctions hâtives, l'observation nous ayant démontré qu'elles retardent plutôt la guérison ; elles ne nous paraissent indiquées que dans le cas où il y a menace d'asphyxie.

Il y aura lieu parfois d'aider la maturation au moyen du vésicatoire mercuriel (onguent vésicatoire et pommade mercurielle double, aa parties égales , de la pommade au biiodure de mercure ou de la pommade mercurielle à l'iodure de potassium (pommade mercurielle double : 15 gr. ; iodure de potassium : 2 grammes).

Après la ponction, les injections antiseptiques, parmi lesquelles nous conseillons l'eau crésylée ou lysolée à 2 à 3 p. 100, hâtent considérablement la cicatrisation.

La trachéotomie provisoire est parfois nécessaire quand il y a danger d'asphyxie.

PHARYNGITE CHRONIQUE

ÉTIOLOGIE. — Elle succède à la pharyngite aiguë et se produit assez fréquemment, sous l'influence du froid, sur des sujets incomplètement guéris ou remis prématurément au travail.

La respiration prolongée de corps irritants tels que gaz, poussières, etc., est aussi une cause de cette maladie.

SYMPTÔMES. — Les symptômes sont à peu près les mêmes que ceux de la pharyngite aiguë, plus ou moins atténués : l'appétit est conservé; il y a peu ou pas de fièvre, mais la déglutition, toujours difficile, amène le rejet des liquides par les cavités nasales; ce rejet qui, parfois, se prolonge d'une façon désespérante, constitue le symptôme pathognomonique de la maladie; il est dû à l'inertie, à la parésie ou même à une véritable paralysie du pharynx, produite par l'épaississement de sa muqueuse et du tissu conjonctif et à une véritable sclérose de ce tissu et des muscles pharyngiens, amenant, par compression, l'atrophie des filets nerveux qui se distribuent dans l'organe; dans l'armée, où la pharyngite chronique est assez fréquente, on n'observe que rarement cette paralysie du pharynx.

L'animal atteint de pharyngite chronique se nourrit mal, maigrit et dépérit souvent à vue d'œil.

TRAITEMENT

On évitera, le plus souvent, le passage à l'état chronique, en s'abstenant de remettre au travail les chevaux incomplétement guéris.

Lorsque cet état n'a pu être évité, on le combattra par les dérivatifs, tels que frictions révulsives avec le vésicatoire mercuriel, la pommade mercurielle additionnée d'iodure de potassium, la charge de Lebas, le liniment Bourgeaud, etc., employés avec mesure, afin d'éviter les tares.

Nous nous sommes toujours très bien trouvé des fumigations goudronnées et de l'emploi prolongé, comme boisson, de l'eau de goudron de sapin, à laquelle les animaux s'habituent assez facilement.

Ce traitement est complété par l'usage journalier de l'essence de térébenthine (10 grammes par jour), en surveillant la fonction urinaire, afin d'éviter l'irritation des reins.

Depuis quelques années, nous employons, avec un avantage incontestable, comme dans l'état aigu, les injections ou les gargarismes crésylés (3 ou 4 injections dans les cavités nasales, dans la journée, à 2 ou 3 p. 100, et autant de gargarismes de 0.50 à 1 p. 100).

Lorsqu'il y a épaississement considérable de la muqueuse pharyngienne, accompagné de parésie et, par suite, de difficulté persistante de la déglutition, état qui, du reste, s'observe assez peu fréquemment dans l'armée, nous conseillons l'usage prolongé du sulfate ou de l'arséniate de strychnine, à la dose journalière de 4, 6 ou 8 granules.

L'association, à la strychnine, du sulfhydral et de l'iodoforme, aux doses indiquées précédemment, serait, à notre avis, très efficace, ceci soit dit avec les réserves exprimées au sujet du prix de revient de ces substances médicamenteuses.

LARYNGITE

DÉFINITION. — SYNONYMIE. — La *laryngite* ou *angine laryngée*, qui a été nommée autrefois *esquinancie*, *mal de gorge*, *estranguillon*, est caractérisée par l'inflammation plus ou moins intense de la muqueuse du larynx.

DIVISION. — On la divise en *laryngite aiguë* et en *laryngite chronique*.

LARYNGITE AIGUË

ÉTIOLOGIE. — Cette affection reconnaît à peu près les mêmes causes prédisposantes, occasionnelles et déterminantes que la pharyngite, à laquelle nous renvoyons, les considérations dans lesquelles nous sommes entré au sujet de l'étiologie de cette dernière, de sa contagion possible, de sa nature essentielle ou sympathique, etc., étant parfaitement applicables à l'inflammation du larynx.

Nous ajouterons, cependant, que la laryngite est due parfois à des causes mécaniques, telles, par exemple, que la compression du larynx par certaines pièces du harnachement, comme une sous-gorge trop serrée, le collier, etc. (cette cause est rare dans l'armée).

Nous ajouterons, enfin, que l'inspiration d'air chargé de poussières irritantes, de fumée, etc., est susceptible également d'occasionner l'inflammation de la muqueuse laryngienne.

SYMPTÔMES. — Les symptômes de la laryngite sont assez caractéristiques pour que son diagnostic ne souffre aucune difficulté : ils se présentent à peu près dans l'ordre suivant : toux quinteuse, un peu rauque, superficielle comme celle de la pharyngite, c'est-à-dire donnant à l'oreille la sensation qu'elle ne vient pas des profondeurs de la poitrine ; sensibilité exagérée de la gorge ; puis, un ou deux jours après l'apparition de la toux, on constate une fièvre, presque toujours modérée au début, et qui s'accroît à mesure que les symptômes prennent de l'acuité.

D'après M. le professeur Trasbot, aux opinions duquel nous attachons une grande importance, la fièvre n'apparaît jamais que 24 ou 48 heures après l'apparition des premiers symptômes objectifs (toux et sensibilité de la gorge).

A notre avis, l'opinion du savant clinicien d'Alfort est trop absolue et, dans notre carrière déjà longue, nous avons souvent constaté l'apparition simultanée de la fièvre, de la toux et de la sensibilité de la région laryngienne ; parfois même, au début, l'affection n'était caractérisée que par une élévation de température accompagnée de tristesse, d'inappétence, d'une légère accélération du pouls et d'un peu de rougeur des conjonctives, et ce n'était que 24 ou 48 heures après que la toux apparaissait, avec une sensibilité de la gorge bien manifeste.

Ainsi qu'on le verra plus loin, cette particularité a son importance au point de vue du traitement du début.

Après la période d'inflammation proprement dite, survient la période d'exsudation et le jetage apparaît, d'abord clair, muqueux, puis mousseux, bientôt purulent, non alimentaire ; en même temps, la respiration s'accélère et, lorsqu'elle devient laborieuse par suite de l'épaississement considérable de la muqueuse, le sujet prend une attitude spéciale, la tête allongée sur l'encolure, pour faciliter le passage de l'air ; l'auscultation du larynx permet de percevoir un bruit plus ou moins fort et un râle muqueux lorsque la secrétion est établie.

Un bruit de cornage se manifeste assez fréquemment, plus ou moins intense selon l'acuité de la maladie.

Dans les cas très graves, lorsque la respiration est devenue difficile, les malades s'agitent, cherchant inconsciemment à éviter l'asphyxie qui les guette, mais cette agitation ne fait qu'augmenter le besoin d'oxygène; l'effet devient cause, la respiration s'accélère, devient encore plus pénible et parfois l'animal succombe.

Comme dans la pharyngite, on peut constater la tuméfaction et, parfois, l'abcédation des ganglions de l'auge; en ce qui concerne la nature et la signification de ces symptômes particuliers, nous renvoyons, pour éviter les redites, aux considérations émises à propos de cette affection et qui sont tout à fait applicables à la laryngite.

TERMINAISONS. — La maladie se termine, le plus souvent, par la résolution, rarement par l'asphyxie; dans ce dernier cas, on trouve d'abord, à l'autopsie, toutes les lésions de l'asphyxie, puis une congestion de la muqueuse laryngienne, souvent épaissie, recouverte de mucosités purulentes ou fibrineuses, parfois dépouillée, par places, de son épithélium. On trouve également, dans la région de l'auge, de la vascularisation et de l'œdème du tissu conjonctif sous-cutané et inter-musculaire; la glotte est fortement rétrécie.

Enfin, le passage à l'état chronique n'est pas absolument rare.

DIAGNOSTIC. — Ainsi qu'il a été dit plus haut, le diagnostic de la laryngite est facile : toux caractéristique, sensibilité de la gorge, jetage mousseux, purulent, port particulier de la tête, etc., on ne pourrait donc la confondre qu'avec la pharyngite, de laquelle elle se distingue par l'absence de jetage alimentaire.

TRAITEMENT

Il est presque semblable à celui de la pharyngite, ce qui nous permet de ne faire ici qu'une simple énumération des moyens de traitement préconisés à propos de l'inflammation du pharynx, en indiquant, au cours de cette énumération, les quelques variantes que peut présenter le traitement spécial de la laryngite.

Hygiène et régime comme dans la pharyngite ; saignée ; essai de jugulation, au début, au moyen des défervescents (aconitine, digitaline et strychnine) ; laxatifs, révulsifs sous la gorge, injections détersives et antiseptiques dans les cavités nasales, fumigations émollientes, essence de térébenthine, azotate de potasse, sulfure de calcium (sulfhydrat) et iodoforme. Ponction des abcès, dont il sera parfois nécessaire de hâter la maturité, et injections antiseptiques ; parfois trachéotomie provisoire, etc. (voir le traitement de la pharyngite aiguë).

Contre la toux très douloureuse, spasmodique, quinteuse, qui accompagne assez souvent la laryngite aiguë, nous conseillons l'emploi du chlorhydrate de morphine, à la dose de 40 à 50 granules et même davantage si l'effet calmant tarde à se produire ; nous conseillons également, dans le même but, les granules d'hyosciamine et de sulfate d'atropine, à la dose de 25 à 40 granules dans les 24 heures.

Ces granules seront administrés par 2, 3, 5 à la fois, suivant les circonstances, isolés ou combinés.

LARYNGITE CHRONIQUE

ÉTIOLOGIE. — Cette affection, rare chez les animaux et, en particulier, chez le cheval de troupe, succède, le plus souvent à la laryngite aiguë ; elle peut s'établir d'emblée sur des animaux vivant au milieu de la poussière ou de gaz irritants.

SYMPTÔMES. — Les symptômes sont les mêmes que ceux de la laryngite aiguë, avec absence de fièvre, cependant, chez certains sujets, on remarque parfois une légère augmentation de la température vespérale. Les principaux signes auxquels on reconnaît la laryngite chronique sont : une toux quinteuse, fréquente ; un jetage muco-purulent, devenant mousseux sous l'influence du travail ; un léger empâtement des ganglions de l'auge, etc.

L'appétit et l'embonpoint sont souvent conservés pendant un temps très long.

ALTÉRATIONS ANATOMIQUES. — La muqueuse du larynx pré-

sente de sérieuses altérations : elle est épaisse, sclérosée ; son épithélium a disparu par places ; le tissu conjonctif sous-muqueux
présente souvent une infiltration plus ou moins considérable.

TRAITEMENT

La prophylaxie, les soins hygiéniques et le traitement médical
indiqués à propos de la pharyngite chronique s'appliquent de
tous points à la laryngite.

Éviter de remettre trop promptement au travail les animaux
incomplétement guéris.

Dérivatifs sur la région de la gorge : fumigations et boissons
goudronnées ; essence de térébenthine.

Injections et gargarismes crésylés ou lysolés.

S'il y a épaississement considérable de la muqueuse laryngienne, usage prolongé du sulfate ou de l'arséniate de strychnine,
auxquels on adjoindra utilement le sulfhydral et l'iodoforme.

(Voir, pour les détails, le traitement de la pharyngite chronique.)

Nota. — La laryngite *croupale*, que l'on ne rencontre pour
ainsi dire jamais chez le cheval, n'est autre chose qu'un symptôme
de la diphtérie.

La laryngite *striduleuse* est tout simplement l'exagération de
l'état aigu, avec cornage intense, sifflement, etc.

La laryngite *gourmeuse* est un symptôme de la gourme et,
enfin, la laryngite *gangreneuse*, rare chez le cheval, est, le plus
souvent, consécutive à cette dernière. (Voir Gourme.)

PHARYNGO-LARYNGITE

Définition. — Cette maladie, à laquelle certains auteurs ont
voulu réserver le nom d'angine proprement dite, consiste dans
l'inflammation, simultanée ou successive, des muqueuses du
larynx et du pharynx.

Elle peut être *aiguë* ou *chronique*.

DIVISION. — NATURE. — La pharyngo-laryngite essentielle est assez rare ; elle constitue, le plus souvent, un symptôme de la gourme, mais, comme nous avons déjà eu l'occasion de le faire remarquer, il est hors de doute qu'en dehors de l'affection gourmeuse, il peut se développer, sur les muqueuses du larynx, du pharynx ou des deux à la fois, une inflammation due à des causes non spécifiques, telles que refroidissement, contusions, respiration de corps irritants, solides ou gazeux, etc.

ETIOLOGIE. — Les causes de la maladie sont exactement celles que nous avons indiquées à propos de la pharyngite et de la laryngite, et toutes les considérations émises à propos de celles-ci peuvent s'appliquer à celles-là.

SYMPTÔMES. — Les symptômes objectifs et rationnels de la pharyngo-laryngite tiennent, à la fois, des deux affections que nous avons précédemment décrites, mais ils présentent généralement plus d'intensité, ce qui s'explique, du reste, par la plus grande étendue de l'inflammation.

Ainsi la tristesse, l'abattement, l'inappétence, sont plus accentués : la fièvre est plus forte, la respiration plus laborieuse, plus accélérée : la toux est pénible, courte, quinteuse, sourde ; la gorge est d'une sensibilité extrême, le jetage est mixte : séreux d'abord, puis muqueux, muco-purulent, mousseux, mélangé de salive et alimentaire.

Il existe une abondante salivation et, lors de la déglutition, il y a rejet des liquides par les cavités nasales, comme dans la pharyngite.

La région de l'auge est empâtée : les ganglions sous-glossiens s'enflamment et peuvent s'abcéder.

COMPLICATIONS. — TERMINAISONS. — Les différentes complications et terminaisons de la maladie sont les mêmes que celles de l'inflammation séparée des muqueuses pharyngienne et laryngienne.

DIAGNOSTIC. — PRONOSTIC. — Son diagnostic est facile et son pronostic en général plus grave : on en comprend facilement la rai̇son sans qu'il soit besoin d'insister.

TRAITEMENT

Enfin, en ce qui concerne la prophylaxie, l'hygiène et le traitement des formes aiguë et chronique de la pharyngo-laryngite, nous renvoyons à ce qui a été dit à ce sujet à propos de la pharyngite et de la laryngite simples, la conduite à tenir, dans les trois cas, étant identique, à quelques variantes près, dont il appartient au vétérinaire traitant de juger l'opportunité.

ANÉMIE

DÉFINITION. — L'expression *exagérée d'anémie*, qui veut dire « privation de sang », a été cependant conservée dans la pratique et signifie, pour tout le monde, une diminution de la masse totale du sang.

Nous rappellerons que cette maladie a reçu d'autres dénominations, dont quelques unes, il faut le reconnaître, étaient plus en rapport avec sa nature même, telles que *hypémie* (Andral), *polyanémie*, *pananémie* (Piorry), *olygoémie*, *hydrohémie*, *anémohydrohémie* (ce dernier terme définit exactement l'affection), mais aucune de ces expressions n'a prévalu et le mot anémie a été conservé dans la nosologie courante.

DIVISION. — On reconnaît une anémie *symptomatique* ou *consécutive*, conséquence d'une autre maladie, et une anémie *idiopathique* ou primitive, consistant en une maladie spéciale du sang, dont l'essence est encore inconnue, à tel point que l'on s'est demandé s'il n'y aurait pas lieu de la rayer du cadre nosographique : nous l'étudierons, cependant, jusqu'à nouvel ordre, car si nous en ignorons encore les causes et la nature exactes, nous en connaissons bien les symptômes et les effets, ce qui nous donne des indications suffisantes au point de vue du traitement.

ANÉMIE SYMPTOMATIQUE

ÉTIOLOGIE. — Les hémorrhagies abondantes, les saignées répétées, si en honneur autrefois, sont des causes fréquentes d'anémie : dans l'armée, où elle est aujourd'hui très rare, on l'observait assez souvent à la suite des maladies inflammatoires traitées par la saignée, les sétons, les vésicatoires, etc.

Cette maladie peut être également la conséquence de l'exagération et de la persistance de certaines sécrétions : une suppuration abondante et prolongée, par exemple ; il n'est pas rare de l'observer à la suite d'une affection gourmeuse caractérisée par de nombreux abcès et un jetage persistant ; on la voit survenir à la suite des maladies aiguës graves, de certaines maladies chroniques, des maladies constitutionnelles et des néoplasies généralisées ; dans ce dernier cas, ainsi que le fait remarquer très justement M. le professeur Trasbot, l'anémie survient, non pas « parce que les tumeurs exigent, pour se développer, beaucoup de principes immédiats, mais parce qu'elles apportent une gêne considérable dans les phénomènes nutritifs ».

SYMPTÔMES. — Les symptômes sont assez caractéristiques et peuvent se résumer de la manière suivante : amaigrissement, faiblesse, indolence, mollesse persistante, essoufflement, transpiration sous l'influence du moindre travail, pâleur et infiltration des muqueuses, peau sèche, poil terne, œdèmes sur différentes parties du corps et aux membres, petitesse et mollesse du pouls, bruits du cœur plus sonores, plus clairs, etc.

Si l'anémie est abandonnée à elle-même, elle ne fait que s'accroître ; il est rare, au contraire, qu'un traitement approprié n'en fasse pas disparaître peu à peu, et en même temps, tous les symptômes.

DIAGNOSTIC. — Le diagnostic est facile, surtout si l'on peut avoir sur le sujet des renseignements précis, tels que perte de sang considérable par saignée ou hémorrhagie, maladie grave, etc. ; dans ce cas, la faiblesse, la mollesse, l'essoufflement pendant le travail, ne laissent aucun doute.

PRONOSTIC. — Le pronostic est plus ou moins grave selon la cause : l'anémie qui fait suite à une saignée abondante, nécessitée par de violentes coliques, par exemple, ou à une hémorrhagie qui a enlevé à l'économie moins du quart du liquide sanguin,

guérit, en général, facilement ; mais il n'en est pas de même de
l'anémie qui résulte de saignées répétées au cours d'une maladie
inflammatoire, de l'exagération de certaines sécrétions ou d'une
maladie chronique ; celle-ci est plus grave et guérit d'autant
moins facilement que les symptômes en sont plus accusés, car,
dans ce cas, les grandes fonctions de nutrition étant languissantes, les matériaux réparateurs ne sont pas facilement absorbés.

ALTÉRATIONS ANATOMIQUES. — En dehors des lésions de la
maladie qui a provoqué l'anémie, on constate certaines altérations caractéristiques : muscles pâles et légèrement infiltrés ;
sérosité claire, généralement peu abondante, dans les séreuses,
dont l'épithélium intact est imbibé, ce qui donne à la membrane une teinte plus pâle ; foie et rate de couleur lavée, souvent
ratatinés ; diminution notable de la quantité normale du sang ;
diminution de l'albumine, des matières minérales et des globules
(Andral et Gavaret, Delafond et Lassaigne).

TRAITEMENT

Il est presque inutile d'avancer que la première condition d'un
traitement efficace de l'anémie est la disparition de la cause qui
l'a provoquée.

Ce traitement peut se résumer ainsi : restituer à l'économie,
par l'intermédiaire d'une alimentation réparatrice, les matériaux
qui lui ont été soustraits, de manière à rendre au liquide sanguin
sa composition normale.

Pour cela, il est nécessaire d'assurer la consommation et la
digestion parfaite d'une quantité suffisante d'aliments de bonne
qualité, en stimulant l'appétit et en favorisant, par tous les
moyens possibles, les fonctions de nutrition (digestion, absorption, etc.)

Ces fonctions elles-mêmes étant sous la dépendance directe du
système nerveux, plus ou moins profondément affaibli, parésié
(si l'on veut nous permettre ce néologisme), sous l'influence d'un
sang appauvri et modifié, il y a lieu tout d'abord de relever, de

stimuler cet appareil, dont l'intégrité fonctionnelle est indispensable à l'équilibre de l'organisme (1).

Or, l'un des meilleurs agents susceptibles de produire ce résultat est la strychnine, dont l'administration, à dose convenable, relève les forces, stimule la vitalité, excite l'appétit, donne, en un mot, un coup de fouet à l'organisme languissant.

Nous donnons ce médicament sous forme de granules de sulfate ou, mieux, d'arséniate, à la dose de 4, 6, 8 granules dans les 24 heures, dans un peu de miel, ou broyés et mélangés à du son frisé, forme sous laquelle les chevaux l'acceptent avec la plus grande facilité.

Son usage peut et doit être longtemps prolongé pour obtenir un résultat sensible.

Nous associons, à la strychnine, les arsénicaux et surtout l'arséniate de soude sous forme de solution (eau : 1000 gr., arséniate de soude, 1 gramme), à la dose de 100 à 200 grammes par jour de la solution (ce qui fait 10 à 20 cent. du sel) donné avec le barbotage ou du son frisé.

La liqueur de Pearson et la liqueur de Fowler sont également indiquées, mais la simple solution, beaucoup plus pratique, nous a semblé tout aussi efficace.

Les arsénicaux fortifient les mouvements du cœur, facilitent la respiration, tonifient l'organisme, augmentent l'embonpoint, etc., et produisent le meilleur effet dans l'anémie symptomatique.

Les purgatifs salins : hypagol, sulfates de soude et de magnésie, etc., à dose rafraîchissante ou légèrement laxative, seront utiles, de temps à autre, comme légers stimulants de la muqueuse digestive, favorisant les sécrétions intestinales et augmentant l'appétit.

Nous employons parfois, comme excitant général de l'organisme (diaphorétique, expectorant, diurétique, stimulant du tube digestif, antiparasitaire), l'essence de térébenthine, à la dose de

(1) Nous prions nos lecteurs de ne pas confondre cet affaiblissement purement fonctionnel (du moins en apparence) du système nerveux, avec certaines lésions ou maladies compatibles, dans certaines de leurs périodes, avec une nutrition intégrale, parfois même exagérée — épilepsie, immobilité, tumeurs cérébrales, etc.

10 à 15 grammes par jour, quelquefois davantage, surtout dans les cas où l'anémie est accompagnée d'un léger état catarrhal des voies respiratoires.

Les boissons aromatiques (infusions de camomille, thé, de foin, café, etc.) pourraient être utilisées, de temps à autre, comme stimulants généraux et, en particulier, des fonctions digestives.

En ce qui concerne les toniques, les amers (quinquina, gentiane en poudre ou en teinture) et les ferrugineux, tout en reconnaissant qu'ils sont indiqués et peuvent rendre quelques services dans l'anémie, nous ne les signalerons qu'au second plan, car ils ne nous ont jamais donné que des résultats peu accusés.

Si nous n'étions arrêté par la question économique, qu'il ne faut jamais perdre de vue quand il s'agit de la médecine des grands animaux, nous conseillerions, cependant, la quassine et l'arséniate de fer, qui donnent de si bons résultats chez les petits animaux (doses : 50 à 100 granules de chaque par jour).

En raison de la facilité de leur préparation et de leur prix de revient à peu près nul, nous employons également, sans y attacher une importance considérable, l'eau *ferrée*, préparée en éteignant dans l'eau un fer chauffé au rouge, et l'eau *rouillée*, qui s'obtient en plaçant de la ferraille dans un récipient rempli d'eau et dans lequel on puise, en ayant soin de remplacer, au fur et à mesure, par de l'eau ordinaire, l'eau ferrugineuse consommée.

Si l'anémie est due à la présence de parasites intestinaux, on en opérera la destruction au moyen des vermifuges appropriés.

(Il n'est pas question ici, bien entendu, des affections parasitaires dont l'anémie n'est qu'un symptôme, telles que la *distomatose*, par exemple).

On a préconisé les injections sous-cutanées de fer dialysé (1 à 2 grammes) : notre expérience personnelle ne nous permet pas de nous prononcer sur ce moyen de traitement.

L'hygiène et le régime doivent être l'objet d'une attention particulièrement minutieuse : pansages méticuleux, frictions sèches, massages, exercice modéré et progressif, couvertures chaudes en hiver, nourriture de premier choix, composée des aliments le mieux appétés des animaux et additionnés de sel marin ; multiplicité des repas, réglés, comme nombre et comme quantité, de manière à ne pas fatiguer les organes digestifs.

En résumé, bien que tous les moyens énumérés ci-dessus nous semblent utiles dans le traitement de l'anémie, ceux auxquels nous attachons le plus d'importance sont : l'hygiène, le régime, l'administration de la strychnine unie aux arsénicaux et les purgatifs salins donnés avec prudence et modération.

ANÉMIE IDIOPATHIQUE

NATURE. — Cette maladie étant, pour ainsi dire, inconnue sur le cheval de troupe et, d'autre part, une grande obscurité régnant encore sur ses causes et sa nature, nous ne croyons pas devoir nous étendre longuement à son sujet ; les quelques considérations dans lesquelles nous allons entrer n'ont d'autre but que d'éviter une lacune dans son histoire considérée d'une manière générale.

L'anémie *idiopathique* du cheval, qui a sévi, à plusieurs reprises, sous la forme enzootique, a été étudiée surtout par Liguré en 1843, par Minot et Delafond en 1849.

Il ne faut pas la confondre, comme on l'a fait autrefois, avec la *cachexie aqueuse*, l'*hydrohémie*, conséquence d'une affection parasitaire, la *distomatose* ou la *strongylose* ; avec l'*anémie* des mineurs, due à l'*ankylostome*, à la *dochmie duodénale* ; enfin au *saignement de nez* (anémie du chien), causé également par la *dochmie duodénale*.

ÉTIOLOGIE. — On a invoqué, comme causes de l'anémie idiopathique du cheval, l'absence de fibrine dans les aliments (Delafond) ; leur composition trop simple (expériences de Magendie ; l'influence de l'air imprégné de vapeur d'eau (Lafosse) ; enfin, des influences complexes, telles que la transformation du sol, dans certains pays, ayant entraîné, pour les animaux, des travaux pénibles (H. Bouley).

Il faut bien reconnaître que toutes ces causes sont insuffisantes pour expliquer la maladie, dont la cause réelle (peut-être un parasite) reste encore à trouver.

Symptômes. — Au début, l'affection ne peut être soupçonnée que si l'on connait déjà son existence dans la région, car les symptômes en sont d'abord peu caractéristiques. On remarque, avec la conservation de la gaieté et de l'appétit, de la faiblesse, de l'indolence, une transpiration facile ; le pouls devient, peu à peu, mou, petit, filant ; les battements du cœur, augmentés de nombre (60 à 70 à la minute), et davantage par l'exercice, sont plus forts et d'un son plus clair ; on remarque également la pâleur, l'infiltration des muqueuses ; l'urine, dont la quantité augmente (polyurie, pisse), renferme quelques traces d'acide acétique.

Puis, tous ces symptômes s'aggravent : la faiblesse, la nonchalance, l'essoufflement, la polyurie augmentent ; les battements du cœur sont portés à 90 et 100 par minute et font percevoir, à l'auscultation, un tintement métallique ; le pouls devient encore plus faible ; des infiltrations, d'abord passagères, disparaissant par l'exercice, puis permanentes, apparaissent dans les parties déclives.

A cette période, l'appétit devient capricieux, puis disparaît ; l'amaigrissement survient.

Enfin, la respiration, extrêmement pénible, s'accélère encore ; les battements du cœur deviennent tumultueux et l'on entend, des deux côtés de la poitrine, ce souffle, que l'on a désigné sous le nom de *rouconlement* ou *chant du cœur*.

Le pouls devient insensible ; on peut constater de l'albuminurie, des hémorrhagies des muqueuses, des épistaxis, de l'hématurie, de l'hémoglobinurie, etc., mais les malades succombent parfois sans avoir présenté ces complications.

Altérations anatomiques. — Les altérations anatomiques portent surtout sur le liquide sanguin et peuvent se résumer ainsi :

Masse du sang diminuée ; coagulation rapide ; caillot noir moins volumineux qu'à l'état normal, se rétractant presque jusqu'à la moitié de son volume ; plasma plus pâle ; diminution de la quantité des globules rouges (70 à 75 gr. au lieu de 115 à 120 gr. par kilog.) ; diminution de la fibrine, qui avait d'abord augmenté ; diminution de l'albumine (70 à 75 gr. par kilog. au lieu de 82 à 86 gr.) ; accroissement de la quantité d'eau, d'environ 80 à 100 gr. pour 1000.

Delafond avait signalé une diminution dans la coloration des globules, indice probable d'une nutrition compromise.

On constate, en outre, la pâleur des muqueuses, qui semblent amincies ; un commencement d'atrophie des reins, dont la coloration est moins foncée ; la pâleur et une certaine émaciation des muscles, qui sont devenus plus friables ; l'infiltration séreuse du tissu conjonctif, des ganglions lymphatiques, du tissu graisseux, etc.

Ainsi qu'on l'a vu, si les causes de l'anémie idiopathique sont différentes de celles de l'anémie symptomatique, les lésions, dans les deux cas, sont presque identiques.

DIAGNOSTIC ET PRONOSTIC. — Les symptômes principaux sur lesquels le praticien basera son diagnostic, dans cette maladie à pronostic si grave, sont, notamment, la faiblesse, l'amaigrissement, l'essoufflement au travail, l'infiltration des parties déclives et le bruit de *roucoulement ou chant du cœur*.

TRAITEMENT

Malgré tout ce qu'a de pénible un pareil aveu pour la thérapeutique vétérinaire, il faut bien avouer que le traitement rationnel de l'anémie idiopathique est encore à trouver, et cela en raison de l'ignorance où l'on est de sa véritable cause.

La maladie étant d'essence inconnue, peut-être contagieuse, il y aura lieu d'isoler les animaux atteints, et le meilleur moyen d'arrêter, au début surtout, une enzootie d'anémie idiopathique, consiste dans l'émigration sur des plateaux argilo-calcaires ; cette mesure a donné des résultats satisfaisants.

Quant au traitement médical, nous ne pouvons que renvoyer à ce que nous avons dit du traitement de l'anémie symptomatique, dont tous les moyens sont *indiqués* dans l'anémie idiopathique. Comme pour la première, nous attacherons surtout de l'importance au régime, à l'hygiène, aux excitants vitaux, aux stimulants de la digestion, aux amers et aux modificateurs nutritifs (strychnine, quassine, purgatifs salins, arsénicaux, etc.).

Nous rappellerons, pour mémoire, les injections sous-cutanées de fer dialysé (1 à 2 grammes par jour), et l'usage interne des ferrugineux : fer porphyrisé (1 gramme par jour), eau rouillée, eau ferrée, etc.

(Voir le traitement de l'anémie symptomatique.)

ANÉMIE CÉRÉBRALE

Définition. — Synonymie. — Nous ne dirons que quelques mots de cette affection, rare chez le cheval de troupe, et qui consiste en une insuffisance, le plus souvent momentanée, de l'irrigation sanguine du cerveau, par suite d'une *ischémie* due à des causes diverses.

Le nom d'*anémie cérébrale* a été donné à cette affection par Friedberger et Fröhner ; d'autres auteurs, tels que Roll et Weber, l'ont décrite sous le nom de *vertige* ou *vertigo*.

Nous ferons remarquer, dès à présent, bien que nous ayons par la suite occasion de le répéter quand il s'agira d'autres maladies de l'encéphale, que cette appellation est défectueuse, car elle s'applique à des affections ayant, à la vérité, des symptômes communs, tels que : tendance à tourner en cercle ou à pousser en avant, hébétude, stupeur ou excitation, etc., mais qui sont essentiellement différentes par leur nature.

Étiologie. — L'anémie cérébrale se produit sur les animaux de tous tempéraments, mais elle est plus fréquente chez les chevaux nerveux, impressionnables, minces et décousus.

On ne la constate que sur les sujets d'attelage, enrénés court, forcément encapuchonnés, surtout quand ils gravissent une côte ayant le soleil en face.

On a cité aussi, comme cause, le passage brusque de l'ombre à la lumière (Roll), le balancement éprouvé pendant une traversée en mer (mal de mer) (Trasbot), le travail en cercle, une saignée abondante suivie d'une excitation périphérique, etc.

Quand il s'agit de chevaux dont la tête est tenue basse, dans une position gênante, on peut admettre, jusqu'à un certain point,

que la circulation d'arrivée, étant moins facile que la circulation
de retour, les vaisseaux du cerveau se vident partiellement ;
quant à l'influence du soleil, d'une lumière vive arrivant brusquement, elle consiste, certainement, dans une excitation trop
vive de l'encéphale, par l'intermédiaire de la rétine violemment
impressionnée ; cette dernière est également surexcitée, dans le
travail en cercle, par les objets environnants, comme le prouve
l'absence de tout accident lorsqu'on a soin de soustraire les yeux
à l'action de la lumière au moyen d'un masque.

SYMPTÔMES. — Comme symptômes, on ne peut observer,
comme chez l'homme, la pâleur de la face, mais on constate la
décoloration des muqueuses apparentes.

Parfois, les animaux s'arrêtent, hébétés, les paupières battan-
tes, les yeux pirouettants, avec des tremblements musculaires et
même des tendances au vomissement ; quelquefois, au contraire,
ils sont comme pris de folie, se portant en avant sans rien voir.

Les battements du cœur et le pouls sont ralentis, parfois irréguliers ; il en est de même des mouvements respiratoires ; certains sujets ont des évacuations alvines ou des émissions d'urine
involontaires.

Tous ces symptômes disparaissent facilement lorsque cesse
la cause qui les a provoqués ; il n'en reste généralement aucune
trace.

DIAGNOSTIC ET PRONOSTIC. — Le diagnostic est facile et le
pronostic bénin en ce qui concerne la vie de l'animal lui-même,
mais la maladie est grave en raison des accidents possibles.

TRAITEMENT

Le traitement de l'anémie cérébrale est fort simple : après avoir
arrêté et déréné l'animal, le laisser au repos absolu, à l'ombre ou
dans une demi obscurité, mais dans un lieu bien aéré et dans
un calme complet.

Pratiquer sur le crâne des affusions d'eau froide.

Si les symptômes d'abattement, de somnolence, d'hébétude,
paraissent avoir de la tendance à se prolonger, administrer la

caféine en granules, à la dose de cinq granules au milligramme
toutes les demi-heures, jusqu'à effet.

Si, au contraire, ce sont des phénomènes d'excitation qui
persistent, on donnera l'hyosciamine, à la dose de quatre granules tous les quarts d'heure, jusqu'à la réapparition du calme.

Le chlorhydrate de morphine, formellement contre indiqué
dans la congestion des centres nerveux, peut être utilisé ici comme
calmant, dans le même cas que l'hyosciamine. — Quatre granules toutes les demi-heures, jusqu'à effet.

On pourra même associer ces deux alcaloïdes, en les administrant, deux de chaque, toutes les demi-heures, ou plus souvent s'il
est nécessaire. (Avec la méthode dosimétrique les intoxications
ne sont pas à craindre.)

Ce traitement sera complété par l'usage des purgatifs salins
et, en particulier, de l'hypagol (voyez ce mot à la 2ᵉ partie).

ARTHRITE

DÉFINITION. — On désigne, sous le nom d'*arthrite*, l'inflammation des articulations, quelle qu'en soit d'ailleurs la cause.

DIVISION. — On distingue, en médecine vétérinaire, une arthrite *essentielle*, localisée dans l'articulation atteinte et constituant à elle seule toute la maladie et une arthrite *symptomatique*, qui n'est que l'un des modes de manifestation de certaines maladies générales, telles que le rhumatisme, la goutte, l'infection purulente, la gourme, la morve, la pneumonie infectieuse, etc.; dans cette catégorie, nous rangeons également l'arthrite des jeunes animaux, qui n'est que le symptôme d'une cachexie épizootique ou la suite de l'infection purulente du cordon ombilical.

Nous ne traiterons ici que de l'arthrite *essentielle*, assez fréquente dans l'armée, au moins sous l'une de ses formes, nous réservant d'étudier l'arthrite *symptomatique* avec chacune des affections du cheval de troupe dont elle ne constitue que l'un des symptômes accessoires ou prédominants.

(Voyez gourme, rhumatisme, pneumonie, etc.)

Nota. — En décrivant l'arthrite *essentielle*, nous nous écartons quelque peu du programme que nous nous étions imposé au début de ce modeste ouvrage, qui ne devait comprendre que les maladies les plus fréquentes des chevaux de l'armée *ressortissant a la pathologie médicale*; mais l'arthrite essentielle, surtout de cause traumatique, joue un si grand rôle dans la pathologie du cheval de troupe, que nous n'avons pas cru devoir la passer sous silence, d'autant plus que son traitement a subi, depuis quelques années, de notables améliorations, et que, dans certaines de ses phases, la dosimétrie, bien que ne jouant qu'un rôle accessoire, y est, cependant, utilisée d'une manière avantageuse.

Cette observation, du reste, s'applique aussi à d'autres affections dont nous aurons également à faire l'histoire, en raison de leur fréquence sur le cheval *militaire*, et bien qu'elles semblent, au premier abord, devoir être exclues du programme auquel nous nous étions primitivement arrêté.

Ces considérations émises, et elles nous ont semblé nécessaires pour ne pas être accusé de contradiction, nous rentrons immédiatement dans le vif de notre sujet.

DIVISION DE H. BOULEY. — Notre illustre et regretté maître H. Bouley admettait, dans l'arthrite essentielle, une forme *aiguë* et une forme *chronique* et, dans la première, il distinguait une arthrite *traumatique* et une arthrite *non traumatique*

Malgré la légitimité de cette distinction, nous ne l'accepterons qu'en ce qui concerne l'étiologie, nous bornant, pour simplifier, à une description unique des deux variétés, dont nous indiquerons, au passage, les différentes cliniques.

ARTHRITE AIGUE

ÉTIOLOGIE. — Les causes traumatiques de l'*arthrite aiguë essentielle* sont, ainsi que le dit excellemment Henry Bouley, toutes celles dont l'action sur une jointure a pour résultat d'entamer l'enveloppe cutanée qui la revêt, et de mettre cette cavité en communication avec le dehors (blessures avec instruments tranchants ou piquants, chutes violentes sur les genoux, coups de pieds, clous de rue, projectiles, chute, au voisinage d'une articulation, d'une eschare produite par la gangrène, un feu trop fort, un caustique, etc.).

Parmi les causes non traumatiques, nous citerons les efforts violents, l'appui prolongé sur un membre, les contusions, l'action trop énergique d'un vésicatoire, les effets d'un feu trop intense, la nécrose ou la carie des marges articulaires, le voisinage d'une fistule, d'un abcès d'une plaie avec perte de substance, etc.

Quant à la question de savoir si, en dehors de ces causes, qui toutes, agissent sur les articulations mêmes et des localisations, sur une ou plusieurs d'entre elles, de ce que l'on appelait autrefois des *diathèses* (aujourd'hui *infections*), existe-t-il une arthrite spéciale, primitive, ayant une étiologie identique à celle des autres phlegmasies ?

En un mot, une cause banale, comme le froid, est-elle susceptible de créer, à l'exclusion de toute maladie infectieuse, une arthrite de même nature que la pneumonie ou la pleurésie *a frigore*, par exemple (1) ?

La question est controversée, un certain nombre d'auteurs penchant pour l'affirmative et d'autres pour la négative.

Quant à nous, tout en admettant, comme très vraisemblable, l'existence d'une arthrite susceptible de se manifester en dehors des causes locales, traumatiques ou non, et des maladies infectieuses, nous avouons ne l'avoir jamais observée d'une façon nette et précise.

Du reste, la question, au point de vue pratique, a une importance secondaire, le traitement de cette arthrite spéciale ne différant que par des nuances de celui des autres phlegmasies articulaires.

SYMPTÔMES. — Les principaux symptômes de l'arthrite essentielle peuvent se résumer ainsi : douleur vive, croissante, avec lancinations, s'il s'agit de l'articulation d'un membre, tuméfaction douloureuse, chaude, œdémateuse à sa circonférence, fluctuante et tendue au centre ; engorgement du membre ; parfois prurit intense.

S'il y a traumatisme : écoulement d'une synovie, claire d'abord, parfois spumeuse, ensuite lactescente.

S'il n'existe pas de plaie : accumulation de la synovie dans la

(1) On sait qu'il est admis aujourd'hui que le froid n'agit que secondairement, en modifiant l'organisme de telle façon que des microbes inoffensifs ou saprogènes y trouvent un terrain favorable à leur pullulation et y deviennent pathogènes.

cavité articulaire et position spéciale du membre, dont il n'est plus possible de placer les rayons dans leur aplomb normal.

Lorsque l'arthrite est devenue suppurative, la douleur devient extrême ; s'il s'agit d'une articulation d'un membre, cas le plus fréquent, ce dernier, soustrait complétement à l'appui, conserve une immobilité absolue ; puis, l'engorgement et la chaleur augmentant, la synovie devient purulente, les lèvres de la plaie articulaire (dans l'arthrite traumatique) sont écartées, fongueuses, ramollies, sanieuses.

En même temps, les symptômes généraux s'aggravent : l'appétit diminue ou disparaît en grande partie ; la bouche est sèche, les excréments coiffés, l'amaigrissement survient, la face est grippée, la respiration tremblottante, la colonne dorso-lombaire voussée, insensible, le pouls vite et dur, les battements du cœur forts et vibrants, la température élevée ; les animaux restent debout, immobiles, tant qu'ils en ont la force ; une fois dans le décubitus, ils refusent de se relever, l'excès de souffrance produit parfois des symptômes de vertige.

COMPLICATIONS. — L'arthrite suppurée peut se compliquer de gangrène, d'infection purulente, de tétanos, de fourbure, de tendinite, ces deux dernières attaquant de préférence les membres congénères du membre malade.

TERMINAISONS. — L'arthrite essentielle se termine par la résolution, exceptionnelle dans l'arthrite suppurée ; par l'ankylose ou par l'arthrite chronique, dont il sera question plus loin.

ALTÉRATIONS PATHOLOGIQUES. — Les principales altérations pathologiques sont les suivantes, en les considérant de la période du début à la fin de la maladie :

Hyperhémie, épaississement et rougeur de plus en plus accusée de la synoviale, dont la surface se couvre de fausses membranes jaunâtres, infiltration du tissu cellulaire ; synovie épaissie, rougeâtre, plus abondante, s'écoulant au dehors dans l'arthrite traumatique, formant une hydarthrose aiguë dans l'arthrite non traumatique ; couleur rouge vineux des cartilages articulaires ; dans l'arthrite suppurée, synoviale épaissie et transformée en membrane pyogénique ; couleur plus foncée des cartilages ; décortications partielles ou complètes, mettant à nu le tissu spongieux ; infiltration, souvent exsudative, du tissu cellulaire périphérique ; périostite, inflammation et parfois ossification des ligaments qui, lors de suppuration prolongée, sont ramollis, jaunâtres, comme macérés.

TRAITEMENT

Nous considérerons séparément le traitement de l'arthrite non traumatique et celui de l'arthrite traumatique.

ARTHRITE NON TRAUMATIQUE. — En ce qui concerne la première, le traitement est identique, qu'il s'agisse de l'arthrite par causes externes, que nous avons étudiée ci-dessus, ou de l'arthrite aiguë simple, admise par un certain nombre d'auteurs, M. le professeur Trasbot, par exemple.

Si la fièvre est forte, il faut la combattre dès le début et, dans ce cas, la triade dosimétrique défervescente (aconitine, digitaline, strychnine), à laquelle on peut ajouter la vératrine (1 ou 2 granules de chaque toutes les heures ou toutes les demi-heures, suivant l'intensité de l'état fébrile), aura, dans presque tous les cas, raison de ce dernier, ainsi que nous l'avons maintes fois constaté.

On arrêtera la médication défervescente lorsque la température sera descendue au-dessous de 39°. (Voir l'histoire de ces médicaments à la deuxième partie.)

M. le professeur Trasbot recommande le salicylate de soude et l'iodure de potassium, à la dose de 10 grammes du premier et de 5 grammes du second, matin et soir ; cette médication a également produit, entre nos mains, de bons résultats, en abaissant la température et en calmant la douleur.

Contre cette dernière, on utilise avec avantage les granules de chlorhydrate de morphine, à la dose de 30, 40, 50..., jusqu'à 100 granules dans les vingt-quatre heures, donnés par 4, 5 ou 6 granules, à intervalles plus ou moins rapprochés, suivant l'intensité de la douleur.

On administrera, en même temps, les purgatifs et les diurétiques salins, à doses rafraichissantes : sulfates de soude et de magnésie, hypagol (voir ce mot à la deuxième partie), azotate de potasse.

Une saignée moyenne ou petite, au début, peut avoir son utilité ; nous en trouvons rarement l'indication sur le cheval de troupe.

Le traitement local le plus efficace consiste dans l'irrigation continue, qu'il est toujours possible d'appliquer dans l'armée : le sujet placé dans l'appareil de soutien, on entoure l'articulation malade d'un caoutchouc creux percé de trous et faisant suite au tube communiquant avec le réservoir à eau.

Si l'irrigation continue est impossible, on emploiera les lotions et les affusions émollientes, réfrigérantes ou astringentes, les fomentations, les embrocations, les frictions calmantes, etc., (suivant que l'inflammation est plus ou moins forte, la douleur plus ou moins intense, l'engorgement plus ou moins développé, etc.).

Les applications vésicantes peuvent rendre de réels services dans l'arthrite non traumatique, mais à la condition que l'inflammation ne revête pas un trop grand caractère d'acuité.

Comme il va être question, d'une manière assez détaillée, de ce moyen de traitement et de son mode d'action à propos de l'arthrite traumatique, nous n'y insisterons pas ici, afin d'éviter des répétitions.

ARTHRITE TRAUMATIQUE. — Comme il s'écoule toujours un certain temps entre l'action de la cause susceptible d'amener une arthrite et les premières manifestations de celle-ci, il y a toujours lieu d'établir un traitement préventif pour tâcher de prévenir l'inflammation, qui, heureusement, n'est pas toujours fatale à la suite d'une plaie articulaire.

Il faut, pour cela, fermer immédiatement l'ouverture faite aux parois articulaires, avant que la suppuration ait envahi la synoviale : or, le plus sûr moyen d'arriver à ce résultat, celui que nous ne saurions trop recommander, car, dans notre pratique régimentaire, il nous a rendu les plus signalés services, c'est le vésicatoire, appliqué sur toute l'étendue extérieure de l'articulation malade, alors que la plaie est encore récente et l'écoulement

synovial clair et limpide. Ce moyen, préconisé déjà depuis longtemps, et, en particulier, par M. H. Bouley, a été, ce nous semble,
un peu délaissé, et bien à tort, car il satisfait aux trois indications principales, savoir :

« 1° L'*occlusion* de la jointure, résultant de l'infiltration séreuse
et plastique que l'irritation vésicante appelle dans le tissu cellulaire sous-cutané ; d'où, le gonflement de ce tissu, le rapprochement mécanique des lèvres de la solution de continuité et l'agglu-
tination de ces lèvres par les liquides plastiques qui les gonflent.

« 2° L'*immobilisation*, produite tout à la fois par la douleur
que cause le vésicatoire, par la gêne qui résulte des infiltrations
sous-cutanées et par l'obstacle qu'oppose, à la flexion de la jointure, la raideur de la peau, à la période de dessication.

« 3° Enfin la *dérivation* est la conséquence du mouvement
fluxionnaire dont la peau et le tissu cellulaire sont le siège sous
l'influence de l'action épispastique. »

(H. Bouley. *Dictionnaire pratique de médecine, de chirurgie et
d'hygiène vétérinaires*, pages 116 et 117, tome II.)

Et l'illustre clinicien ajoute cette phrase, que nous reprodui-
sons encore textuellement, car elle est l'expression absolue de la
vérité, ainsi que nous avons pu nous en convaincre personnellement par une expérience de plus de trente années :

« Les exemples, aujourd'hui, sont nombreux dans la pratique,
de plaies articulaires dont les conséquences redoutables ont été
prévenues par l'application d'un vésicatoire immédiatement
après l'action d'une cause traumatique. »

A l'époque où H. Bouley écrivait ces lignes si lumineuses et
empreintes d'un sens pratique si vrai, l'antisepsie était à peine
soupçonnée ; aujourd'hui, cette admirable méthode vient apporter son puissant concours au traitement préventif et augmenter,
dans une large mesure, ses chances de succès.

Dans ce cas particulier, nous l'utilisons de la manière suivante : aussitôt produite la plaie articulaire, il est procédé à un
lavage soigneux à l'eau bouillie, crésylée ou lysolée (2 à 3 0/0),
dans une certaine étendue autour de la région ; puis, écartant les
lèvres de la plaie, sans les toucher, en opérant, de chaque côté,
une traction modérée sur la peau à une certaine distance de ces
lèvres, on introduit dans leur intervalle un antiseptique puissant

en évitant tout contact étranger à la substance antiseptique elle-même, comme la canule de la seringue, par exemple.

On emploie, pour cela, les pulvérisations, les injections à distance, les projections, etc., avec la solution de sublimé au millième, l'éther iodoformé, l'eau lysolée à 3 0/0, les solutions phéniquées, boriquées, etc.

C'est seulement après cette opération, à laquelle nous attachons une grande importance, que le vésicatoire est appliqué et l'on termine par une dernière pulvérisation antiseptique sur la plaie, dont la superficie a pu être souillée par le contact des mains pendant cette application.

Ce traitement est assez souvent suivi de succès, soit que la guérison se produise en vingt-quatre ou quarante-huit heures et que l'animal puisse reprendre son service presque immédiatement, soit qu'il reste, après l'occlusion de l'ouverture articulaire, un engorgement diffus, accompagné de chaleur, de douleur et de claudication (s'il s'agit d'un membre).

Dans ce cas, on est obligé de compléter le traitement par des applications froides ou astringentes, des douches, ou, mieux, l'irrigation continue, qu'il est presque toujours possible d'utiliser dans l'armée. Il sera prudent, en même temps, de placer le sujet dans l'appareil de soutien.

Avec ces précautions, la guérison est assurée après quelques jours et il est rare que des complications surviennent lorsque la plaie primitive s'est fermée sans suppuration.

Le traitement sus-indiqué est encore assez souvent suivi d'heureux résultats lorsqu'il est employé à la période congestive et même à la période d'exsudation, mais alors l'action dérivative doit être puissante et continue, pour combattre le mouvement fluxionnaire intense de la synoviale. Il est alors nécessaire de renouveler le vésicatoire pendant les premiers jours, de manière à le maintenir constamment animé jusqu'au moment où l'on constate nettement la diminution de la douleur.

Ce moyen, malheureusement, amène assez fréquemment des tares, en raison de l'action vésicante continue exercée sur le derme cutané. Aussi, dans l'armée, emploie-t-on de préférence, à cette période, comme dans le traitement de l'arthrite traumatique, les réfrigérants combinés avec les injections antiseptiques *extra articulaires*, si l'on peut s'exprimer ainsi, suivant le procédé que nous avons indiqué tout à l'heure à propos des plaies articulaires récentes : parfois encore on utilise un moyen mixte, qui consiste à appliquer d'abord un vésicatoire, puis, une fois produit l'effet dérivatif de ce dernier, à employer les irrigations continues et l'antisepsie superficielle, comme ci-dessus.

C'est aussi à la période congestive ou, tout au moins, au début de la période exsudative, lorsque la synovie possède encore ses propriétés normales ou que, par extraordinaire, elle les a récupérées, après les avoir perdues, que doivent être employées les substances caustiques, astringentes ou coagulantes si vantées autrefois et qui ont pour effet l'occlusion mécanique de la plaie, soit par une eschare, comme avec le cautère actuel, la poudre de sublimé corrosif, les sulfates de zinc et de cuivre, soit par un coagulum de synovie condensée, comme avec le tannin, les solutions d'alun, de sulfate de cuivre, de zinc, l'onguent égyptiac, la liqueur de Villate, etc.

Une règle absolue, pour l'application de ces substances, dont l'emploi peut se combiner avantageusement avec celui des vésicants dérivatifs et des réfrigérants, consiste en ce qu'il est absolument nécessaire que leur action soit limitée aux tissus extérieurs à la synoviale, afin de ne pas augmenter l'inflammation de cette dernière.

Lorsque l'inflammation est devenue suppurative, il y a lieu d'essayer de satisfaire à une triple indication, savoir : faciliter l'évacuation du liquide morbide accumulé dans la cavité articulaire ; empêcher, autant que possible, sa décomposition et diminuer d'abord, puis tarir, sa sécrétion.

Pour arriver à ce résultat, l'ensemble des moyens qui nous ont le mieux réussi, et à l'actif duquel nous comptons de réels succès, est le suivant, que nous allons résumer aussi brièvement et aussi clairement que possible :

Ouvrir au pus et à la sanie synoviale des voies suffisantes de sortie, par des débridements, des ponctions, des contre-ouvertures ; établir un drainage aussi complet que possible de l'articulation au moyen de drains en caoutchouc d'un diamètre approprié ; mettre un ou plusieurs de ces drains, percés de fines ouvertures, en communication avec le conduit de l'appareil à irrigations continues, par des tubes métalliques pourvus d'ajutages en nombre suffisant, et faire fonctionner cet appareil jour et nuit; plusieurs fois dans la journée (plus ou moins suivant les cas), arrêter l'irrigation et pratiquer le nettoyage complet des plaies, des trajets fistuleux et des drains au moyen d'injections antiseptiques poussées, les unes directement dans les plaies et les fistules, les autres dans l'intérieur même des drains. Le liquide injecté consiste, le plus souvent, en liqueur de Van Swieten, eau crésylée ou lysolée (2 à 4 °/.), ou parfois en solutions phéniquées ou boriquées (5 °/.). — Les injections *antiseptiques* sont précédées de lavages et d'injections *aseptiques*, à l'eau bouillie, de manière à enlever les produits morbides que l'irrigation n'a pu entraîner et à rendre les surfaces atteintes aussi nettes que possible, pour permettre aux agents médicamenteux d'agir avec toute leur efficacité.

Si, au cours du traitement, de nouveaux abcès se produisent, les ponctionner, les drainer et agir comme il est dit plus haut.

En même temps que l'irrigation interne de l'articulation, il y a lieu de pratiquer l'irrigation externe, de la manière que nous avons indiquée à propos du traitement de l'arthrite non traumatique; on pourra également employer les douches en pluie, les fomentations émollientes, etc., mais nous ne saurions trop répéter que rien ne vaut l'irrigation continue rationnellement appliquée.

Lorsqu'on est parvenu à tarir la sécrétion morbide ou, tout au moins, lorsque la synovie, sécrétée en petite quantité, a récupéré ses propriétés normales, on peut cesser l'irrigation continue externe et interne et se borner à des lotions et à des injections antiseptiques combinées avec des poudres absorbantes, telles que la poudre de charbon crésylée, par exemple. A ce moment, il pourra être utile d'employer les frictions vésicantes et fondantes sur l'engorgement induré qui se produit presque toujours consécutivement à l'arthrite, quelle qu'en soit la nature; il y aura, parfois, indication de terminer le traitement par la cautérisation actuelle, en raies ou, mieux, en pointes fines et pénétrantes.

Le traitement général, l'hygiène et le régime des sujets atteints d'arthrite traumatique est absolument le même que celui que nous avons indiqué à propos de l'arthrite non traumatique, avec des variantes tenant au plus ou moins d'intensité des symptômes (fièvre, douleur, anorexie, etc.) et dont il appartient au seul vétérinaire traitant d'apprécier l'opportunité.

(Voir plus haut le traitement médical de l'arthrite non traumatique.)

ARTHRITE CHRONIQUE

DÉFINITION. — L'arthrite chronique, qu'il ne faut pas confondre avec les maladies articulaires chroniques dues au travail, telles que les *hydarthroses*, par exemple, qui doivent être étudiées à part, est, le plus souvent, consécutive à l'arthrite aiguë et consiste dans la persistance, après la période franchement inflammatoire, des lésions des parties molles et dures, essentielles ou accessoires constituant l'articulation ; il est des cas, cependant, où l'inflammation débute sous un type que l'on peut appeler *subaigu*, en causant, dans l'articulation, des altérations de même nature que celles produites par une arthrite aiguë passée progressivement à l'état chronique.

TRAITEMENT

Le traitement de ces affections, sur lequel nous n'insisterons pas longuement, peut se résumer de la manière suivante :

Lotions, injections et pulvérisations antiseptiques et escharotiques, si la cicatrisation n'est pas encore complète ; douches froides, frictions vésicantes et fondantes et, mieux, cautérisation actuelle contre les engorgements chroniques, les indurations, l'ankylose vraie ou fausse, etc.

AVORTEMENT

DÉFINITION. — L'avortement consiste dans l'expulsion du fœtus avant que son organisme réunisse toutes les conditions nécessaires à sa viabilité.

Chez le cheval, on peut considérer comme avortement l'expulsion du produit 40 jours avant le terme normal.

DIVISION. — On distingue l'avortement *sporadique* et l'avortement *épizootique* ; nous ne nous occuperons ici que du premier, le seul que nous soyons à même d'observer de temps à autre dans les corps de troupe, sur des juments récemment incorporées, arrivant des dépôts de remonte ou directement des lieux d'achat, et qui avaient été saillies avant la vente, chez leurs propriétaires.

AVORTEMENT SPORADIQUE

ÉTIOLOGIE. — Il est produit par des causes directes et des causes générales ou indirectes.

Parmi les premières, nous citerons, comme les plus fréquentes dans l'armée : les contusions sur l'abdomen, les compressions fortes, les secousses, les heurts produits pendant les voyages en chemin de fer, le travail, l'excitation, la frayeur, l'administration de certains médicaments énergiques, l'exploration directe, soit du col de l'utérus, soit de l'œuf lui-même à travers le col, etc.

Parmi les causes générales, il faut noter surtout les mauvaises conditions hygiéniques, un régime défectueux comme quantité et comme qualité (1), les maladies graves telles que la gourme, la fièvre typhoïde, la pneumonie, etc, (dans l'armée, cette dernière cause est la plus fréquente).

Le tempérament lymphatique, de même que le tempérament pléthorique, paraissent être des causes prédisposantes.

SYMPTÔMES. — Les symptômes de l'avortement varient suivant qu'il s'agit de l'*avortement facile*, qui se produit à une époque assez rapprochée de la conception, et consiste dans l'expulsion de la totalité de l'œuf (enveloppes, liquides, embryon, formant une masse unique), ou de l'*avortement compliqué*, dans lequel les eaux s'écoulent avant la sortie du fœtus, qui peut être vivant ou mort, et dont l'expulsion doit être suivie du départ des enveloppes fœtales.

Dans l'avortement facile, il arrive souvent que l'on ne remarque aucune modification dans la manière d'être de l'animal, dont les fonctions ne sont aucunement troublées, ni avant, ni pendant, ni après la sortie du fœtus.

Parfois, cependant, on remarque un peu d'inquiétude, quelques piétinements, coïncidant avec de légers efforts expulsifs.

Lorsqu'il s'agit de l'avortement laborieux, les symptômes varient suivant que le fœtus est mort ou vivant : dans le premier cas, on remarque de l'accablement, une certaine inquiétude, de l'inappétence, une démarche vacillante ; le ventre tombe, la vulve est gonflée et il s'en écoule des mucosités plus ou moins fétides ; dans le second cas, il existe moins d'accablement, mais les douleurs sont généralement plus vives ; l'animal piétine et se regarde les flancs ; on peut parfois sentir de faibles mouvements du fœtus ; comme dans le premier cas, la vulve est gonflée, mais les matières muqueuses qu'elle laisse écouler sont incolores et inodores.

Puis, surviennent des efforts expulsifs, de l'agitation et des douleurs d'autant plus vives que l'avortement survient plus inopinément chez un animal en pleine santé, dont le col utérin n'est

(1) En 1870, à l'armée de Metz, sous l'influence des intempéries et surtout d'une alimentation défectueuse et presque nulle, nous avons constaté l'avortement du plus grand nombre des juments pleines, qui, au moment de la guerre, étaient en dépôt chez les cultivateurs et avaient été reprises au début des hostilités.

nullement préparé et oppose une forte résistance à la sortie du
fœtus. Dès que le col est ouvert, la vulve devient saillante, la
poche des eaux apparaît, les eaux s'écoulent et le fœtus est
expulsé, soit nu, soit avec ses enveloppes. Lorsque le sujet est
très faible, ce travail se fait lentement et nécessite parfois l'intervention du vétérinaire.

COMPLICATIONS. — Chez la jument, les principales complications de l'avortement sont l'hémorrhagie, la déchirure de la
matrice, le renversement du vagin ou de l'utérus. Dans l'armée,
ces complications sont très rares : nous ne les avons nous-même
jamais constatées, à part, dans certains cas, une légère hémorrhagie de peu de durée.

TERMINAISON. — La terminaison est presque toujours heureuse, même dans les cas d'avortement laborieux, si l'on a institué un traitement rationnel, et les juments reprennent très vite
leur état normal et leur aptitude au travail.

Nous n'avons pas à nous préoccuper, dans les corps de troupe,
de la tendance à la récidive que présentent les femelles ayant
avorté une fois, ou de leur stérilité consécutive, non plus que de
la contagion possible.

ALTÉRATIONS ANATOMIQUES. — Lorsque l'avortement est suivi
de mort, on trouve, dans la matrice, les lésions qui caractérisent
le séjour et la décomposition des enveloppes fœtales, ou bien de
l'inflammation, des déchirures, des meurtrissures de l'organe,
etc.; quant à l'aspect de l'*avorton*, il varie suivant que la gestation
était plus ou moins avancée.

TRAITEMENT

On a conseillé, lorsque les douleurs sont peu considérables et
que la poche des eaux est intacte, d'essayer d'arrêter l'avortement par l'administration de substances qui suppriment les
efforts expulsifs : camphre, assa fœtida, opium, chloroforme, etc.;
Zundel dit avoir obtenu, de ce dernier médicament, d'excellents
effets à la dose de cinq grammes répétés au bout d'une heure ; en

pareil cas, les lavements au chloral (30 à 40 grammes par lavement), combinés avec des injections sous-cutanées de chlorhydrate de morphine (0.50 cent. par injection), pourraient rendre de réels services.

On peut employer également le chlorhydrate de morphine en granules, à la dose de deux à quatre granules toutes les demi-heures, tous les quart-d'heure, etc., jusqu'à effet produit : on y associerait, dans certains cas, avec avantage, les granules d'hyosciamine ou d'atropine et de camphre monobromé, administrés en même nombre et en même temps.

Dans l'armée, on n'a généralement aucun intérêt à arrêter l'avortement, et si le travail s'accomplit bien, il s'agit de le surveiller attentivement, en laissant agir la nature. Si l'expulsion du fœtus semble laborieuse, ce qui arrive généralement lorsque le col utérin n'est pas dilaté, on pratique des injections mucilagineuses crésylées (2 à 3 0/0) ou lysolées (2 à 3 0/0) et l'on peut même appliquer sur le col, avec beaucoup de précaution, une certaine quantité de pommade au sulfate d'atropine (0.10 cent. pour dix grammes de vaseline).

En même temps, pour hâter le travail, on administre à l'intérieur, toutes les heures ou toutes les demi-heures, suivant les cas, et jusqu'à effet, 5 à 10 granules de strychnine (sulfate ou arséniate) et d'hyosciamine, seuls ou associés à un breuvage stimulant (camomille, café, etc.).

Nota. — On sait que la strychnine agit en combattant la parésie, la paralysie, des fibres longitudinales, tandis que l'hyosciamine ou l'atropine produisent le relâchement des fibres circulaires : leur association est donc parfaitement indiquée dans le cas de constriction du col.

Si la délivrance ne se produit pas, ce qui est tout à fait exceptionnel chez nos juments avortées, on emploie les injections mucilagineuses antiseptiques indiquées ci-dessus.

L'hygiène et le régime devront être surveillés avec soin : bonne litière, couvertures chaudes, alimentation substantielle et reconstituante après l'accident, etc.

BRONCHITE

DÉFINITION. — On désigne, sous le nom de *bronchite*, l'inflammation aiguë ou chronique des bronches; de là, une *bronchite aiguë* et une *bronchite chronique*.

DIVISION. — On distingue également une *bronchite aiguë simple* et une *bronchite capillaire*, suivant que l'inflammation siège dans les grosses bronches ou dans leurs ramifications ultimes; cette dernière distinction a moins d'importance que la première.

Nous étudierons successivement la bronchite aiguë et la bronchite chronique.

BRONCHITE AIGUE

ÉTIOLOGIE. — Le jeune âge (en dehors même des affections gourmeuses) est une cause prédisposante puissante et indéniable de la bronchite, ainsi que l'ont prouvé de nombreuses observations.

La cause occasionnelle la plus fréquente est le refroidissement sur des animaux au travail; ce refroidissement provoque l'inflammation, soit des alvéoles pulmonaires, soit des bronches, soit de la muqueuse laryngienne, soit de la muqueuse nasale (pneumonie, bronchite, laryngite, coryza), sans qu'il soit possible de s'expliquer, d'une manière satisfaisante, la raison de ce lieu d'élection.

On peut citer, comme cause déterminante, l'inhalation de poussières ou de gaz irritants.

Symptômes. — Les symptômes de la bronchite sont assez caractéristiques pour que le diagnostic en soit facile :

Toux rauque, sonore, quinteuse, avec rappel (inspiration sifflante, succédant à chaque expiration brusque) ; fièvre généralement peu intense au début ; légère accélération du pouls et de la respiration ; injection modérée des muqueuses.

L'auscultation dénote, d'abord, un timbre rude du murmure respiratoire (râle sonore), bruit très passager, disparaissant aussitôt que commence l'exsudation, dont le produit, diminuant notablement le calibre des petites bronches, occasionne une accélération des mouvements respiratoires et donne naissance, au niveau de la région moyenne de la poitrine, à des râles muqueux, mobiles, se déplaçant sous l'influence de la toux et des mouvements respiratoires.

A la percussion, sonorité normale ; parfois, cependant, un peu d'atténuation, sur certains sujets maigres.

A ce moment, et bien qu'il n'existe généralement aucune matité, par suite de la présence de l'air dans les vésicules pulmonaires, le murmure respiratoire est légèrement atténué, par suite du gonflement de la muqueuse et de l'obstruction des canaux bronchiques. Cette atténuation, coïncidant avec la conservation de la sonorité, est un des cacactères distinctifs de la bronchite, caractère surtout accusé dans la bronchite capillaire (pneumonie catarrhale des Allemands).

Jetage d'abord muqueux, incolore, puis muco-purulent, blanchâtre, s'écoulant d'une manière presque continuelle ; expectoration de même nature que le jetage, mélangée avec une certaine quantité de salive, véritables crachats, que l'animal déglutit et qu'il n'expulse qu'au moment des quintes de toux.

La fièvre augmente progressivement, mais elle est, en général, peu élevée.

L'appétit est souvent conservé en grande partie et l'abattement, la tristesse, sont souvent peu accusés.

La bronchite évolue lentement et sa durée est, toutes choses égales d'ailleurs, plus longue que celle de la pneumonie ; elle se prolonge parfois quinze jours, trois semaines, sans présenter d'aggravation ni d'atténuation sensible ; on remarque seulement que la toux devient de moins en moins rauque, plus grasse.

TERMINAISONS. — Elle se termine, le plus souvent, par résolution : la fièvre s'éteint, le jetage redevient muqueux, les bruits anormaux disparaissent, etc. Elle passe parfois à l'état chronique (voir plus loin).

La terminaison par asphyxie, observée assez souvent chez les petits animaux, est excessivement rare chez le cheval ; nous ne l'avons jamais constatée dans l'armée.

DIAGNOSTIC. — La différenciation de la bronchite et de la pneumonie est facile : dans la première, on ne remarque pas la couleur safranée de la conjonctive, non plus que la matité, malgré l'atténuation du murmure respiratoire ; de plus, la toux et le jetage sont différents dans les deux affections, ainsi que les bruits de la poitrine.

En ce qui concerne la confusion possible avec la laryngite, nous signalerons, pour cette dernière, une respiration moins accélérée, jamais d'atténuation du murmure respiratoire, pas de râles muqueux (ne pas confondre les bruits du larynx, qui peuvent se répercuter dans la poitrine, avec les véritables râles muqueux de la bronchite), presque toujours un certain empatement de la cavité de l'auge.

LÉSIONS. — On n'a presque jamais l'occasion, chez les grands animaux, d'étudier les lésions de la bronchite ; on a signalé l'engorgement des poumons, l'obstruction des bronches par du muco-pus, l'épaississement de la muqueuse, souvent dénudée par places de son épithélium et de couleur rouge sombre ; l'intégrité des vésicules pulmonaires, la tuméfaction, l'inflammation des ganglions bronchiques.

Dans la bronchite capillaire (à peu près inconnue chez le cheval), on constate, qu'à la coupe, le poumon laisse sourdre des gouttelettes de pus par les petites divisions bronchiques.

TRAITEMENT

La bronchite légère peut guérir par de simples soins hygiéniques et un régime approprié, parfois aidés d'un traitement fort simple : fumigations à la vapeur d'eau, bons pansages, frictions, massages, couvertures chaudes, écuries saines, bonne litière, son et farine d'orge, carottes et vert de la saison, purgatifs salins à dose rafraichissante (hypagol, sulfates de soude et de magnésie).

Dans la bronchite grave, le traitement doit avoir pour but : 1°, de combattre la fièvre ; 2°, d'atténuer la congestion de la muqueuse ; 3° de calmer la toux, souvent douloureuse ; 4°, d'exciter, puis de modifier et de tarir la sécrétion bronchique.

a. — La fièvre sera combattue, si la température dépasse 39°, par les granules défervescents : aconitine, digitaline, strychnine, dans les conditions et proportions indiquées à propos de l'angine (voir angine).

S'il existe des tendances à la périodicité, ajouter les granules d'arséniate de quinine, en même nombre que celui des autres alcaloïdes.

Si la température est au-dessous de 39°, les alcaloïdes défervescents pourront être négligés sans inconvénient.

Chez les animaux pléthoriques, il y aura parfois lieu de pratiquer une saignée modérée :

b. — La congestion de la muqueuse bronchique sera combattue par des inhalations de vapeur d'eau, plus ou moins fréquemment renouvelées : on emploiera également les révulsifs, sous forme de sinapismes sous la poitrine et sur les côtes et de frictions sinapisées, s'il est nécessaire ; on entretiendra la chaleur des extrémités par l'emmaillottement à l'aide de bandes de flanelle.

c. — La toux sera calmée par les granules de chlorhydrate de morphine, soit associés aux granules défervescents (en même nombre que chacun de ces derniers), lorsqu'il y aura en même temps une forte fièvre, soit seuls, à la dose de 40 à 50 granules dans la journée (par quatre à la fois), quand l'état fébrile sera peu accusé.

Si la marche de la maladie est insidieuse et si l'on a lieu de craindre l'infection, on adjoindra, aux défervescents et aux calmants de la toux, le sulfhydral et l'iodoforme, de manière à administrer, de ces derniers, 30 à 40 granules dans les vingt-quatre heures.

M. le professeur Trasbot recommande, comme calmant de la toux, l'extrait aqueux de belladone, à la dose de 2 à 4 grammes, soit sur du son mouillé, soit en électuaires ; pour notre part, nous préférons, à l'extrait de belladone, le sulfate d'atropine, beaucoup plus soluble, partant, plus absorbable et dont l'efficacité nous a toujours paru supérieure.

Tous ces médicaments antispasmodiques, calmants, anesthésiques, antiseptiques, etc.) ont pour but, non seulement de calmer la douleur produite par la toux bronchique, mais encore d'empêcher, ou tout au moins d'atténuer les quintes violentes, dont le résultat est, parfois, la déchirure de la muqueuse et l'emphysème pulmonaire.

d. — Certains calmants de la toux, tels que le sulfure de calcium ou sulfhydral et l'iodoforme agissent, en même temps, comme hypersécrétoires et modificateurs de la muqueuse bronchique.

L'un des meilleurs agents susceptibles de produire ces derniers résultats est l'essence de térébenthine, à la dose journalière de 10 à 15 grammes, administrée dans une quantité suffisante de miel ou de mélasse.

L'essence de térébenthine agit, en outre, dans ce cas, comme stimulant, diurétique et antiputride, combattant ainsi, à la fois, la faiblesse, le ralentissement de la sécrétion urinaire et, comme l'iodoforme, la tendance à la décomposition de la sécrétion pathologique des bronches.

Du reste, ces divers médicaments peuvent être utilement associés, et il nous est arrivé fréquemment d'incorporer à ce mélange de miel et d'essence de térébenthine, les uns ou les autres des granules sus-indiqués.

BRONCHITE CHRONIQUE

DÉFINITION. — SYNONYMIE. — Cette maladie, souvent désignée sous le nom de *catarrhe muqueux* de la poitrine, *vieille courbature* (cette dernière expression englobant à la fois la pneumonie, la pleurésie et la bronchite chroniques), *morfondure*, etc., n'est autre chose qu'une inflammation peu intense, mais persistante, de la muqueuse bronchique, pouvant se développer d'emblée ou, le plus souvent, succédant à la bronchite aiguë.

SYMPTÔMES. — Les symptômes de la bronchite chronique ne sont autre chose que les symptômes atténués et persistants de la maladie à l'état aigu : le jetage est moins abondant, plus muqueux, mais détermine des quintes de toux plus ou moins fréquentes, surtout lorsqu'il s'accumule en certains points, que Vulpian nommait, avec beaucoup de justesse, *centres tussigènes*.

A l'auscultation, on constate des râles muqueux et, assez souvent, les signes d'un emphysème pulmonaire consécutif aux quintes de toux ; parfois des râles caverneux.

Les symptômes généraux peuvent être très peu accusés, lorsque les malades sont laissés au repos, mais, sous l'influence du travail, on constate souvent des poussées de fièvre, un appétit irrégulier, de l'amaigrissement, etc.

Lorsque la bronchite est déjà ancienne, le tissu conjonctif péribronchique s'indure, et cette induration constitue la *sclérose pulmonaire* d'origine bronchique ; de plus, la muqueuse s'épaissit et obstrue parfois incomplètement les bronches en certains points ; il arrive alors qu'entre deux points obstrués, les mucosités, dont la sécrétion continue, opèrent la dilatation de la portion de bronche située entre ces deux points, et il se produit des dilatations bronchiques remplies de muco-pus, dont l'expulsion, par une forte quinte de toux, produit une véritable caverne où l'on peut percevoir un râle caverneux.

Durée. — La durée de la bronchite chronique peut être très longue, et l'amaigrissement des malades arrive progressivement à une véritable *étisie*.

Terminaisons. — La mort survient, soit à la suite d'une pneumonie qui se manifeste sous l'influence du moindre refroidissement, soit à la suite d'une congestion pulmonaire.

Diagnostic. — Le diagnostic n'offre de difficulté, à une période avancée de la maladie, qu'en ce qui concerne la tuberculose ; mais, d'une part, cette dernière est excessivement rare chez le cheval et, d'autre part, la tuberculine permet de lever rapidement tous les doutes à cet égard.

Lésions nécroscopiques. — Les principales lésions rencontrées à l'autopsie sont les suivantes ; épaississement de la muqueuse, qui est souvent plissée longitudinalement ; destruction, par places, de son épithélium, qui, dans d'autres endroits, est plutôt hypertrophié ; induration du tissu conjonctif péribronchique ; dilatations bronchiques remplies de muco-pus ou vides, tenant en suspension des débris d'épithélium, et aux extrémités desquelles on constate une obstruction partielle de la bronche ; on rencontre, parfois, à la surface interne de ces dilatations des îlots de revêtement épithélial, etc., etc.

TRAITEMENT

Le traitement externe de la bronchite chronique consistera dans l'emploi des dérivatifs, tels que frictions générales souvent renouvelées, de manière à donner à la peau son maximum de fonctionnement ; ce résultat sera complété par des pansages longs et prolongés, des massages, des couvertures utilisées avec discernement suivant la saison, etc.

Les frictions vésicantes dans la région des côtes, appliquées avec précaution pour éviter les tares, seront parfois utiles et même nécessaires ; nous recommandons surtout, pour cet usage, le liniment Bourgeaud, dont il a été question à propos de l'ana-

sarque (voir ce mot); on pourra également utiliser l'alcoolé de
cantharides, l'huile de croton en légers badigeonnages, les sinapismes volants ou les frictions sinapisées, les injections sous-
cutanées d'essence de térébenthine, etc. (pour ce dernier moyen,
voir pneumonie).

Le traitement interne aura surtout pour base l'administration
de médicaments ayant, parmi d'autres propriétés plus ou moins
accusées, celle d'être de puissants modificateurs de la muqueuse.

L'essence de térébenthine, à la dose de 10 à 20 grammes par
jour; les fumigations au goudron de sapin, données de telle
sorte que les produits les plus volatils, qui sont en même temps
les plus actifs, se dégagent seuls (ce qui s'obtient en réglant la
température du corps chaud sur lequel on verse le goudron),
les boissons goudronnées, préparées simplement en versant de
l'eau, qui dissout suffisamment les produits utiles, dans un vase
contenant du goudron de sapin; enfin l'administration du goudron rendu soluble par le bicarbonate de soude (procédé un peu
trop onéreux en médecine vétérinaire) satisfont suffisamment à
cette indication.

Si la maladie est ancienne, la dénutrition accentuée, l'organisme affaibli, on utilisera avec avantage l'arséniate de soude et
l'arséniate de strychnine, le premier à la dose de 0,10 centigr.
par jour, en breuvage ou dans le barbotage, le deuxième à la dose
de 6 à 10 granules dans les vingt-quatre heures.

Le sulfure de calcium et l'iodoforme seraient également à
recommander (40 à 50 granules de chaque dans la journée),
n'était leur prix actuellement un peu élevé pour la médecine des
grands animaux.

Ce traitement, qui nous a donné de très bons résultats sur les
petits animaux, pourrait être employé, concurremment avec
l'essence de térébenthine et les boissons goudronnées, pour les
chevaux de luxe.

Le régime et l'hygiène des chevaux atteints de bronchite chronique devront être l'objet d'une grande attention; les aliments
seront très nutritifs et de facile digestion (mashs, grains cuits,
soupes, carottes, vert, foin et avoine de première qualité, etc.).

On a beaucoup recommandé l'alimentation sucrée, composée de fourrage haché, sucré avec du miel ou de la mélasse : ce régime est, en effet, parfaitement indiqué dans la bronchite chronique, mais il est trop onéreux et ne peut être utilisé que dans les pays à sucreries.

COLIQUES

Définition. — On désigne, sous le nom de *coliques*, des douleurs abdominales plus ou moins violentes, caractérisant un certain nombre d'affections du tube digestif ou de ses annexes.

Les coliques ne constituent donc qu'un symptôme et, à la rigueur, leur étude devrait être inséparable de celle des maladies qui leur donnent naissance ; néanmoins, et bien que leur traitement varie suivant la cause productrice, il n'en est pas moins vrai qu'il existe un traitement général de ces affections, traitement qui peut, et doit souvent, même, être appliqué sans retard avant qu'un diagnostic définitif ait pu être établi.

C'est pourquoi, au risque de tomber dans des redites lorsqu'il s'agira des différentes maladies caractérisées par des douleurs abdominales, nous croyons devoir consacrer un chapitre spécial au traitement des coliques, considérées abstraction faite des états pathologiques susceptibles de les provoquer, nous réservant, lorsqu'il s'agira de ces derniers, de faire connaître les indications spéciales qu'ils comportent.

Étiologie. — L'étiologie des coliques se confond avec celle des maladies dont elle n'est qu'un symptôme : indigestion, entérite, néphrite, etc., et sera étudiée en temps et lieu avec chacune d'elles.

Symptômes. — En ce qui concerne la séméiologie, nous nous bornerons à rappeler les principaux symptômes :

Tristesse, inappétence variable, souvent complète ; soif presque toujours nulle ; bouche sèche et pâteuse ou ayant conservé tout ou partie de sa fraîcheur ; en général, constipation, parfois diarrhée ; dans ce dernier cas, borborygmes ; sensibilité de la région lombaire plus ou moins abolie : agitation, inquiétude ; l'animal piétine, gratte le sol, regarde son flanc, fléchit les membres, se couche avec précaution, se relève brusquement, se couche de nouveau et ainsi de suite : il existe, ou non, du météorisme.

Pouls variable : accéléré et plein, ou petit, effacé ; conjonctive quelquefois pâle, le plus souvent injectée, parfois jaunâtre : dans les coliques passagères, la température reste habituellement normale.

Dans les coliques violentes, le sujet se livre à des mouvements désordonnés : il fléchit brusquement sur ses membres et se laisse tomber violemment à l'écurie, puis se roule sur le dos, où il se maintient pendant un temps plus ou moins long, ou prend la position du chien assis ; s'il est en mouvement, il se laisse parfois tomber sur le sol, malgré toutes les excitations.

On constate souvent des sueurs partielles ou générales, parfois tellement abondantes que l'animal en est tout ruisselant ; en même temps, les oreilles et les extrémités, d'abord à une température normale ou même plus élevée, deviennent froides et glacées.

Nous ne croyons pas devoir insister sur cette symptomatologie, si connue de tous les praticiens.

COMPLICATIONS. — Les principales complications consistent dans la déchirure de l'estomac ou de l'intestin, l'invagination, le volvulus, l'hémorrhagie, la gangrène, etc.

TERMINAISONS. — Les coliques se terminent souvent par la brusque disparition des douleurs abdominales ; leur marche est généralement rapide ; cependant, parfois, on les voit alterner, pendant des jours et même des semaines, avec des périodes de calme complet ou relatif (dans l'embarras intestinal, par exemple) ; les complications qui viennent d'être énumérées entraînent la mort à peu près dans tous les cas.

TRAITEMENT

Dans le traitement des coliques, il est urgent de satisfaire à une triple indication :

Calmer la douleur.

Faciliter les évacuations.

Éviter les complications possibles.

Lorsque les douleurs abdominales seront de moyenne intensité, les frictions générales, sèches ou animées (essence de térébenthine, farine de moutarde), les révulsifs, les couvertures chaudes sur le dos et sous le ventre, un exercice modéré, des lavements tièdes, simples ou mucilagineux en triompheront dans un assez grand nombre de cas.

Lorsque les douleurs auront à peu près disparu, on rentrera le sujet à l'écurie et on le placera sur une bonne litière ; s'il est calme et se couche sans agitation, on le laissera au repos absolu ; si, au contraire, il essaie de se livrer à des mouvements violents, on le sortira de nouveau et l'on reprendra la promenade, les frictions révulsives et les lavements.

La persistance des coliques nécessitera une médication plus énergique, laquelle devra intervenir, au plus tard, une demi-heure, trois quarts d'heure au plus après leur début si les premiers soins n'en ont pas raison, et plus tôt encore, immédiatement, même, si les douleurs abdominales ont débuté avec une violence exceptionnelle.

Deux cas sont à envisager lorsqu'il s'agit d'appliquer un traitement interne énergique, ou bien le tube digestif a, selon toute probabilité, conservé ses propriétés absorbantes, ce qui est indiqué par l'aspect de la muqueuse buccale, dont la fraîcheur et l'humidité sont conservées ; ou bien elle a perdu, en totalité ou en partie, ces mêmes propriétés, ce que dénotent la sécheresse de la bouche, sa mauvaise odeur, une langue pâteuse, parfois grisâtre ou fuligineuse, etc.

Dans le premier cas, la voie buccale peut être très utilement choisie par l'administrateur des substances médicamenteuses

Dans le second cas, la voie hypodermique ou la voie veineuse, et surtout la première, s'imposent.

Si l'on a lieu de croire que la muqueuse gastro-intestinale a conservé ses facultés d'absorption, on donnera, par la bouche, des granules de chlorhydrate de morphine, ce calmant par excellence de la douleur, à la dose de 2 à 6 granules, à intervalles plus ou moins rapprochés, selon les circonstances (5 minutes, 10 minutes, un quart d'heure, une demi heure), en diminuant les doses et en éloignant les prises à mesure que la douleur s'atténue, et cela jusqu'à ce que l'on ait obtenu l'effet désiré.

Cependant, ainsi que nous l'avons dit ailleurs (1), dans les coliques produites par un arrêt des matières alimentaires suivi de paresse intestinale, il est urgent d'arrêter son administration lorsque cet effet est produit partiellement, pour employer, à l'exclusion de tous autres, sans perdre de temps, les stimulants des mouvements péristaltiques de l'intestin et des sécrétions intestinales : strychnine, ésérine, pilocarpine. (Voir plus loin.)

Quand il s'agit de pelotes stercorales, par exemple, il n'est guère possible de continuer l'emploi du chlorhydrate de morphine jusqu'au calme complet, car on s'exposerait à une intoxication, bien que cette dernière soit à peu près inconnue avec la méthode dosimétrique ; dans ce cas, on s'arrête lorsque commence à se manifester la somnolence et, à ce moment, la douleur, bien que disparue incomplètement, est suffisamment atténuée pour que des accidents d'ordres divers, extérieurs ou intérieurs, consécutifs à des mouvements désordonnés, ne soient plus à craindre et pour que le traitement par les stimulants puisse être efficacement continué.

Contre le symptôme douleur, le chlorhydrate de morphine peut être employé seul, mais l'arsenal dosimétrique fournit également d'autres armes puissantes qui peuvent lui être adjointes, ou, au besoin, le suppléer ; nous voulons parler de l'hyosciamine et de l'atropine (sulfate), ces deux antispasmodiques par excellence.

Si ces trois alcaloïdes sont administrés ensemble, on les donnera, par exemple, à la dose de deux granules de chaque, aux intervalles ci-dessus indiqués (5, 10, 15, 20 minutes).

Si l'on se borne à l'emploi de deux substances seulement, on

____

(1) *Nouveau Guide pratique du vétérinaire dosimètre.*

augmentera le nombre des granules et la fréquence de leur administration (1).

Lorsqu'on aura obtenu la disparition, ou, tout au moins, l'atténuation du symptôme douleur, on facilitera l'évacuation du tube digestif par la continuation des lavements et l'administration de deux puissants alcaloïdes : l'ésérine (sulfate ou bromhydrate) et la pilocarpine (nitrate), tous deux stimulants énergiques des muscles lisses de l'intestin et hypersécrétoires de la muqueuse digestive, mais à des degrés divers, le sulfate d'ésérine étant surtout un excitant de la contractibilité des parois intestinales et le nitrate de pilocarpine un hypersécrétoire.

Il s'ensuit, dit excellemment notre confrère, M. Gsell, dosimètre distingué, « que la pilocarpine constitue particulièrement un médicament hypersécrétoire, tandis que l'ésérine est un tonique du tube digestif et un puissant excitant du mouvement péristaltique de l'intestin.

Il en résulte que, selon la nature des coliques (indigestion stomacale, indigestion intestinale) il faut, tantôt employer la pilocarpine et, d'autres fois, l'agent dont l'action se porte surtout sur la tunique musculeuse ».

Nous ajouterons qu'il y a, le plus souvent, avantage à associer les deux alcaloïdes, que l'on donnera généralement à la dose de cinq granules d'ésérine et deux de pilocarpine, toutes les demi-heures ou plus souvent, jusqu'à effet.

S'il est nécessaire d'obtenir une action plus énergique, on ajoutera, à chaque prise d'ésérine et de pilocarpine, un granule de strychnine (arséniate ou sulfate), substance qui, tout en combattant l'atonie, la parésie des parois digestives, a pour effet secondaire d'augmenter la puissance des autres alcaloïdes

Dans certaines circonstances, il sera avantageux et même nécessaire d'associer les calmants : morphine, hyosciamine, atropine, avec les stimulants et les hypersécrétoires : strychnine, ésérine, pilocarpine, malgré les propriétés différentes de certains

(1) Pour ces alcaloïdes, comme, du reste, pour tous ceux dont nous aurons à conseiller l'emploi, nous ne saurions trop répéter que ces indications ne sont qu'approximatives et destinées seulement à fournir au praticien une base d'opérations ; il est clair que, suivant l'intensité des symptômes, ce dernier pourra augmenter ou diminuer, dans une mesure assez étendue, le nombre des granules et des intervalles des prises.

de ces alcaloïdes, propriétés semblant impliquer, dans leur action, un antagonisme qui n'est qu'apparent, ainsi que nous espérons le démontrer. (Voir plus loin l'appendice au chapitre des coliques.)

Les évacuations seront encore facilitées par les purgatifs légers (sulfates de soude et de magnésie, hypagol) incorporés à du miel (1).

Nous avons, en outre, l'habitude, dès qu'apparaissent les premiers symptômes de coliques, d'injecter 10 grammes environ de glycérine dans le rectum, afin de constater la nature des excréments, presque toujours expulsés aussitôt, en plus ou moins grande quantité, par ce moyen simple et facile.

Lorsqu'on aura des raisons de penser que la muqueuse digestive a perdu, en totalité ou en partie, ses propriétés absorbantes, on administrera les alcaloïdes par le moyen des injections hypodermiques, si employées de nos jours.

Le nitrate de pilocarpine sera injecté à la dose de 10 à 20 centigrammes, selon le cas ; nous nous en tenons généralement à la dose minima, sauf à la renouveler une ou plusieurs fois, s'il est nécessaire ; on peut préparer extemporanément et facilement une injection, en faisant dissoudre 20 granules vétérinaires (qui sont, comme on le sait, dosés au demi-centigramme) dans 10 grammes d'eau.

L'injection d'ésérine (sulfate ou bromhydrate) se prépare en dissolvant 5 à 10 centigrammes de ce sel dans 10 grammes d'eau.

Les granules vétérinaires étant dosés au milligramme, une injection nécessiterait de 50 à 100 granules, ce qui serait peu pratique ; il serait à désirer que leur dosage fût porté au moins à deux milligrammes.

Les injections d'atropine (sulfate) et d'hyosciamine se pratiquent aux mêmes doses : 5 à 10 milligrammes pour une injection (2).

Les granules vétérinaires étant au milligramme, il suffit de

---

(1) Règle générale, dont nous ne nous départissons jamais : il est essentiel, dans le cas de coliques, de n'administrer, par la bouche, aucun liquide, avant que le diagnostic soit bien établi ; le moindre breuvage, dans certains cas, peut être mortel, comme dans l'indigestion stomacale, par exemple.

(2) Il ne faut pas oublier qu'il ne s'agit ici que du cheval.

faire dissoudre, dans 10 grammes d'eau, autant de granules que l'on veut injecter de milligrammes à chaque fois.

En ce qui concerne le chlorhydrate de morphine, on peut faire dissoudre 20 granules (ce qui fait 10 centigrammes) dans 10 grammes d'eau pour une injection, que l'on renouvelle à intervalles de 10, 15, 20 minutes, autant que cela est nécessaire, jusqu'à effet.

Il sera quelquefois nécessaire de précipiter les injections de manière à introduire presque d'emblée, dans l'organisme, de 50 centigrammes à 1 gramme du sel.

Parfois, même, on injecte ces doses en une seule fois, dans le cas de douleurs extraordinairement intenses.

On pourra également utiliser la solution de Nocard :

        Chlorhydrate de morphine ....   1 gramme
        Glycérine...................................... 20 grammes
        Eau distillée.................................. 20   —

Chaque gramme de la solution contient deux centigrammes de substance active.

Les injections sous-cutanées d'arséniate de strychnine (que nous pratiquons rarement dans le cas de coliques) peuvent se préparer extemporairement avec les granules à 5 milligrammes (2 à 5 granules dans 5 à 10 grammes d'eau ; ces injections seront plus ou moins renouvelées selon les circonstances (1).

Les injections hypodermiques faites avec les solutions des alcaloïdes précédents étant, le plus souvent, inoffensives (en ce qui concerne la formation d'abcès, la nécrose des tissus, etc.), nous préférons les employer à doses relativement faibles, suffisamment répétées, jusqu'à effet, dosimétriquement, si l'on peut ainsi dire, plutôt que de débuter d'emblée même par les doses minima indiquées par la généralité des auteurs.

Il est cependant des cas, nous le reconnaissons volontiers, où les doses fortes s'imposent dès le début, comme dans les coliques d'une extrême violence, par exemple, ainsi que nous l'avons dit plus haut à propos du chlorhydrate de morphine.

Avant de terminer les considérations concernant le traite-

(1) Voir, à la fin de la deuxième partie, ce qui a trait aux injections hypodermiques préparées avec les granules.

ment général des coliques, et afin d'être aussi complet que possible, nous croyons devoir rappeler ici brièvement, sauf à y revenir avec plus de détails lors de la description des divers états morbides qui engendrent habituellement les douleurs abdominales, certaines particularités, très fréquentes au cours des affections dont il s'agit, et qui modifient plus ou moins la médication.

Lorsque, par exemple, les coliques sont dues à une indigestion, on emploiera, avec le traitement commun à toutes ces affections (frictions, révulsifs, couvertures, lavements, exercice, etc.), les purgatifs légers (de préférence l'hypagol) incorporés à du miel ou à tout autre excipient peu volumineux, administrés par doses modérées, de manière à rétablir les sécrétions du tube digestif sans encombrer ce dernier par des breuvages souvent dangereux.

Si l'indigestion est stomacale ou gastro-intestinale, on utilisera la pilocarpine seule; si l'indigestion est intestinale, on associera heureusement l'ésérine et la pilocarpine.

Dans les deux cas, on y ajoutera la strychnine, si l'on veut fortifier l'action de ces alcaloïdes.

Il va sans dire que si les douleurs sont d'une intensité extrême, on emploiera la morphine.

Ces substances seront employées, soit en granules, soit en injections hypodermiques, suivant le cas, et aux doses que nous avons indiquées en parlant du traitement général des coliques (voir plus haut).

Si l'on a lieu de craindre une congestion intestinale (tranchées rouges), une large saignée est nécessaire; l'utilité de cette dernière est, en général, indiquée par la violence des douleurs, parfois l'injection et, le plus souvent, la pâleur de la conjonctive, un pouls plein, vite et dur, des battements du cœur forts, etc.

S'il existe du météorisme, quelle qu'en soit la cause, la ponction du cœcum est tout indiquée et sera souvent d'une grande utilité.

S'il s'agit d'un simple embarras intestinal, avec plus ou moins de constipation, occasionnant des coliques sourdes, le traitement général indiqué au début, l'hypagol ou autres laxatifs, la pilocarpine, unie parfois à l'ésérine, l'eau mucilagineuse, etc., en auront promptement raison.

Lorsqu'il existe un obstacle sérieux à la circulation des matières alimentaires, et surtout des pelotes stercorales occasionnant, le plus souvent, un ballonnement considérable, l'ensemble du traitement pourra être réglé de la manière suivante :

Ponction du cœcum, pour diminuer le météorisme ; parfois saignée petite et répétée, au besoin, afin de prévenir la congestion ; révulsifs énergiques ; lavements savonneux ou glycérinés, donnés coup sur coup, pour stimuler les mouvements péristaltiques de l'intestin ; exercice, hypagol incorporé au miel, donné à petites doses répétées ; puis on utilisera l'arsenal des substances capables de provoquer, soit des contractions intestinales (strychnine), soit, en même temps, des contractions et la sécrétion des glandes (ésérine, vératrine, pilocarpine), soit une action antispasmodique (morphine, hyosciamine, atropine) ; tous ces alcaloïdes seront employés seuls ou différemment associés, en granules ou en injections hypodermiques, suivant la nature et l'intensité des symptômes, la marche de l'affection, l'état de la muqueuse digestive, etc., toutes circonstances dont le vétérinaire traitant est seul juge.

Dans le cas de pelote stercorale, la douche rectale, ajoutée aux moyens que nous venons d'indiquer, nous a donné parfois des résultats inespérés.

Cette opération consiste à introduire, dans le rectum du malade, l'extrémité d'un tube à douches en fonction et à ne l'en retirer que lorsque le liquide ressort à flots. On promène alors l'animal jusqu'à ce qu'il en ait rejeté la plus grande partie ; on recommence ensuite la même opération autant de fois qu'il est nécessaire et l'on reconnaît que l'opération est sur le point d'aboutir à un résultat favorable lorsque l'eau ressort souillée de matières alimentaires ; il n'est pas rare, alors, de constater, peu de temps après, l'expulsion d'une pelote, parfois énorme, suivie, à peu de distance, de selles abondantes qui sont un signe de guérison.

APPENDICE

DE L'EMPLOI DOSIMÉTRIQUE DE LA STRYCHNINE, DE L'ÉSÉRINE, DE LA PILOCARPINE, DE LA MORPHINE, DE L'ATROPINE ET DE L'HYOSCIAMINE DANS LES DOULEURS ABDOMINALES DÉSIGNÉES SOUS LE NOM GÉNÉRIQUE DE COLIQUES.

D'après ce que nous connaissons déjà des alcaloïdes précités, et d'après ce que nous en dirons à la deuxième partie, où sera complétée leur histoire, nous savons, en ce qui concerne leur emploi dans les affections du tube digestif :

1° Que la strychnine agit surtout par son amertume et son action spéciale sur la tunique musculeuse, en ramenant ou en augmentant les mouvements péristaltiques, abolis ou diminués.

2° Que l'ésérine agit comme anémiant intestinal, tonique du tube digestif, hypersécrétoire et excitant des contractions intestinales.

3° Que la pilocarpine possède des propriétés analogues, mais qu'elle est surtout hypersécrétoire des glandes intestinales, tout en stimulant les contractions du tube digestif avec moins d'intensité que l'ésérine.

4° Enfin, que la morphine, l'atropine et l'hyosciamine ont pour effet de combattre les diarrhées rebelles, en tarissant les hypersécrétions intestinales et de faire cesser le spasme douloureux de l'intestin, dans le cas de coliques violentes, en diminuant le pouvoir réflexe du système nerveux.

Nous avons souvent associé, pour combattre les coliques, la strychnine et le sulfate d'ésérine à la morphine, à l'atropine ou à l'hyosciamine ; or, plusieurs de ces alcaloïdes, nous le savons, possèdent des propriétés contraires, lesquelles semblent contre-indiquer leur emploi simultané dans le cas d'affections intestinales douloureuses ; le sulfate d'ésérine et le chlorhydrate de morphine, par exemple, que nous avons le plus souvent administrés ensemble, sont dans ce cas ; à cette observation, nous pourrions simplement répondre que de nombreuses expériences nous ayant démontré les excellents résultats de l'association de ces substances, il doit sembler d'une importance secondaire de rechercher l'explication de ces effets heureux, en contradiction apparente avec ce que l'on sait des alcaloïdes employés, mais nous préférons entrer dans le vif de la question en recherchant les éléments de cette question même.

Prenons un exemple : dans les coliques dues à une surcharge d'aliments, à des pelotes stercorales, etc., il existe une distension des parois intestinales, avec atonie ou parésie amenant le ralentissement ou l'abolition des mouvements péristaltiques ; les sécrétions intestinales sont souvent taries ou diminuées, et, en même temps, par suite de phénomènes réflexes, il se produit un spasme douloureux de la tunique musculaire, occasionnant les coliques proprement dites.

Or, suivant le fondateur de la dosimétrie, la paralysie ou pseudo-paralysie siégerait spécialement sur les fibres longitudinales de la musculeuse, tandis que le spasme douloureux se manifesterait sur le plan circulaire ou profond de cette même tunique, comme cela a lieu pour les sphincters anal, vésical, utérin, etc.

Du reste, il faut se garder de confondre les contractions intestinales qui produisent les coliques intenses avec les mouvements péristaltiques ordinaires, même augmentés de nombre ; cette augmentation, quand elle existe, n'est guère autre chose que l'exagération d'une fonction physiologique et n'entraîne, le plus souvent, qu'une hypersécrétion accompagnée de douleurs peu intenses, bien différentes de celles occasionnées par le *spasme* proprement dit.

Dans l'exemple que nous avons choisi, le sulfate d'ésérine agit à la fois en combattant la paralysie des fibres longitudinales et en augmentant les sécrétions, tandis que le chlorhydrate de morphine détruit le spasme des fibres circulaires, triple action qui a pour résultat de rétablir le cours des matières alimentaires, lorsqu'il s'agit de pelotes ou de calculs et, dans les deux cas, de faire cesser les douleurs abdominales produites par l'état morbide combattu.

Nous dirons des associations de la strychnine et de la morphine, de la strychnine et de l'hyoscyamine, de l'ésérine ou de la strychnine et de l'atropine, etc., ce que nous venons de dire de l'ésérine et de la morphine ; sauf de légères variantes, l'explication est basée sur le même raisonnement.

Lorsqu'il y a diarrhée, les stimulants sont inutiles et l'on a recours, soit à la morphine, soit à l'atropine ou à l'hyosciamine seules, comme antispasmodiques et antisécrétoires.

Dans le cas d'indigestion stomacale, il est indiqué d'employer de faibles doses, longtemps continuées, de sulfate d'ésérine, afin de ne provoquer que de faibles contractions des parois gastriques, on en comprend la raison, tandis que ces doses pourront être élevées sans inconvénient dans le cas d'indigestion intestinale.

Nous n'avons jamais remarqué que l'emploi de la morphine, de l'atropine ou de l'hyosciamine, administrées sous forme de granules et dosimétriquement, ait aggravé les coliques produites par les indigestions : elles nous ont toujours paru calmer la douleur, sans avoir les inconvénients signalés par un certain nombre d'auteurs.

Nous espérons que ces explications suffiront à démontrer que les alcaloïdes dont nous venons de parler peuvent être rationnellement employés dans le traitement des coliques, seuls ou combinés, malgré l'apparente contradiction due aux propriétés diverses de plusieurs d'entre eux.

CONGESTION CÉRÉBRALE

Définition. — Synonymie. — La *congestion cérébrale*, pendant longtemps et aujourd'hui encore englobée, par un certain nombre d'auteurs, avec d'autres maladies du cerveau (anémie cérébrale, encéphalite, méningite, méningo-encéphalite, etc.), sous le nom de *vertige*, *vertigo*, constitue, cependant, une entité morbide spéciale bien distincte et consistant, dans un afflux considérable et brusque du sang dans les vaisseaux du cerveau et de ses enveloppes, accompagné de déchirure de quelques-uns d'entre eux.

Fréquence. — Sans être absolument fréquente sur le cheval de troupe, on l'observe, cependant, de temps à autre, le plus souvent dans certaines circonstances spéciales bien déterminées, mais parfois aussi sans cause apparente.

Division. — La congestion cérébrale est dite *active* lorsqu'elle est due à une excitation, et *passive* quand elle est consécutive à une difficulté de la circulation de retour ; il ne sera question ici que de la première, la congestion passive étant excessivement rare et tout à fait accidentelle (obstruction des deux jugulaires, par exemple).

Étiologie. — La principale cause prédisposante de la congestion cérébrale consiste dans une alimentation très riche et longtemps continuée.

Parmi les causes occasionnelles, nous citerons les efforts violents, exigeant une suractivité nerveuse, surtout quand ces efforts s'exécutent en plein soleil.

Ce que l'on désigne sous le nom d'*insolation*, en médecine

humaine, est un phénomène complexe, dans lequel la congestion cérébrale entre pour une large part.

SYMPTÔMES. — Au début de la congestion cérébrale, il existe certainement une période d'excitation due à une suractivité fonctionnelle, mais cette période est tellement éphémère qu'elle passe, le plus souvent, inaperçu ; aussi, les premiers symptômes observés consistent-ils dans une dépression profonde, caractérisée par l'attitude basse de la tête, de la stupéfaction, un véritable état *comateux* : le pouls et la respiration, d'abord un peu accélérés, se ralentissent bientôt et tombent parfois à la moitié du chiffre normal ; fait à noter, les muqueuses apparentes ne présentent rien de caractéristique et la température reste, le plus souvent, normale.

L'affection peut évoluer très lentement et les malades peuvent résister, debout, pendant toute une journée et même davantage, mais ils finissent par tomber.

Le pouls devient alors irrégulier, petit, souvent imperceptible ; les mouvements respiratoires sont de plus en plus rares et les animaux succombent dans le *coma* ; cette dernière terminaison arrive parfois rapidement lorsqu'il se produit une abondante hémorrhagie.

DIAGNOSTIC. — En résumé, le diagnostic de la congestion cérébrale est basé sur les symptômes suivants : brusque apparition de l'état comateux, stupéfaction complète, résolution musculaire, absence d'hyperthermie et de coloration particulière des muqueuses.

On ne saurait la confondre avec la congestion qui peut accompagner la fièvre typhoïde, car, dans cette dernière, on constate, outre l'apparition graduelle des symptômes, une coloration particulière de la conjonctive (vieil acajou) et une élévation plus ou moins considérable de la température.

PRONOSTIC. — Le pronostic de la congestion cérébrale est toujours grave ; cependant, il est possible de la *juguler*, lorsqu'on agit dès le début, par un traitement rationnel.

ALTÉRATIONS ANATOMIQUES. — Les principales altérations qu'elle laisse à sa suite sont les suivantes : injection de la pie-mère, dont un certain nombre de capillaires peuvent être déchirés ; à la coupe, substance blanche finement pointillée, d'aspect rosâtre ; substance grise fortement injectée, de couleur rouge brun grisâtre, laissant apercevoir ses vaisseaux capillaires, les plus fins de l'économie, sous la forme d'un piqueté rougeâtre.

Lorqu'il s'est produit une hémorrhagie abondante, on constate la présence, dans la substance cérébrale, de véritables caillots sanguins et d'une certaine quantité de sérum dans les parties déclives de la boîte crânienne ; si l'hémorrhagie a été limitée, la matière du cerveau a été transformée en un pulpe rougeâtre dans les points où s'est produit l'effraction sanguine, etc.

TRAITEMENT

Le traitement de la congestion cérébrale, qui doit, pour être efficace, être institué dès le début de l'affection, peut se résumer ainsi :

1° Soustraire le plus tôt possible, de l'économie, une quantité notable de sang, de manière à dégager, de proche en proche, les vaisseaux du cerveau ;

2° Pratiquer sans retard, en même temps que la saignée, une dérivation extérieure énergique et continue, surtout au moyen des **préparations sinapisées**, dont l'effet immédiat et principal est d'attirer le sang à la périphérie, et l'effet secondaire, accessoire, de combattre la somnolence et le coma, souvent si accusés dans la circonstance.

Les Allemands ont critiqué la dérivation extérieure, sous le prétexte qu'elle irrite les cordons nerveux, mais, ainsi que le fait observer M. le professeur Trasbot, dans le cas de congestion cérébrale, « l'abrutissement » est souvent si complet que l'irritation nerveuse est très peu perçue par les centres ;

3° A la dérivation externe, ajouter les purgatifs (salins ou drastiques, suivant le cas) qui agiront comme révulsifs internes ;

4° Combattre la paralysie des vaso-moteurs du cerveau par

l'administration dosimétrique du sulfate ou de l'arséniate de strychnine : 2 granules toutes les demi-heures, jusqu'à effet ;

5° Enfin, activer la sécrétion des glandes salivaires, rénales et cutanées, par le nitrate de pilocarpine : 2 granules toutes les demi-heures, en même temps que la strychnine, et également jusqu'à effet (1).

Ces moyens combinés pourront avoir raison de la congestion cérébrale, lorsqu'ils seront employés à temps et d'une manière rationnelle.

(1) La strychnine et la pilocarpine pourront être utilisées, à défaut des voies digestives, en injections hypodermiques. (Voir à la fin de la deuxième partie.)

COMMOTION CÉRÉBRALE

Définition. — Étiologie. — Nous dirons quelques mots de cette affection, qui se définit d'elle-même et que l'on observe quelquefois sur le cheval de troupe, notamment à la suite de choc violent sur la tête (chute), ou lorsque les animaux emportés viennent se heurter contre un obstacle résistant.

Nous avons rattaché également à une sorte de commotion cérébrale certains phénomènes observés par nous, dans l'artillerie, sur des chevaux impressionnables à l'excès, à la suite du bruit du canon, qu'ils entendaient pour la première fois.

Symptômes. — Lorsque la commotion résulte d'un choc, les fonctions de la vie de relation sont brusquement abolies, ou, tout au moins, considérablement ralenties : les mouvements respiratoires s'arrêtent ou diminuent considérablement de nombre ; le cœur cesse de battre ou ses battements ne sont que difficilement perçus ; il en est de même du pouls ; on observe des tremblements involontaires, etc. ; dans ces conditions, la mort peut être immédiate, ou, les fonctions n'étant suspendues que momentanément, les animaux se réveillent, relèvent la tête, semblent d'abord hébétés, puis se mettent debout et paraissent avoir récupéré la santé, ce qui n'est qu'apparent, ainsi que nous le verrons tout à l'heure.

Lorsque la commotion résulte d'un bruit formidable perçu par l'oreille à une courte distance, et impressionnant les centres cérébraux par l'intermédiaire de la membrane du tympan, fortement ébranlée sous l'influence des violentes vibrations de l'air ambiant, ainsi que nous l'avons observé plusieurs fois aux écoles à feu de l'artillerie, les symptômes sont les suivants :

Tremblements généraux, œil fixe et hagard, face contractée, piétinements sur place, mouvements saccadés dans tous les sens, cabrer, chute sur le dos (période d'excitation) ; puis, démarche titubante comme au début de la congestion de la moelle, respiration accélérée, pouls petit et vite, battements du cœur forts, élévation insignifiante de la température, conjonctive rosée, pupilles mobiles, reins souples ; enfin, à l'écurie, hébétude, tête basse, déplacements lents et difficiles ; mastication lente, respiration et circulation ralenties (période de demi-coma) : le sujet semble *immobile*.

Les phénomènes qui se produisent à la fin de la commotion cérébrale, de quelque nature qu'elle soit, s'expliquent par l'anémie cérébrale consécutive à la contraction spasmodique des vaisseaux, due elle-même à une surexcitation nerveuse exagérée amenant la suractivité des *vaso-constricteurs*. Mais, après cette constriction des vaisseaux sous l'influence de l'action mécanique du choc, survient, par réaction, la dilatation des capillaires, et la congestion succède à l'anémie ; c'est pourquoi il est urgent d'employer, sans retard, un traitement rationnel, même lorsque les animaux, après être restés quelque temps comme assommés, semblent s'être réveillés complétement et avoir récupéré entièrement la santé.

Quand la mort est survenue immédiatement après la secousse, le cerveau présente des lésions de congestion ; s'il y a eu *assommement*, on constate, en outre, des lésions traumatiques : enfoncement des os, ecchymoses, écrasement des couches superficielles de l'encéphale, etc.

TRAITEMENT

Ce qu'il faut éviter à tout prix, c'est la congestion cérébrale ; aussi la saignée et la dérivation externe seront absolument indiquées.

(Voir congestion cérébrale.)

Contre le demi-coma permanent ou intermittent, la faiblesse, la difficulté de la démarche (titubation) et de la mastication, etc., qui persistent parfois pendant quelques jours, surtout quand il s'agit d'ébranlement du système nerveux survenu à la suite d'une violence extrême, comme celui du canon, par exemple, perçu à petite distance, nous obtenons des résultats presque immédiats par l'administration de granules d'arséniate de strychnine, à la dose de 8 granules par jour, d'abord, puis de 6, 4, 2, en allant *decrescendo* à mesure que les symptômes disparaissent.

CONGESTION INTESTINALE

Définition. — Synonymie. — Cette maladie, pour ainsi dire spéciale à l'espèce chevaline, et nommée, à différentes époques, *tranchées rouges*, *entérorrhagie*, *entérite suraiguë*, toutes expressions plus ou moins impropres, est aujourd'hui désignée sous le seul nom qui en indique la nature : celui de *congestion intestinale simple*.

Fréquence. — Elle est fréquente dans certains milieux industriels, où les animaux sont fortement nourris et acquièrent un tempérament pléthorique.

Dans l'armée, sans être absolument rare, elle ne constitue pas l'une des causes les plus fréquentes des affections que nous désignons sous le nom générique de coliques.

Étiologie. — Les causes de la congestion intestinale peuvent être divisées en prédisposantes et occasionnelles.

a. — Les causes prédisposantes consistent dans la grande activité fonctionnelle de l'intestin, impliquant une circulation très active ; dans la disposition anatomique de l'organe, suspendu à un mésentère d'une longueur considérable entraînant celle des vaisseaux artériels et veineux, dont les flexuosités sont susceptibles de mettre obstacle à la circulation de retour ; enfin, dans l'état pléthorique amené forcément par la consommation d'une quantité d'aliments beaucoup plus considérable que ne le comporte la nature du cheval et son genre de vie à l'état de liberté.

b. — Parmi les causes occasionnelles, nous citerons d'abord la consommation de fourrages et de grains nouvellement récoltés, n'ayant pas encore « jeté leur feu » et subissant une fermentation

ayant pour résultat de développer des huiles essentielles, très
excitantes pour la muqueuse digestive.

Les expériences négatives faites, à ce sujet, dans l'armée,
prouvent simplement, à notre avis, que les chevaux de troupe,
recevant une nourriture régulière et *rationnée*, n'ont que très rarement le tempérament pléthorique et ne se trouvent pas dans les
mêmes conditions que les animaux nourris à discrétion, comme
dans les grandes industries, par exemple.

L'ingestion d'eau froide est une cause fréquente de congestion
intestinale : l'eau froide, surtout pendant les temps très chauds,
produit d'abord, sur les vaisseaux de la muqueuse, une action
astringente, suivie bientôt d'une réaction amenant la dilatation
des capillaires et leur injection sanguine.

Il est à remarquer que tous les chevaux ne sont pas, au même
degré, susceptibles à l'eau froide ; les animaux habitués à boire
dehors, en toute saison, supportant mieux les températures extrêmes des boissons que ceux habitués à boire à la température
de l'écurie.

Le refroidissement produit aussi la congestion intestinale,
surtout après un repas copieux, en provoquant, d'une part, la
constriction périphérique des capillaires et, d'autre part, l'afflux
du sang vers l'intestin, surtout lorsque ce dernier subit déjà un
commencement d'hyperhémie par suite de la digestion..

Il est évident que les causes énumérées ci-dessus peuvent agir
seules, comme l'ingestion d'eau froide à jeun, par exemple, un
froid vif sur l'animal dont la circulation est activée, etc., ou diversement combinée, comme la consommation de fourrages nouveaux suivie de l'ingestion d'eau froide, un refroidissement brusque après un repas abondant, etc.

Ce qui caractérise surtout la congestion intestinale, c'est la
soudaineté et la violence des symptômes. En quelques instants,
après des prodrômes très courts (inquiétude, voussement du dos,
rassemblement des membres, tête basse, efforts expulsifs, respiration accélérée, pouls fort et vite (60 à 70 pulsations), artère tendue, roulante, etc.), accompagnés de la décoloration de la conjonctive et de l'extrême pâleur de la muqueuse buccale,... les
animaux sont en proie à des douleurs abdominales atroces : ils
s'agitent violemment, piétinent, grattent, trépignent, regardent

leur flanc, se couchent brusquement, se roulent et se livrent à des mouvements désordonnés, comme s'ils avaient perdu toute conscience.

En même temps, les muqueuses, d'abord pâles, s'injectent passagèrement, la sueur ruisselle à la surface du corps, le cœur bat avec violence, tandis que le pouls s'efface de plus en plus.

MARCHE. — La marche de la maladie est rapide; les phénomènes que nous venons d'énumérer ne se prolongent guère plus de 6 à 12 heures, soit en conservant, ou à peu de chose près, la même intensité, soit avec des rémissions incomplètes et passagères.

TERMINAISONS. — La terminaison peut être la résolution ou l'hémorrhagie.

Dans le premier cas, les fonctions reviennent lentement et progressivement à l'état physiologique : les douleurs s'atténuent, le sujet reste plus longtemps sur la litière sans se rouler, la peau devient moite, la respiration est plus calme, le pouls moins accéléré, plus mou; en même temps, les muqueuses conjonctive et buccale redeviennent rosées; après quelques heures, le calme complet est rétabli, mais le malade reste, pendant un certain temps, complètement étendu sur la litière.

Si l'hémorrhagie doit survenir, les douleurs cessent brusquement et un observateur superficiel pourrait croire à une guérison, mais l'indifférence, l'inappétence complète, l'hébétude des animaux, la sécheresse de la peau qui en même temps, devient froide, surtout aux membres et aux oreilles; la pâleur des muqueuses, la petitesse, l'effacement du pouls, ne laissent aucun doute sur la terminaison fatale, que confirment bientôt, le plus souvent, mais non toujours, des évacuations sanguinolentes.

COMPLICATIONS. — Les principales complications de la congestion intestinale sont : l'*indigestion intestinale*, consécutive à l'arrêt des sécrétions; dans ce cas, le ventre est légèrement ballonné; des *déplacements d'organes* et notamment le *volvulus* de l'intestin grêle; on observe alors des signes d'étranglement, en même temps que les symptômes de la congestion; enfin, la *hernie diaphragmatique*, produite par la violence des contractions des parois abdominales.

Il est permis de se demander si, dans tous les cas, ces complications sont bien consécutives à la congestion et si, parfois, elles n'en constituent pas le phénomène initial.

Lorsque la congestion intestinale se termine par une délitescence rapide, on constate parfois une *fourbure* consécutive, par suite de la métastase sur les extrémités; cette complication est très rare lorsque la saignée, qui constitue l'un des plus puissants moyens de traitement de la maladie, a été suffisante.

LÉSIONS. — Les lésions de la congestion intestinale, localisées ou généralisées, peuvent se résumer à grands traits, de la manière suivante :

Injection intense de tous les vaisseaux mésentériques, lesquels forment un réseau serré ; congestion des ganglions lymphatiques, entourés d'une zone œdémateuse; couleur rouge foncé de l'intestin, dans l'intérieur duquel on trouve un liquide sanguinolent : muqueuse épaissie, très friable, de couleur rouge brun foncé, presque noire, transformée en un véritable caillot sanguin : à la surface de la muqueuse préalablement lavée à grande eau, très petites fissures intéressant l'épithélium ou, dans l'épaisseur de la membrane, véritables tranchées comblées par du sang coagulé : infiltration du tissu conjonctif sous-muqueux et même de la membrane musculeuse.

S'il y a eu indigestion, primitive ou secondaire, cœcum distendu par des gaz, mais, en général, très peu d'aliments dans le gros côlon.

L'examen microscopique, sur des coupes très fines, après durcissement dans l'alcool, montre les vaisseaux très dilatés, transformés en véritables cylindres pleins, de couleur noire; quelques-uns sont rupturés et laissent voir, au niveau de la rupture, la continuité du caillot interne avec un caillot extérieur au vaisseau : entre les capillaires, on constate la présence de caillots fibrineux provenant de la coagulation du sérum épanché, etc.

On voit donc qu'il n'existe absolument que des lésions de congestion.

Avec les lésions de la congestion intestinale, on peut trouver parfois un volvulus, une hernie inguinale ou diaphragmatique, dont les caractères anatomiques permettent de reconnaître l'ancienneté ; on peut également constater une déchirure de l'intestin, produite par un météorisme intense, et dont les lèvres, exsangues et non infiltrées, indiquent la production *post mortem.*

DIAGNOSTIC. — Il est d'une extrême importance d'établir au plus vite le diagnostic exact de la congestion intestinale, car cette affection nécessite un traitement spécial et prompt. On la distingue des autres maladies susceptibles de provoquer les coliques :

1° Par la soudaineté et la violence des douleurs abdominales, qui font que le sujet semble avoir perdu tout instinct de conservation.

La hernie, l'invagination, le volvulus produisent bien également des douleurs atroces, mais le début de ces douleurs est moins brusque et les sujets ont de la tendance à prendre certaines positions, telles que celle de chien assis, de sphynx, etc. ; la tête exécute parfois des mouvements d'encensoir ; la face est grippée, etc., fait qui ne s'observent pas dans la congestion.

2° Par la pâleur des muqueuses.

4° Par l'absence de ballonnement, lequel n'existe que lorsqu'il y a simultanément de l'indigestion et de la congestion.

PRONOSTIC. — Le pronostic est très grave, et d'autant plus que l'on intervient tardivement.

Les complications de volvulus, de hernie, etc., rendent ce pronostic fatal.

TRAITEMENT

Pour diminuer, dans une large mesure, les chances de congestion intestinale, il suffit de soumettre les chevaux à une alimentation très régulière, en rapport avec leur tempérament, leur constitution et leur travail habituel et d'éviter, surtout dans la saison chaude, les boissons à basse température, c'est-à-dire ayant moins de 7 à 8° cent., précaution, du reste, assez facile à

prendre dans l'armée, où comme nous l'avons dit déjà, la congestion n'est pas d'une extrême fréquence.

En ce qui concerne le traitement curatif, la saignée, qui, en
déterminant un appel du sang vers la périphérie, tend à décon-
gestionner la muqueuse intestinale, doit être placée en première
ligne ; elle sera, bien entendu, proportionnée à la taille des animaux, mais, d'une manière générale relativement abondante. Le
vétérinaire traitant jugera s'il y a lieu de retirer, d'un seul coup,
une grande quantité de sang (animaux pléthoriques) ou s'il est
préférable de pratiquer successivement plusieurs saignées modérées (chevaux en bon état, mais travaillant peu et nourris en
conséquence).

Aussitôt la saignée pratiquée, on aura recours à une révulsion
énergique et à effet rapide : vinaigre chaud, essence de térébenthine, farine de moutarde délayée dans l'eau, en frictions avec la
main ou, mieux, avec une brique chaude, sur les parties du
corps non en contact avec le harnachement.

En ce qui concerne l'essence de térébenthine, on évitera son
absorption et l'irritation des reins en employant des doses modérées (100 à 150 gr.) et l'on agira avec précaution sur les sujets à
peau fine, afin d'éviter les dépilations persistantes.

Le traitement par les émissions sanguines et les révulsifs sera
complété, aussitôt que possible, par l'administration, à l'intérieur,
de médicaments calmants et antispasmodiques, car il est d'une
importance capitale de supprimer, ou tout au moins d'atténuer
au plus vite les douleurs abdominales, dont l'intensité annihile
ou diminue la force de réaction de l'organisme et provoque des
mouvements désordonnés, dont les conséquences peuvent être
fatales (déchirures, volvulus, hernies, etc.).

Le meilleur calmant, dans ce cas, est le chlorhydrate de morphine, auquel on peut adjoindre l'hyosciamine ou le sulfate
d'atropine, ces antispasmodiques puissants, soit en granules
administrés par les voies digestives, soit en injections hypodermiques plus ou moins renouvelées.

Afin d'éviter des répétitions au moins inutiles, nous renvoyons
à l'article *coliques* et, à la seconde partie de l'ouvrage, aux articles
chlorhydrate de morphine, hyosciamine et atropine, pour les

détails précis concernant le mode d'action, le mode d'administration et la posologie de ces alcaloïdes.

Nous répéterons seulement ici que la voie digestive ne sera utilisée que lorsqu'on aura la certitude que les propriétés absorbantes de la muqueuse ne sont pas abolies ou trop considérablement diminuées, auquel cas on aurait recours à la voie souscutanée.

Il y aura même, dans certains cas, avantage à combiner les deux modes d'administration, soit en commençant par une injection hypodermique et continuant par les granules, soit en alternant ces deux *modus faciendi*, suivant les circonstances.

Nous dirons également qu'en raison de l'intensité des douleurs provoquées par la congestion intestinale et de la nécessité d'obtenir un résultat aussi prompt que possible, il y aura lieu de commencer par de fortes doses d'alcaloïdes : il ne faudra pas craindre, par exemple, de donner à la fois 10 à 20 granules de morphine et d'hyosciamine ou d'atropine, toutes les cinq ou dix minutes, jusqu'à effet produit.

Au début de la congestion intestinale, la paralysie des vasomoteurs sera combattue avec succès par la strychnine (arséniate ou sulfate).

Dans ce cas, nous employons de préférence les injections hypodermiques pratiquées avec une solution de 2 à 5 granules dans 5 à 10 grammes d'eau, injections plus ou moins renouvelées suivant les besoins.

Rappelons que Le Berre, cité par Lépine, aurait employé avantageusement, en injections hypodermiques, l'ergotine Bonjean, à la dose de 2 à 4 grammes, dans le cas de congestion intestinale avec hémorrhagie commençante.

Gsell, ayant obtenu, dans la métrorrhagie, des succès au moyen de l'injection d'ergotine dyalisée associée à la strychnine, ce mode de traitement aurait des chances de réussite dans l'entérorrhagie.

Si l'on craint cette complication, on administrera, en même temps que les calmants et les antispasmodiques, un même nombre de granules d'ergotine.

(Voir les articles coliques (1re partie): morphine, hyosciamine, atropine, strychnine, ergotine (2e partie.)

Malgré l'opinion contraire de quelques auteurs, nous croyons qu'il est utile de promener doucement les animaux atteints de congestion intestinale, la promenade ayant, à notre avis, l'avantage d'opérer une véritable dérivation, en raison de l'appel continu du sang à la périphérie ; d'empêcher les animaux de se livrer à des mouvements désordonnés et, par suite, d'éviter souvent des complications mortelles.

CONGESTION DE LA MOELLE ÉPINIÈRE

(PARAPLÉGIE)

DÉFINITION. — *La congestion de la moelle épinière*, plus fréquente, chez nos grands animaux domestiques, que la congestion du cerveau, consiste, comme cette dernière, dans un afflux considérable, souvent brusque, du sang dans les vaisseaux de la substance médullaire et de ses enveloppes, avec rupture fréquente de quelques uns de ces vaisseaux.

SYNONYMIE. — Cette maladie, longtemps méconnue, a été, jusqu'en ces derniers temps, désignée sous le nom de *paraplégie* ou *paraplexie*, dénomination que lui conservent encore nombre de praticiens.

HISTORIQUE. — NATURE. — C'était la *contracture pelvienne* de Demilly, de Reims, la *fièvre vitulaire* de Favre, de Genève, la *paralysie vitulaire* de Felizet, d'Évreux, la *paralysie lombaire soudaine* d'autres auteurs, dénominations toutes plus ou moins inexactes, car elles ne désignent que l'un des symptômes les plus apparents de l'affection, négligeant l'essence même de la maladie, la lésion anatomique, dont la découverte est due à Bouley jeune, en 1824.

Vers 1865, Benjamin, Signol et Riquier admirent que la paralysie lombaire rapide était une forme de la fièvre typhoïde, mais cette hypothèse, basée sur la découverte de lésions qui ne sont autre chose que celles que l'on constate chez les sujets ayant succombé à une infection après un décubitus prolongé, fut vite abandonnée.

Follin, un peu plus tard, voulut expliquer la paralysie lombaire par une dégénérescence musculaire, amenant fréquemment une déchirure des psoas et l'infiltration des nerfs fémoraux, avec paralysie consécutive du biceps crural; mais cette dégénérescence, suivie de déchirure ou de paralysie du triceps, ne sont, ainsi que nous le verrons plus loin, que des phénomènes secondaires.

Dans ces dernières années, M. Lucet, vétérinaire à Courtenay, se basant sur les caractères de l'urine des animaux atteints de paraplégie, urine présentant plus ou moins la couleur d'une infusion de café et renfermant de l'hémoglobine, a considéré cette affection comme un véritable empoisonnement urémique dû à une néphrite arrêtant les fonctions du rein et a cru devoir la désigner sous le nom d'*hémoglobinurie paroxystique a frigore*; mais nous ferons remarquer, avec M. Trasbot, que l'hémoglobinurie n'est pas un phénomène primitif; elle accompagne seulement les altérations secondaires du surmenage, ainsi que nous l'avons souvent observé nous-même, particulièrement en 1896, sur des chevaux atteints de surmenage aigu après les manœuvres d'automne.

Enfin, c'est vers 1870 que M. le professeur Trasbot, cherchant à dégager la question du chaos dans lequel elle était depuis si longtemps plongée, arriva à la même conclusion que Bouley jeune, Renault et Ollivier, à savoir que la lésion essentielle de la maladie appelée paraplégie n'est autre chose qu'une congestion de la moelle épinière.

Nos observations personnelles, appuyées sur de nombreuses autopsies, nous ont fait adopter, jusqu'à nouvel ordre, l'opinion de M. le professeur Trasbot, qui, à notre avis, donne l'explication la plus rationnelle des phénomènes observés.

CAUSES. — Comme causes prédisposantes de la congestion de la moelle épinière, très commune chez nos grands animaux moteurs et leurs femelles en état de gestation, nous citerons d'abord l'état pléthorique produit par une alimentation fortement alibile; puis, le repos dans lequel sont laissés parfois des animaux habitués à un travail régulier, surtout lorsque cette inaction n'est pas accompagnée d'une diminution de la ration (cette dernière cause est une des plus fréquentes dans l'armée); enfin, nous citerons, pour mémoire, la suppression de la sécrétion lactée chez la vache, et le repos complet auquel on soumet, quelques jours seulement avant le part, sans diminuer leur nourriture, les juments que l'on a fait travailler pendant presque toute la durée de la gestation.

La cause occasionnelle la plus fréquente consiste dans les efforts plus ou moins violents, souvent excessifs, auxquels se livrent les animaux au moment de la reprise du travail, après un repos plus ou moins prolongé, efforts qui se traduisent par une surexcitation fonctionnelle de la moelle épinière, susceptible de produire la congestion d'un organe déjà prédisposé ; parfois, l'affection se produit sous l'influence du travail habituel, sans que l'animal ait paru se livrer à des efforts exagérés, comme chez le cheval de troupe, par exemple.

La maladie peut s'observer à toutes les époques de l'année, mais elle est plus fréquente en hiver, lorsque la température est très basse et que le sol gelé, rendu glissant par la neige durcie ou le verglas, nécessite, pour la traction ou même la simple translation (chevaux de selle), des contractions musculaires considérables.

L'impression du froid joue également un rôle important et souvent unique dans l'apparition de la maladie, surtout quand les animaux ont été maintenus pendant plusieurs jours dans un milieu dont la température est plus élevée qu'à l'extérieur.

En se basant sur les altérations du liquide sanguin et sur la dégénérescence des muscles, on a voulu voir, dans la « paraplégie », une maladie infectieuse, et nous-même avons soutenu cette thèse dans un de nos rapports annuels sur l'hygiène et la médecine vétérinaires militaires ; nous avouons, cependant, que notre conviction à cet égard est fortement ébranlée par cet argument de M. Trasbot, à savoir qu'il est difficile d'admettre l'existence d'un infection préexistante, chez un cheval présentant à l'écurie tous les signes de la santé et qui se trouve, presque aussitôt sa sortie, atteint de paralysie plus ou moins accusée.

La maladie atteint presque toujours brusquement les animaux au travail, après quelques instants d'efforts et, le plus souvent, sans signes précurseurs.

Symptômes. — On remarque d'abord un ralentissement de l'allure, suivi bientôt d'un arrêt complet, avec des signes d'inquiétude, d'anxiété, des frémissements de la peau, une respiration accélérée et tremblottante, un pouls fort et plein, une artère tendue, des battements du cœur nombreux et violents.

On constate ensuite des oscillations du train postérieur, avec ralentissement dans le jeu de l'un des membres, qui fléchit et n'entame plus le terrain avec la même amplitude ; puis, les mêmes phénomènes se produisent sur le membre opposé : l'animal titube, se porte sur les membres antérieurs, fortement engagés sous le tronc ; l'encolure est tendue, l'œil anxieux, la peau se couvre de sueur ; au bout d'un temps plus ou moins long la chute se produit et, après quelques tentatives de relever, suivies parfois d'un succès momentané chez quelques sujets énergiques, le décubitus latéral complet s'établit et les animaux, épuisés, restent sans mouvement.

Généralement, la paralysie n'est d'abord que motrice et commence par les membres postérieurs, pour s'étendre souvent plus tard au point de devenir complète.

Au début, on ne constate presque jamais d'élévation sensible de la température.

Marche. — Terminaisons. — La guérison peut survenir rapidement, par une véritable délitescence, après laquelle on ne constate, pendant quelques jours, qu'un peu de faiblesse.

Mais si la maladie se prolonge, on assiste à de véritables crises, pendant lesquelles les animaux se contusionnent et peuvent même s'assommer ; ils se débattent, cherchent en vain à se relever, parviennent souvent à redresser leur avant-main, font des efforts presque toujours vains pour se remettre complètement debout et finissent par retomber sur le sol, complètement étendus, en proie à un abattement profond, sorte de coma qui succède à la surexcitation.

Puis, les fonctions digestives se ralentissent : l'appétit disparaît progressivement ; la muqueuse intestinale s'irrite, produisant la constipation ou une véritable entérite ; l'urine est difficilement expulsée, se résorbe parfois et la température, jusqu'alors à peu près normale, s'élève jusqu'à 41° et plus.

La paralysie peut gagner les régions antérieures du tronc, par suite des progrès de la congestion d'arrière en avant ; alors la respiration s'embarrasse de plus en plus, devient courte, tremblottante ; les naseaux se dilatent et l'asphyxie se produit, souvent précipitée par l'agitation croissante des animaux.

COMPLICATIONS. — La principale complication consiste dans l'inflammation du nerf fémoral antérieur, consécutive à une déchirure des psoas, au début de l'affection, lorsque les animaux font des efforts pour se relever ou qu'ils sont hissés sur une voiture ou traînés sur le sol

Cette inflammation secondaire se produit souvent après que la congestion de la moelle elle-même a disparu et se traduit par une paralysie des muscles cruraux antérieurs, alors que tous les autres muscles du train postérieur ont récupéré leurs fonctions.

Cette paralysie est simple ou double : dans le premier cas, la guérison peut survenir après un temps plus ou moins long (plusieurs semaines ou plusieurs mois) ; mais, quand elle est bilatérale, le décubitus permanent amène des complications rapidement mortelles ; les troubles digestifs s'aggravent, les mouvements violents auxquels se livrent les animaux produisent les effets d'un véritable surmenage ; l'urine, retenue dans la vessie, est susceptible de se résorber et d'amener un commencement d'intoxication ; enfin, des plaies, des eschares gangréneuses se manifestent sur les parties saillantes et deviennent des sources d'infection.

LÉSIONS. — Les lésions microscopiques peuvent être très diverses, ce qui explique les divergences des auteurs au sujet de l'essence même de la maladie.

Et d'abord, la putréfaction rapide des cadavres a contribué à faire croire à son caractère infectieux ; lorsque l'autopsie est un peu tardive, on constate un sang noir, incoagulé, ne rougissant pas à l'air, tachant les mains ; des muscles pâles, jaunâtres, lavés, friables, parsemés de suffusions sanguines ; un foie jaunâtre, comme cuit, s'écrasant facilement sous le doigt ; le cœur et les reins légèrement décolorés, etc., toutes lésions secondaires, *post-mortem*, que l'on a prises pour celles de la septicémie et qui avaient contribué à donner des idées fausses sur la véritable nature de l'affection.

Lorsque les animaux ont succombé rapidement, c'est dans la moelle épinière que se rencontrent les altérations essentielles, caractéristiques.

La cavité arachnoïdienne, parfois distendue dans toute sa longueur, renferme une sérosité roussâtre en assez grande quantité. La moelle, légèrement augmentée de volume, présente une coloration variant du rose pâle au rouge brun, visible à travers l'arachnoïde.

La congestion, souvent limitée au renflement lombaire et à sa terminaison, s'étend quelquefois en avant jusqu'au milieu de la région dorsale et même jusqu'au renflement brachial ; elle est surtout localisée à la partie inférieure, au niveau des racines motrices et autour du canal de l'épendyme, dont la membrane, rompue en certains points, a laissé un caillot sanguin remplir le canal central ; on constate, à l'extrémité des cornes et surtout des inférieures, un pointillé rouge plus ou moins accusé.

Le tissu de la moelle est parfois réduit, dans les cas graves, en une bouillie de couleur variable : lie de vin, jaune rougeâtre, blanc grisâtre ou presque blanche.

Si, au contraire, la congestion est très peu accusée, on ne remarque qu'une teinte jaunâtre de la substance blanche, teinte produite par la sérosité provenant de la coagulation du sang et pouvant s'étendre assez loin en avant.

Si l'on examine, au microscope (180 à 200 diamètres), des préparations de moelle congestionnée, on constate une forte dilatation des vaisseaux capillaires, obstrués par de petits cylindres de sang coagulé, parfois rupturés et ayant laissé s'épancher, en dehors d'eux, une certaine quantité de sang, formant de petits coagulum restant en continuité avec le caillot contenu dans leur intérieur.

On constate également, dans certains points, des vides complets provenant de la section de vaisseaux dilatés outre mesure et qui ont laissé échapper le caillot peu adhérent qu'ils renfermaient.

Lorsque l'animal est mort tardivement, il peut se faire que toute trace de congestion de la moelle ait disparu.

On ne trouve alors que des lésions secondaires, dont la plus commune, considérée longtemps comme cause primitive de la « paraplégie », est la déchirure des grands psoas, suivie de l'inflammation des nerfs fémoraux, dont nous avons donné plus haut les causes principales.

On trouve alors, sur la partie moyenne de ces muscles, qui deviennent bientôt pâles, jaunâtres, friables, une rupture transversale, irrégulière, à bords ecchymosés, avec des suffusions sanguines dans leur épaisseur et une infiltration du tissu conjonctif interfasciculaire ; au niveau de la déchirure, le nerf fémoral est congestionné, infiltré, légèrement augmenté de volume ; son tissu interfasciculaire est enflammé.

Si la mort est tardive, on constate une dégénérescence granulograisseuse, non seulement des psoas, mais de tous les muscles de l'arrière-train et même du tronc ; si, au contraire elle a suivi de près le début de la maladie, on ne constate aucune altération des faisceaux musculaires, ce qui prouve que la dégénérescence des muscles n'est pas un fait primitif, mais qu'elle est la conséquence de la paralysie, du décubitus prolongé, de la fièvre, de l'infection secondaire, etc.

Lorsque la paralysie a progressé rapidement en avant et que les animaux ont succombé à l'asphyxie, on trouve le sang noir, coagulé, rougissant à l'air, les poumons gorgés de sang, des ecchymoses sous l'endocarde et à la surface du cœur, etc.

Enfin, le décubitus prolongé provoque des excoriations, des contusions, des eschares, dont la putréfaction peut être le point de départ d'une infection entraînant la mort ; on trouve alors les muscles lavés, ramollis ; le sang noir, à reflets irisés, etc.

On constate souvent, à l'autopsie, une néphrite s'accompagnant de desquamation épithéliale, de congestion, d'hémorrhagies interstitielles, avec urine couleur de café, renfermant de l'albumine, des globules rouges, de l'hémoglobine.

Ces lésions, considérées comme primitives par M. Lucet, de Courtenay, qui explique toutes les autres altérations par un empoisonnement urémique causé par l'arrêt de la fonction des reins, ne sont, au contraire, que la conséquence d'un décubitus prolongé, ainsi qu'il est facile de le démontrer en maintenant, pendant plusieurs jours, un animal dans cette position ; on provoque alors des troubles digestifs, de la dégénérescence des muscles, de l'albuminurie, de l'hémoglobinurie, des eschares, une infection putride, etc.

Lorsqu'on fait l'autopsie de sujets atteints de paralysie du triceps crural, on constate que ces muscles sont jaunâtres, émaciés, en voie de dégénérescence granulo graisseuse.

Diagnostic. — Le diagnostic est facile ; il est basé sur la soudaineté de l'affection et la paralysie de l'arrière-main.

Lorsque la paralysie est complète (sensibilité et mobilité) on peut être certain que tous les symptômes sont dus à la congestion de la moelle.

Lorsque, au contraire, après un certain temps, la motilité et la sensibilité sont rétablies dans le train postérieur, il est permis d'affirmer que la moelle est guérie et que la cause du décubitus réside dans la paralysie des nerfs fémoraux.

Pronostic. — Le pronostic est toujours grave, ainsi qu'il résulte de l'ensemble des considérations précédentes ; nous n'y insisterons pas.

TRAITEMENT

Nous ne croyons pas nécessaire, ni même utile, d'énumérer toutes les médications tour à tour conseillées et abandonnées, suivant les idées en cours sur la nature de la maladie.

Nous nous bornerons à indiquer celle que nous employons le plus habituellement et qui nous a donné les meilleurs résultats.

a. — Traitement prophylactique. — En général, quand, pour un motif quelconque, les animaux, et surtout ceux auxquels on demande un travail régulier, doivent rester à l'écurie pendant un temps plus ou moins long, diminuer la ration dans une proportion convenable, en rapport avec le tempérament des sujets et le travail auquel ils sont habituellement soumis et, autant que possible, leur donner un léger exercice, celui-ci ne consisterait-il qu'en une courte promenade en main, une sortie pour se rendre à l'abreuvoir, etc., de manière à éviter la stabulation absolument permanente.

Au régiment d'artillerie, auquel nous avons l'honneur d'appartenir depuis de longues années, les cas de congestion de la moelle épinière sont devenus beaucoup plus rares depuis que l'on a adopté comme règle absolue :

1º De diminuer la ration d'avoine des chevaux indisponibles, lesquels, en outre, sont soumis (à part les sujets trop fortement éclopés) à une promenade en main, dont la durée est en rapport avec le motif de l'indisponibilité.

2º De ne jamais laisser les chevaux deux jours de suite à l'écurie, ce qui aurait parfois lieu lorsqu'un jour de fête, par exemple, précède ou suit un dimanche.

Lorsqu'un cheval est atteint de congestion de la moelle, le mieux serait de le traiter sur place, à l'endroit et au moment mêmes où il est frappé, afin d'éviter les efforts, les tiraillements et, par suite, les déchirures musculaires ; malheureusement, il est presque toujours nécessaire de le transporter dans une écurie voisine, un hangar, etc. ; il faut alors procéder avec toutes les précautions possibles, en le soutenant au moyen de barres, jusqu'au moment où l'on peut le faire monter dans une voiture à l'aide d'un plan incliné.

Lorsqu'il est nécessaire de le hisser sur un véhicule quelconque, il y a lieu d'éviter les tractions sur les membres postérieurs au moyen de plates-longes fixées au canon, comme on a l'habitude de le faire. Le meilleur procédé, d'après M. Trasbot, consiste à entraver les quatre membres pour empêcher les mouvements violents, à passer une forte sangle autour de la poitrine et à hisser le sujet au moyen de cette sangle.

Le transport du malade dans le lieu où il devra être traité présentera d'autant moins de difficultés, cela va sans dire, que l'on se sera aperçu plus tôt des premiers symptômes ; aussi, est-il de la plus haute importance d'en reconnaître, dès le début, la signification et d'arrêter les animaux dès qu'ils sont pris de tremblements et commencent à trébucher ; on aura alors des chances de les amener jusqu'à l'abri où pourra être établie la médication.

b. — *Traitement curatif*. — On pratiquera immédiatement une large saignée (5 à 6 kilog. chez le cheval de troupe), laquelle, au début, est susceptible d'enrayer la congestion et d'amener une guérison rapide.

En même temps que la saignée, on emploiera la dérivation, méthode tour à tour conseillée et abandonnée parce qu'elle dépassait, suivant certains auteurs, le but à atteindre et pouvait provoquer des complications.

La dérivation, dont nous faisons habituellement usage, ne nous a jamais paru présenter que des avantages; elle consiste en des frictions sur la région dorso-lombo-sacrée avec le liniment Bourgeaud, dont il a été question déjà à l'article anasarque, et dont nous rappelons ici la formule :

Benzine		
Huile de lin	}	aa 1,000 grammes
Poudre de cantharides	}	
Poudre d'euphorbe	}	aa 75 grammes
Huile de croton		15 grammes

Ce liniment, en frictions modérées, provoque une puissante dérivation, sans trop exciter le système nerveux.

A défaut de cet excellent dérivatif, nous employons les rubéfiants (alcoolé de cantharides, essence de térébenthine), les préparations sinapisées, etc., en mettant une grande discrétion dans leur emploi, de manière à éviter les accidents signalés.

A la dérivation externe, nous joignons la dérivation interne sur l'intestin par les purgatifs drastiques (aloès) ou, le plus souvent, par les purgatifs salins (sulfates de soude et de magnésie, hypagol) à haute dose ou à dose moyenne, administrés journellement.

S'il n'existe pas d'hémoglobinurie, nous donnons l'azotate de potasse (de 15 à 30 grammes dans des boissons mucilagineuses (décoction de graine de lin).

Si l'urine présente la couleur foncée caractéristique de café noir, on se borne aux boissons mucilagineuses, sans diurétiques salins.

c. — Traitement dosimétrique. — En dehors de la saignée et de la révulsion (interne et externe), il est urgent, dès le début de l'affection :

1° De combattre la paralysie vaso-motrice de la moelle épinière et, par suite, la dilatation des capillaires, cause de la congestion, par l'administration de la strychnine (sulfate ou arséniate), qui agit en même temps comme puissant stimulant du système nerveux général : 2 granules de chaque tous les quarts d'heure, puis, toutes les demi-heures, toutes les heures, suivant la marche de la maladie.

2° De modérer les douleurs, le spasme et la contraction musculaires au moyen de l'hyosciamine ou du sulfate d'atropine (mêmes doses et même mode d'administration que la strychnine).

Il y a lieu, également, d'abaisser la température lorsque la fièvre s'est élevée, par l'aconitine et la digitaline, données en même temps que la strychnine et aux mêmes doses.

Enfin, il pourra être avantageux d'utiliser, dans certains cas, la pilocarpine, pour stimuler la sécrétion des glandes cutanées, salivaires, intestinales, etc.

Les alcaloïdes dont il vient d'être question, employés isolément ou associés, suivant des circonstances dont le vétérinaire traitant est seul juge, pourront être, au besoin, donnés en injections hypodermiques (voir à la fin de la 2° partie le *modus faciendi* de ces injections).

Quoi qu'il en soit, les indications les plus urgentes seront toujours de combattre la paralysie des vaso-moteurs, ainsi que le spasme musculaire, et de stimuler le système nerveux, triple indication qui sera remplie par la strychnine et l'hyosciamine ou l'atropine.

La paralysie persistante du nerf fémoral antérieur, avec atrophie des muscles sera également combattue avec succès par l'administration prolongée des granules de strychnine (6 à 8 par 24 heures) et la cautérisation transcurrente ; ces deux moyens combinés nous ont donné de bons résultats.

On a recommandé, dès le début de la maladie, l'hydrothérapie pratiquée sur la région dorso-lombaire au moyen de couvertures de laine trempées dans l'eau et souvent renouvelées (Hartenstein). Ce moyen nous a semblé, à différentes reprises, agir d'une manière efficace, mais il ne peut être, à notre avis, considéré que comme un auxiliaire du traitement général, dont nous venons de tracer les grandes lignes.

CONGESTION PULMONAIRE

DÉFINITION. — La *congestion pulmonaire* consiste dans l'afflux exagéré, dans l'accumulation, souvent subite, du sang dans les capillaires du poumon.

SYNONYMIE. — Cette maladie a été successivement nommée *apoplexie pulmonaire*, *coup de sang*, *anhématosie* et *pneumorrhagie*, *coup de chaleur*, etc., dénominations plus ou moins impropres, indiquant, pour la plupart des affections ayant avec la congestion pulmonaire proprement dite un symptôme commun : l'afflux sanguin, mais différentes au point de vue étiologique ou même séméiologique.

DIVISION. — Un certain nombre d'auteurs ont distingué une congestion *active*, une congestion *passive*, *l'hémorrhagie pulmonaire* ou *hémoptysie* et *l'œdème du poumon*: nous ferons remarquer que la première seule représente une entité morbide spéciale, les autres constituant seulement des épiphénomènes se rattachant à d'autres maladies et même à la congestion active et ne pouvant en être séparés.

On a voulu également diviser les congestions pulmonaires en *générales* et *partielles*, selon qu'elles envahissaient une partie seulement du poumon ou sa totalité ; cette division, tout arbitraire, nous paraît au moins inutile.

C'est Jacob et Urbain Leblanc qui ont, les premiers, donné une description de la congestion pulmonaire, sous le nom d'*apoplexie pulmonaire*, mais c'est à Lafosse que l'on doit la première description générale de cette maladie, aujourd'hui classique.

et qui ne peut plus être confondue avec le *coup de chaleur* ou *anhématosie* et le *mal de cerf* ou *surmenage aigu*.

ÉTIOLOGIE. — La congestion pulmonaire reconnait des causes prédisposantes et des causes occasionnelles.

Parmi les premières, nous citerons :

1° L'état pléthorique, associé à un état d'embonpoint considérable.

M. le professeur Trasbot fait remarquer, avec raison, que l'on constate souvent la congestion intestinale sur des chevaux très sanguins, mais maigres, tandis que l'on ne constate jamais, chez eux, la congestion pulmonaire ; pour que cette dernière se produise, il est nécessaire qu'à l'état pléthorique se joigne l'engraissement.

2° L'emphysème pulmonaire, qui nécessite, à certains moments surtout, la suractivité de la fonction respiratoire pour que l'hématose soit suffisante.

3° Les altérations chroniques du cœur, et notamment le rétrécissement mitral.

Parmi les causes occasionnelles, la plus importante consiste en un effort violent, exécuté dans un temps relativement court, par exemple chez les animaux obligés de fournir, en peu de temps, une course rapide, un effort de tirage exagéré, ou chez ceux qui s'échappent et courent jusqu'au moment où ils sont à bout de respiration.

La réplétion de l'appareil digestif est une condition presque indispensable pour que l'excès de travail produise la congestion pulmonaire et l'on a constaté que presque tous les animaux qui succombent à cette maladie sont en pleine période digestive.

La confusion qui a existé, pendant longtemps, entre la congestion pulmonaire et l'anhématosie ou coup de chaleur, avait fait attribuer à l'élévation de la température ambiante un rôle exagéré dans l'étiologie de la première de ces affections.

Or, on sait aujourd'hui que si la chaleur excessive, une atmosphère orageuse, un soleil ardent, sont susceptibles d'amener la congestion du poumon, ils produisent, *le plus souvent*, l'anhématosie.

Par contre, l'observation a maintes fois démontré qu'un refroidissement brusque peut être suivi de congestion pulmonaire, soit qu'il agisse seul, soit, et le plus souvent, qu'il s'ajoute à une cause plus importante, comme le travail, par exemple.

SYMPTÔMES. — Lorsque la congestion pulmonaire évolue très rapidement, ce qui, du reste, est rare chez le cheval, les animaux s'arrêtent brusquement, immobiles, ou effectuent encore quelques pas en chancelant : les muqueuses deviennent violacées, les naseaux sont souillés d'une mousse sanguinolente ou même de sang en nature, lequel jaillit en même temps par les naseaux et par la bouche : dans ces cas presque foudroyants, les animaux ne tardent pas à succomber par suite de l'arrêt brusque de l'hématose : le cœur ne pouvant suffire à faire circuler l'énorme masse sanguine qui envahit tout à coup le poumon, se dilate, se paralyse et s'arrête.

Le plus souvent, la congestion pulmonaire évolue avec plus de lenteur et ne commence qu'après le travail, sous l'influence d'une cause adjuvante telle que le refroidissement : dans ce cas, les symptômes se succèdent à peu près de la manière suivante :

Abattement, faiblesse générale, inappétence complète, toux petite et répétée, pâleur des conjonctives, frisson intense, tellement accentué, qu'il pourrait faire croire parfois au début d'une maladie infectieuse.

Si les animaux sont en marche, ils s'arrêtent, immobiles et indifférents, l'encolure baissée, la tête étendue, les naseaux dilatés.

Accélération plus ou moins grande de la respiration, qui est courte et régulière ou dyspnéique, laborieuse, bruyante et précipitée à tel point qu'il est presque impossible de compter les mouvements respiratoires.

Toux petite, sourde, fréquente, d'abord sèche, puis s'accompagnant d'un léger jetage muqueux, grisâtre, souvent strié de sang ou accompagné d'une mousse plus ou moins rosée.

Battements du cœur accélérés, tumultueux, forts et vibrants, contrastant avec un pouls petit, filant, presque imperceptible.

Conjonctives pâles, colorées parfois par de légères poussées sanguines : elles ne deviennent cyanosées que lorsque l'asphyxie commence.

Ainsi que le fait remarquer M. le professeur Trasbot, l'erreur commise par certains auteurs, signalant l'injection et la couleur foncée des conjonctives comme symptômes du début de la congestion pulmonaire, tient à ce qu'ils ont confondu cette dernière avec l'anhématosie qui, elle se caractérise bien, dès son apparition, par une teinte violacée.

A la percussion, submatité assez mal délimitée dans un poumon ou dans les deux, parfois plus accusée, au début, vers la partie moyenne ; quelquefois matité absolue à la partie inférieure d'un ou des deux lobes.

A l'auscultation, atténuation du murmure respiratoire sur toute la périphérie, parfois effacement complet à la partie inférieure, mais, comme pour la matité, sans délimitation bien nette.

Lorsque le murmure respiratoire est annulé, souffle tubaire ronflant ou respiration soufflante dans la partie centrale de la poitrine et murmure respiratoire exagéré autour des points où ce souffle est perçu.

Enfin, on peut entendre du râle muqueux plus ou moins accusé, parfois du gargouillement (en cas d'hémorrhagie), bruits susceptibles de se déplacer sous l'influence de la toux.

Au début, il est à remarquer que la congestion pulmonaire ne s'accompagne pas d'une forte élévation de la température (à peine un degré) ; cette température augmente au fur et à mesure que les symptômes s'accentuent, mais jamais sans atteindre les chiffres qui caractérisent les maladies infectieuses ou les inflammations viscérales aiguës.

MARCHE. — La marche de la maladie, comme nous l'avons vu, est parfois foudroyante, mais, le plus souvent, chez le cheval, sa durée est au moins de douze heures pour les cas les plus graves.

TERMINAISONS. — Dans ces cas d'extrême gravité, ou bien l'animal meurt avec les muqueuses complètement décolorées, après avoir présenté une légère hémorrhagie ou un écoulement rosé par les naseaux, ou bien il succombe avec les muqueuses cyanosées, par suite de l'asphyxie consécutive à l'obstruction des vésicules pulmonaires ou de la terminaison des plus fines bronchioles.

Lorsque l'affection marche plus lentement, on constate une assez grande variabilité des symptômes, lesquels s'amendent ou s'aggravent selon qu'il se produit du mieux ou du pire.

La température varie, les signes stéthoscopiques se déplacent ou se modifient, parfois même ils font défaut lorsque le foyer est central ; le nombre des mouvements respiratoires peut varier, en très peu de temps, du simple au double.

Lorsque la congestion pulmonaire se prolonge ainsi, elle se termine assez souvent par résolution ; celle-ci s'accomplit alors en 24 ou 36 heures ou en plusieurs jours, selon qu'il s'est produit ou non une infiltration œdémateuse du tissu inter-lobulaire ; dans le premier cas, le sujet revient rapidement à la santé ; dans le second, les troubles respiratoires et circulatoires se prolongent pendant plusieurs jours, jusqu'à complète disparition des produits épanchés.

ALTÉRATIONS ANATOMIQUES. — Voici, très brièvement résumées, les principales altérations pathologiques consécutives à la congestion pulmonaire :

Putréfaction rapide du cadavre, nécessitant une autopsie hâtive.

Poumons engoués de sang, ne s'affaissant pas à l'ouverture de la poitrine, qu'ils remplissent complètement ; de couleur rouge foncé, avec taches ou marbrures rouge brun ou noirâtres à leur superficie ou dans leur épaisseur ; tissu pulmonaire friable ou ayant conservé sa ténacité, flottant sur l'eau, en sortant plus ou moins ou s'immergeant complètement, suivant les points ; foyers hémorrhagiques visibles sous la plèvre ou situés profondément, ces derniers formant parfois des blocs noirâtres, mal délimités, dans lesquels le tissu pulmonaire n'est plus reconnaissable ; poumons parfois transformés en deux énormes caillots sanguins, tellement les hémorrhagies interstitielles ont été nombreuses.

Cœur dilaté, rempli de sang liquide.

Lorsqu'il y a eu asphyxie : sang noir et incoagulé, mais rougissant et se coagulant au contact de l'air (ce qui le différencie du sang charbonneux); pétéchies, injections des capillaires sous-cutanés, couleur foncée des parenchymes et des muscles, etc.

L'examen microscopique permet de constater que les vésicules pulmonaires et les bronchioles ont leurs cavités considérablement réduites ou complétement effacées par la muqueuse épaissie, plissée, parcourue par des capillaires dilatés, bosselés, remplis de sang, parfois rupturés et laissant échapper leur contenu dans les vésicules ou les bronchioles.

Nature. — La nature de la maladie importe au plus haut degré au vétérinaire traitant, car, de la connaissance de son mécanisme, dépend, en grande partie, la thérapeutique à lui opposer.

Bien que la physiologie pathologique de cette affection ne soit pas encore complétement élucidée, on admet généralement, aujourd'hui, que la congestion pulmonaire se manifeste sous la double influence d'une paralysie vaso-motrice succédant à une excitation trop vive et trop prolongée et d'une répercussion produite par un refroidissement; un certain nombre d'auteurs, considérant que cette paralysie vaso-motrice ne permet pas de se rendre compte de tous les phénomènes observés dans la congestion active, ont admis, en outre, qu'un microbe pouvait avoir une part d'influence dans son apparition.

D'autres auteurs, et, entre autres, M. le professeur Trasbot, pensent qu'il est aussi bien permis de supposer que l'excitation du tissu pulmonaire par un fonctionnement exagéré développe, dans ce tissu, une force d'attraction plus puissante sur le sang, dont l'afflux tumultueux serait facilité par la paralysie vaso-motrice.

Ce que les vétérinaires *dosimètres* ont surtout à retenir, au milieu de ces diverses opinions et au point de vue spécial de la thérapeutique, c'est la part considérable, capitale, attribuée au système nerveux dans la genèse de la maladie.

Diagnostic. — Le diagnostic de la congestion pulmonaire est relativement facile.

Cette affection se caractérise surtout par l'abattement extrême des animaux, l'accélération marquée de la respiration, coïncidant avec un murmure respiratoire diminué à la périphérie du poumon ; par la production d'une sorte de souffle dans les parties profondes, la submatité dans toute la partie congestionnée et, enfin, par la petitesse du pouls.

On pourrait la confondre surtout avec la localisation pulmonaire de la fièvre typhoïde, l'anhématosie et la pneumonie ou la pleurésie commençantes.

a. — Mais, dans la fièvre typhoïde, il existe une fièvre intense, qui n'existe pas dans la congestion pulmonaire.

b. — Dans l'anhématosie, on constate une température élevée, perceptible même à la surface de la peau, et une accélération moindre des mouvements respiratoires ; les animaux frappés paraissent inertes.

c. — Dans la pneumonie et la pleurésie commençantes, on constate (non constamment, il est vrai) du jetage rouillé, des râles crépitants humides, une sensibilité exagérée de la région costale, une discordance dans les mouvements respiratoires, etc.

Pronostic. — La congestion pulmonaire peut guérir seule et disparaît assez facilement sous l'influence d'un traitement rationnel ; son pronostic est d'autant plus grave que l'intervention est plus tardive, car il peut se produire, dans ce cas, des complications, telles que hémorrhagies pulmonaires, commencement d'asphyxie, etc.

TRAITEMENT

Au début de la congestion, la saignée est absolument indiquée ; elle sera de quatre à six litres chez le cheval de troupe ; il n'est pas besoin d'insister pour comprendre l'utilité de cette opération, dont l'effet est presque immédiat.

Avec la saignée, on emploiera les dérivatifs externes à effets rapides : l'essence de térébenthine, le vinaigre chaud et surtout la moutarde sous toutes ses formes, afin d'appeler le sang à la périphérie ; les préparations sinapisées ont, en outre, pour effet indéniable d'être des stimulants énergiques du système nerveux ; elles réveillent les malades et combattant la paralysie des vaso-moteurs qui joue, ainsi que nous l'avons dit déjà, un rôle capital dans le mécanisme de la congestion pulmonaire.

Cette paralysie des vaso-moteurs sera combattue, dès le début du traitement, par les sels de strychnine granulés (arséniate ou sulfate).

En même temps, on tâchera de régulariser la respiration et la circulation par l'emploi de la digitaline et de l'aconitine amorphes, également en granules dosimétriques.

Ces trois alcaloïdes seront administrés, ensemble, à la dose de un ou deux granules de chaque, toutes les 5, 10, 15 minutes, en augmentant ou en diminuant le nombre des granules et les intervalles d'administration suivant l'effet produit et les résultats obtenus.

On pourra également les utiliser en injections hypodermiques, en faisant dissoudre, dans 5 à 10 grammes d'eau :

    2 granules de strychnine (sulfate ou arséniate),
    2 granules de digitaline,
    2 granules d'aconitine,

et en renouvelant cette injection autant que cela sera nécessaire.

Le traitement sera complété par des boissons nitrées, des lavements, des laxatifs, tels que l'hypagol, les sulfates de soude ou de magnésie, etc.

Quelques auteurs, M. le professeur Trasbot, entre autres, dont l'opinion fait, à juste titre, autorité en pathologie vétérinaire, préconisent l'emploi, contre l'irrégularité des mouvements respiratoires, du tartre stibié, dont l'action excitante sur le pneumogastrique produit une sorte de contraction du poumon avec ischémie de la muqueuse (4 à 5 grammes, 2 fois par jour, en solutions très étendues).

M. Trasbot semble également préférer, à la digitaline, la poudre de digitale (4 à 6 grammes par jour), qui renferme, outre la digitaline, une matière extractive ayant des propriétés diurétiques et des principes aromatiques rendant l'action thérapeutique plus complexe.

Toutefois, l'éminent professeur d'Alfort conseille d'employer, lorsqu'il faut agir vite, les injections hypodermiques de digitaline (2 à 3 milligrammes), dont l'effet est rendu plus durable par l'administration subséquente de poudre de digitale.

Nota. — Cette dose de 2 ou 3 milligrammes, indiquée par

M. Trasbot, peut être suffisante lorsqu'il s'agit de digitaline cristallisée, mais elle peut être dépassée de beaucoup sans inconvénients, avec la digitaline amorphe, dont les dangers d'intoxication sont nuls lorsqu'elle est administrée dosimétriquement.

En résumé, le traitement qui nous paraît le plus rationnel dans le cas de congestion pulmonaire est le suivant :

Large saignée ; révulsifs amenant le sang à la périphérie et stimulant le système nerveux ; strychnine, pour combattre la paralysie des vaso-moteurs ; digitaline et aconitine pour régulariser la circulation et la respiration ; boissons diurétiques et laxatives.

Il est bien entendu que, pendant toute la durée de la maladie et de la convalescence, l'alimentation devra être surveillée avec le plus grand soin.

Au vétérinaire traitant de régler le régime suivant les circonstances.

CYSTITE AIGUE

DÉFINITION. — Assez rare sur les animaux et surtout chez le cheval, la *cystite* n'est autre chose que l'inflammation de la muqueuse vésicale et parfois de la tunique musculeuse.

FRÉQUENCE. — Elle est plus commune chez les carnivores que chez les herbivores ; on l'observe plus fréquemment sur les animaux soumis au régime sec que sur ceux dont l'alimentation renferme une grande quantité de principes aqueux.

CAUSES. — Elle peut être causée par l'ingestion ou l'absorption (vésicatoire) de substances irritantes, de plantes âcres (colchique, renoncule), de certains bourgeons, etc. ; lorsqu'il existe un obstacle à l'urination, le liquide s'accumule dans la vessie et cause une surexcitation de l'organe, laquelle peut se transformer en cystite sous l'influence d'un refroidissement.

SYMPTÔMES. — Les symptômes de la cystite sont : la fièvre, l'inappétence, la somnolence, le coma. Y a-t-il, dans ce cas, intoxication microbienne ou intoxication urinaire, ou bien encore simple retentissement de la douleur sur le système nerveux ?

Quoi qu'il en soit, les animaux ont des coliques intermittentes, variables dans leur intensité ; ils se couchent par moments, mais sans mouvements désordonnés ; debout, ils piétinent sur place et se campent fréquemment pour uriner, mais la miction est extrêmement douloureuse et l'urine est projetée irrégulièrement, par jets saccadés, avant de s'écouler d'une manière continue.

Dans l'urine, d'abord roussâtre, sanguinolente, puis épaisse, blanchâtre, on trouve des lambeaux mous, grisâtres, d'épithélium et de coagulum fibrineux ; de nombreux globules de pus et des cellules épithéliales à cils vibratiles.

Il n'est question ici, bien entendu, que de la cystite essentielle, les diverses altérations de la muqueuse vésicale que l'on rencontre dans certaines maladies infectieuses devant être étudiées avec ces maladies mêmes.

TERMINAISONS. — La mort peut être la conséquence de la cystite aiguë, mais, le plus souvent, la maladie se termine par la résolution, quand elle est rationnellement traitée à temps.

ALTÉRATIONS. — A l'autopsie des animaux morts, on trouve les traces d'une infection due à l'empoisonnement résultant, soit de la résorption des matières excrémentitielles de l'urine, soit des produits de sécrétion des germes qui se sont développés dans la vessie.

Cette dernière, fréquemment remplie d'urine très albumineuse, a sa muqueuse injectée, présentant des dénudations épithéliales, parfois de véritables eschares de couleur brune ou d'un gris ardoisé ; la membrane musculeuse participe elle-même parfois à l'inflammation.

DIAGNOSTIC. — La cystite est d'un diagnostic facile ; on ne pourrait guère la confondre qu'avec la néphrite ; or, dans cette dernière, la miction est bien moins douloureuse et les cellules trouvées dans l'urine de l'animal atteint de cystite sont de dimensions beaucoup plus considérables et très différentes des cellules pavimenteuses des tubes urinifères ; elles auraient plus de ressemblance avec les cellules du bassinet, mais on sait que l'inflammation de ces dernières est rare et se traduit par des symptômes plus obscurs : en cas d'hésitation, l'exploration rectale, permettant de constater la grande sensibilité de la vessie, lèverait tous les doutes.

TRAITEMENT

Le double but du traitement est de combattre l'inflammation

de la muqueuse vésicale et de calmer les douleurs vives qu'elle entraine.

a. — La première indication sera remplie par des boissons aqueuses données en abondance et rendues mucilagineuses par l'addition de graine de lin, de guimauve, etc.; on pourra additionner ces boissons d'une petite quantité (6 à 8 grammes) de bicarbonate de soude, quelquefois d'azotate de potasse (8 à 10 grammes par 24 heures).

La nourriture aura surtout pour base les aliments aqueux (vert, carottes, etc.) et amylacés (son, farine d'orge, mashs).

Les malades seront enveloppés de couvertures chaudes et, bien que les révulsifs soient moins indiqués, dans ce cas, que dans les coliques gastro-intestinales, on utilisera avec avantage les frictions sinapisées aux membres.

b. — L'arsenal dosimétrique nous fournit des calmants efficaces contre les douleurs consécutives à la cystite. Nous recommandons surtout le camphre monobromé, ce puissant sédatif des organes génito-urinaires, et l'hyosciamine ou l'atropine (sulfate), narcotiques et antispasmodiques d'une incontestable valeur (4 granules de camphre monobromé et 4 granules d'hyosciamine ou d'atropine, toutes les heures, jusqu'à disparition de la douleur).

A défaut des granules ci-dessus, on pourra administrer, dosimétriquement, de petites doses de camphre et de bromure de potassium, mais avec moins de chances de succès.

S'il y a fièvre, on ajoutera au camphre monobromé et à l'hyosciamine les granules d'aconitine ou de quinine arséniate, en même temps et aux mêmes doses que les premières, jusqu'à ce que la température s'abaisse au-dessous de 39 degrés.

Si les coliques sont exceptionnellement vives, lancinantes, on emploiera avec succès, temporairement, les granules de cicutine, excellent calmant narcotique, dans les mêmes conditions que les alcaloïdes précédents.

A la période décroissante de l'affection, on se trouvera très bien de l'usage des boissons goudronnées, alternant avec les boissons mucilagineuses. On sait, en effet, que l'eau de goudron,

tout en lavant la vessie, exerce sur sa muqueuse une action légèrement astringente.

Nota. — Les alcaloïdes indiqués dans le traitement de la cystite peuvent être utilisés en injections hypodermiques.

(Voir à la fin de la deuxième partie.)

CYSTITE CHRONIQUE

CAUSES. — Très rare chez nos chevaux de troupe, occasionnée
par des dépôts sédimenteux produisant une irritation prolongée,
obscure.

SYMPTÔMES. — Elle se caractérise par des douleurs intermittentes, la difficulté de la miction, la présence de globules de pus,
de cristaux ou de petits calculs dans l'urine.

TRAITEMENT

Le traitement est chirurgical surtout ; on emploiera un régime
aqueux, les diurétiques alcalins.

Après l'extraction des calculs : camphre monobromé, hyosciamine, cicutine ; aconitine et quinine, s'il y a fièvre, comme
dans la cystite aiguë. (Voir plus haut.)

DIARRHÉE IDIOPATHIQUE

Définition. — Nature. — La *diarrhée* est caractérisée par un flux abondant de matières muqueuses, sécrétées et rejetées avec les matières excrémentitielles.

Bien qu'elle ne constitue, le plus souvent, qu'un symptôme d'une affection intestinale ou d'un autre organe plus ou moins éloigné, ou encore d'une maladie générale, infectieuse ou non infectieuse, nous admettons cependant, avec Zundel, qu'elle peut constituer à elle seule, en dehors même de la diarrhée dite des jeunes animaux, une entité morbide spéciale.

Causes. — Nous observons, en effet, assez fréquemment, sur certains chevaux de troupe, sous l'influence d'un refroidissement, de l'ingestion de boissons froides, de la consommation d'aliments de qualité médiocre, et, le plus souvent, sans cause appréciable, un ramollissement des fèces, suivi, à bref délai, d'un véritable flux muqueux ou séreux, mélangé d'abord de matières excrémentitielles, puis devenant bientôt absolument liquide, et cela sans trouble notable des autres organes et sans retentissement apparent sur la santé générale.

Nous avons souvent constaté cette diarrhée simple, que nous appelons *idiopathique* pour la distinguer de la diarrhée *symptomatique*, chez les sujets nerveux, irritables, impressionnables à l'excès (juments surtout).

Symptômes. — Les évacuations sont plus ou moins nombreuses, jaunes ou d'un jaune grisâtre, d'une odeur fécale légèrement aigrelette et sont projetées avec plus ou moins de force.

L'appétit est conservé ou à peine diminué ; rarement on constate de légères coliques ; il n'existe ni sensibilité du ventre, ni ballonnement ; on entend parfois de fréquents borborygmes.

TRAITEMENT

Dans presque tous les cas, les symptômes disparaissent rapidement, seuls ou par de simples soins hygiéniques : enveloppement par des couvertures chaudes, diète ou demi-diète blanche, frictions sèches ou sinapisées, surtout dans la région abdominale, etc.

Si le flux intestinal est tant soit peu persistant : morphine (chlorhydrate) et hyosciamine ou atropine (sulfate), 5 granules de chaque, toutes les heures, jusqu'à disparition de la sécrétion exagérée.

A défaut de ces alcaloïdes : alcoolé d'opium (3 à 6 grammes en breuvage).

Boissons mucilagineuses ou amidonnées, lavements au tannin ou à la décoction de feuilles de ronces.

Le traitement devra être précédé de l'administration de l'hypagol ou du sulfate de soude ou de magnésie, à dose purgative ou simplement rafraîchissante, suivant le cas.

ÉCHAUBOULURE OU ÉBULLITION

Définition. — Nature. — L'*échauboulure* ou *ébullition* consiste dans l'éruption, à la surface de la peau, de petites tumeurs circonscrites et arrondies, plus ou moins nombreuses et plus ou moins rapprochées, se présentant parfois sous forme de plaques à contours irréguliers, séparées les unes des autres par des sillons de largeur et de profondeur variables.

La caractéristique de cette éruption, qui peut être *partielle* ou *généralisée*, est de se manifester subitement; l'exanthème qui la constitue a toujours son siège à la surface du tégument, sous l'épiderme, jamais sous la peau, et son développement est dû à une congestion du réseau vasculaire du tissu cutané.

Symptômes. — L'échauboulure que nous appellerons discrète et qui ne produit aucun dérangement appréciable des fonctions, sinon, parfois, un léger prurit, se caractérise par des tumeurs petites, aplaties, obrondes, bien circonscrites, plus ou moins isolées les unes des autres et très faciles à observer en plissant la peau : on l'observe particulièrement à l'encolure, sur le dos, les lombes, les côtes, les fesses, etc.

L'échauboulure confluente ou générale, qui envahit la presque totalité du corps, se manifeste aussi très rapidement sous forme de boutons inégaux, aplatis, disposés sans ordre, d'autant plus saillants qu'ils sont plus étendus, de couleur rouge lorsque la peau est dépourvue de pigment, légèrement violacés lorsque la peau est colorée : les poils, à leur surface, sont hérissés et le doigt qui les presse y laisse une empreinte, comme dans l'œdème.

Ces tumeurs persistent pendant plusieurs jours, en laissant suinter une sérosité roussâtre qui agglutine les poils et forme souvent une croûte jaune grisâtre, laquelle se désagrège et tombe bientôt, pendant que les produits épanchés dans la trame de la peau se résorbent et que les élevures disparaissent; on constate, parfois, de l'engorgement des membres abdominaux; il existe rarement du prurit.

Cette forme de l'échauboulure s'accompagne de symptômes généraux : faiblesse générale, tristesse, inappétence, fièvre, chaleur à la peau, muqueuses injectées, respiration accélérée, pouls fort et vite, etc.; on a signalé, parfois, comme complication de l'échauboulure générale, une inflammation plus ou moins intense des muqueuses bronchique et intestinale (bronchite, coliques).

Durée. — Terminaison. — La durée moyenne est de six à huit jours; la terminaison est la délitescence dans l'immense majorité des cas.

Diagnostic. — Pronostic. — Le diagnostic de l'échauboulure est tellement facile, que nous ne croyons pas devoir y insister; son pronostic est toujours favorable, même dans les cas les plus intenses.

Causes. — L'affection se manifeste surtout au printemps, lors de la mue, et pendant la belle saison, mais on peut l'observer à toutes les époques de l'année; elle est plus fréquente chez les animaux jeunes, vigoureux, sanguins et due, le plus souvent, à une alimentation riche succédant à une nourriture pauvre, au régime du vert, aux fourrages nouveaux; parfois on ne peut la rattacher à aucune cause appréciable.

TRAITEMENT

L'échauboulure discrète guérit sans traitement et par des soins hygiéniques consistant surtout à soumettre les animaux, pendant quelques jours, à une alimentation rafraîchissante.

Dans l'échauboulure générale, avec injection des muqueuses, une saignée, petite ou moyenne, renouvelée au besoin, sera parfois nécessaire.

On donnera journellement des purgatifs salins (sulfate de

soude, de magnésie et surtout hypagol), à dose rafraîchissante et de l'azotate de potasse à la dose de 10 à 15 grammes.

Si la température dépasse 39°, on administrera les granules suivants : arséniate de strychnine pour combattre la paralysie des vaso-moteurs des capillaires de la peau; aconitine comme antithermique; vératrine, également comme antithermique et antiprurigineux : deux granules de *chaque*, toutes les demi-heures ou toutes les heures, jusqu'à ce que la température s'abaisse au moins à 38°5.

Contre les tumeurs confluentes : lotions vinaigrées; s'il s'est formé des croûtes, lotions lysolées ou crésylées à 2 0/0; si les phénomènes inflammatoires sont intenses en certains points, populéum crésylé ou lysolé, vaseline boriquée, alternant avec les lotions antiseptiques.

Bien couvrir l'animal, régime rafraîchissant.

L'engorgement des membres postérieurs disparaît sous l'influence de la promenade; on peut aider à ce résultat par des frictions sèches ou animées. L'azotate de potasse, indiqué plus haut, agit également dans le sens de la résorption.

EMPHYSÈME PULMONAIRE

DÉFINITION. — SYNONYMIE. — Cette maladie, fréquente sur les chevaux aux allures vives, et englobée autrefois, sous le nom de *pousse*, avec une foule d'affections accompagnées d'essoufflement, est caractérisée par l'accumulation de l'air dans les vésicules du poumon et sa pénétration dans le tissu conjonctif interlobulaire.

On l'observe assez souvent dans l'armée.

ÉTIOLOGIE. — L'emphysème pulmonaire se produit surtout lors de contractions musculaires violentes, par le mécanisme suivant, très facile à comprendre : lorsque l'animal fait un effort considérable, la glotte se ferme et l'air est immobilisé dans la poitrine, dont les parois fournissent alors un solide point d'appui aux muscles qui s'y insèrent et qui agissent sur les leviers osseux.

Dans ces conditions, l'air contenu dans le poumon s'échauffe, se dilate, pendant que la contraction musculaire tend à diminuer la cavité de la poitrine et, sous l'influence de cette double cause : augmentation de volume de l'air et sa compression, les vésicules pulmonaires se dilatent, se déchirent, laissant échapper l'air qu'elles contiennent dans le tissu conjonctif inter-lobulaire ou sous-pleural.

Les violentes quintes de toux, les ébrouements énergiques causés par des corps irritants produisent également ce résultat.

On a attribué au foin un rôle qui a été fortement exagéré. Il est évident que, donné en trop grande quantité, il distend l'appareil digestif, gêne mécaniquement les mouvements respiratoires et peut contribuer, dans une certaine mesure, à la production de l'emphysème du poumon, surtout quand il est grossier, peu nutritif ou avarié, mais son rôle, dans ce cas, répétons-le, n'est qu'accessoire et il est tout à fait irrationnel de supprimer complètement ce fourrage qui, donné en quantité modérée, est un excellent adjuvant de l'avoine lorsqu'il est de bonne qualité.

Le foin poussiéreux, par contre, peut, indirectement, contribuer à la production de la pousse.

Enfin, l'hérédité joue un rôle indéniable, comme cause prédisposante, dans la production de cette infirmité.

SYMPTÔMES. — Le début de l'affection est assez obscur : on ne constate guère, d'abord, qu'un léger ralentissement des mouvements respiratoires ; mais, bientôt, on remarque que la respiration n'a plus son rythme normal et que l'expiration se fait en deux temps bien distincts :

Premier temps : resserrement brusque et mécanique des parois thoraciques, suivi d'un véritable rebondissement de la poitrine, désigné sous le nom de *soubresaut*.

Deuxième temps : contraction plus lente des parois abdominales, un instant après le soubresaut.

Le soubresaut s'accentue à mesure que la maladie progresse, au point que, parfois, le tronc entier éprouve de véritables secousses et que les oscillations de la masse intestinale impriment à l'anus un mouvement de va et vient, avec expulsion de gaz.

En même temps, se produit une toux caractéristique, sèche, courte, comme avortée, sans rappel, très facile à provoquer par une légère pression de la gorge, et se manifestant par quintes, surtout au moment où les animaux changent de milieu.

A la percussion : résonnance un peu plus accusée qu'à l'état normal.

A l'auscultation : d'abord atténuation du murmure respiratoire à la périphérie, surtout en arrière ; puis, un peu plus tard, râles crépitants secs dans la région moyenne ; plus tard encore râles sibilants secs et, enfin, bruit tubaire.

L'irritation sourde et continue de la muqueuse des vésicules pulmonaires et des fines bronches augmente la sécrétion de leur mucus physiologique, d'où le jetage blanchâtre, albumineux, mousseux, que l'on constate souvent à l'orifice des naseaux.

COMPLICATIONS. — L'emphysème pulmonaire se complique parfois d'accès de suffocation, lorsque les animaux sont soumis à un travail pénible, surtout par une température élevée et orageuse. On constate alors une dilatation des naseaux avec mouvements convulsifs, une accélération considérable de la respiration, une artère tendue, un pouls fréquent, une coloration foncée de la conjonctive, un abattement extrême, etc.

Lorsque la maladie est avancée, on constate souvent une dilatation du cœur droit, par suite de la gêne de la circulation pulmonaire ; alors l'insuffisance des valvules auriculo-ventriculaires produit des troubles cardiaques plus ou moins accusés.

La congestion pulmonaire, ainsi que nous l'avons vu, est également une conséquence fréquente de l'emphysème du poumon.

ALTÉRATIONS ANATOMIQUES. — Les principales altérations anatomiques peuvent se résumer ainsi : couleur plus pâle des poumons, qui ne reviennent pas complètement sur eux-mêmes à l'ouverture de la poitrine ; à la surface de ces organes et sous la plèvre, surtout dans les parties antérieures, présence de vésicules dont le volume varie de celui d'un grain de chènevis à celui d'une noix et remplies d'air ; c'est l'emphysème *sous-pleural* de Delafond, qui désignait sous le nom d'*emphysème inter-lobulaire* l'infiltration de l'air dans les cloisons conjonctives et d'*emphysème vésiculaire* la dilatation des vésicules pulmonaires.

Si l'on examine au microscope, à un faible grossissement, des coupes de poumon emphysémateux, après insufflation et dessication, on remarque : dans les travées conjonctives, des vacuoles remplies d'air ; des vésicules pulmonaires de forme globuleuse, ayant cinq à six fois leur volume normal et qui se sont agrandies aux dépens de leurs voisines, déchirées et effacées ; parfois un épaississement de la muqueuse des petites bronches, souvent remplies de mucus plus ou moins épais.

DIAGNOSTIC. — Le diagnostic, facile lorsque la maladie est assez avancée, présente souvent de sérieuses difficultés au début.

PRONOSTIC. — Le pronostic varie, bien entendu, avec le degré de la maladie et le service auquel est affecté l'animal, mais il est toujours sérieux, d'autant plus que, d'après certains auteurs, l'affection peut être héréditaire.

TRAITEMENT

Les lésions pulmonaires produites par l'emphysème étant irrémédiables, la guérison radicale en est à peu près impossible et le praticien ne peut guère qu'enrayer sa marche par un traitement rationnel, rendant l'animal susceptible de continuer le service auquel il est employé ou, tout au moins, d'exécuter un travail nécessitant de moins grands efforts ou des allures plus modérées.

Ce traitement peut être divisé en *préventif* et en *curatif*; nous aurons ensuite à considérer à part le traitement des *accès* proprement dits.

a. — Le traitement préventif ou hygiénique, également indiqué, lorsque l'affection est déjà déclarée, a pour base la diététique et le travail.

Lorsqu'on aura lieu de craindre l'apparition de l'emphysème, par exemple chez des animaux soumis à un travail exigeant de violents efforts ou des allures rapides, ou les deux à la fois, on emploiera une nourriture très alibile sous un petit volume et des fourrages de première qualité.

L'alimentation sucrée, si vantée autrefois contre la pousse, constitue, dans tous les cas, un excellent moyen préventif de la maladie ; elle consiste dans l'addition d'une certaine quantité de miel ou de mélasse à la paille ou au foin hachés ou même à l'avoine concassée, au son, etc.

Quant au travail, il doit être réglé, cela va sans dire, suivant la force et le tempérament des animaux, de manière à éviter le fonctionnement exagéré de l'appareil respiratoire. A ce propos, s'il est exact que certains services auxquels est soumis le cheval ont des exigences inéluctables dont il est impossible d'éviter les conséquences, il n'est pas moins vrai que, dans une foule de circonstances, la manière dont le travail est réglé, surtout comme allures, a une influence considérable sur le développement ou le non développement de l'emphysème pulmonaire; toutes choses égales d'ailleurs, nous avons vu souvent des cavaliers rendre leurs chevaux poussifs en quelques jours, tandis que d'autres conservaient leur monture indéfiniment intacte sous ce rapport, tout en exigeant d'elle un service très actif.

b. — En ce qui concerne le traitement curatif proprement dit, nous nous garderons bien de faire l'énumération fastidieuse de toutes les médications tour à tour prônées et abandonnées et dont le grand nombre indique l'impuissance ; nous nous bornerons à parler du traitement arsénical, qui, peut-être, a été trop vanté en médecine vétérinaire, mais dont l'emploi rationnel produit, à n'en pas douter, sur l'affection qui nous occupe, une amélioration le plus souvent sensible et telle, parfois, qu'elle pourrait faire croire à une guérison radicale.

L'arsenic s'administre sous forme d'acide arsénieux en poudre ou en solution aqueuse, sous forme de liqueur de Fowler (arséniate de potasse) ou de Pearson (solution d'arséniate de soude).

La poudre d'acide arsénieux se donne à la dose de 0ᵍ50 à 2 grammes par jour, mélangée à l'avoine ou à du son légèrement mouillé.

La dose de liqueur de Fowler, pour vingt-quatre heures, est de 40 à 100 grammes et celle de liqueur de Pearson de 100 à 200 grammes, administrées soit en boissons, soit en breuvages, soit, enfin, mélangées à certains aliments tels que le son (comme le médicament en poudre).

Personnellement, nous accordons la préférence à la solution d'arséniate de soude préparée de la manière suivante :

> Arséniate de soude . . . . 1 gramme
> Eau distillée . . . . 1,000 grammes

Dissolvez à froid.

Cette solution se donne à la dose de 100 à 300 grammes dans les vingt-quatre heures, ce qui fait 10 à 30 centigrammes du sel arsenical.

Lorsque nous utilisons l'acide arsénieux en poudre, nous commençons généralement par la dose de 0ᵍ50 et nous ne dépassons jamais deux grammes (1).

(1) Des expériences instituées par M. Trasbot, à Alfort, il résulte que l'administration de 0 gr. 50 d'acide arsénieux en poudre donne le même résultat que des quantités plus élevées, ce qui tend à prouver qu'il y a un maximum de

Il nous reste maintenant à parler d'un médicament que nous avons employé, de concert avec le traitement arsénical, dans un grand nombre de cas d'emphysème pulmonaire, dont quelques-uns à une période avancée.

La médication consiste dans l'administration de l'acide arsénieux en poudre ou de la solution d'arséniate de soude (0 gr. 50 du premier ou 180 grammes de la solution au millième du second) et de 4 granules d'arséniate de strychnine, dans les vingt-quatre heures.

On arrive progressivement, de huit jours en huit jours, à des doses plus élevées, de manière à atteindre, pour l'acide arsénieux, 1 gramme, 1 gramme 1/2, 2 grammes ; pour la solution d'arséniate de soude, 200, 300 et même 400 grammes ; enfin, pour les granules de strychnine, 6, 8, 10 granules.

Ces derniers peuvent être administrés très facilement, soit avec du miel au moyen d'une spatule, soit écrasés et mélangés avec le son frisé, comme l'acide arsénieux, ou même avec l'avoine.

Le traitement de l'emphysème pulmonaire par cette association médicamenteuse nous a donné des résultats inespérés, sur lesquels nous allons nous étendre quelque peu, car le sujet en vaut la peine. De plus, et bien que le programme de cet ouvrage, déjà très étendu, ne comporte pas d'observations cliniques, nous demanderons la permission de citer un cas, choisi comme type, où le traitement arsenico-strychniné a véritablement fait merveille ; il y a là une relation de cause à effet qui ne saurait échapper à nos lecteurs.

Nous sommes persuadé que nos confrères obtiendront les mêmes résultats si le traitement est dirigé avec intelligence et s'ils n'oublient pas que les conditions essentielles de réussite peuvent se résumer par ces mots : ténacité, persévérance.

Voici notre observation :

OBSERVATION CLINIQUE. — Jument carossière de beaucoup

dose absorbable, maximum qui serait notablement inférieur à 4 grammes ; il résulte, en outre, de ces mêmes expériences, qu'avec la solution aqueuse, l'empoisonnement se produit toujours lorsque la quantité d'acide arsénieux administrée de cette manière atteint 4 grammes.

d'énergie et de distinction et qui, depuis un certain temps, s'essoufflait assez facilement et *toussottait* de temps à autre.

Le 15 mars 189.. après une course de 24 kilomètres aux allures vives, l'animal, rentré à l'écurie, présente des symptômes assez alarmants : anxiété, respiration courte et accélérée, naseaux dilatés, toux fréquente, quinteuse, conjonctive injectée, pouls vite, artère tendue, battements du cœur forts et vibrants ; température presque normale, léger jetage muqueux, inappétence presque complète.

Sous l'influence du repos, de frictions générales sèches et animées, de sinapismes, de purgatifs et de diurétiques salins (sulfate de soude, azotate de potasse) les symptômes aigus disparurent, mais l'altération du flanc et la toux persistèrent avec une ténacité désespérante, cette dernière avec des caractères particuliers. A l'auscultation, on percevait une augmentation du murmure respiratoire et, çà et là, quelques craquements ou des râles sibilants humides. Le nombre des mouvements respiratoires, d'abord très considérable immédiatement après l'accès, diminua peu à peu, tout en restant au-dessus de la normale ; l'inspiration était à peu près régulière, mais l'expiration se faisait en deux temps et présentait le *soubresaut* caractéristique.

Plus de doute : nous avions affaire à un emphysème pulmonaire bien caractérisé, survenu brusquement, à la suite d'une course aux grandes allures, chez une bête ardente et vigoureuse, déjà prédisposée.

La toux, cependant, n'offrait pas les caractères, pour ainsi dire classiques, qu'elle présente habituellement dans la pousse : elle était quinteuse, mais sonore et retentissante, parfois *râlante*, si nous pouvons nous exprimer ainsi, très fréquente dans le jour, presque continuelle pendant la nuit, fatigant tous les hôtes de la maison ; fait à noter, cette toux disparaissait presque complètement sous l'influence du travail

En même temps que le soubresaut du flanc et la toux, apparaissait un léger jetage blanchâtre, albumineux, parfois trouble et purulent, plus abondant et un peu mousseux pendant l'exercice.

TRAITEMENT

L'affection fut combattue, au début, par l'administration de l'acide arsénieux seul, à la dose de un gramme par jour, d'abord, puis de un gramme et demi, et par la suppression complète du foin.

De temps à autre, et pendant quelques jours, on ajoutait au traitement 15 grammes d'essence de térébenthine en électuaires.

Résultat insignifiant.

C'est alors que je conseillai au propriétaire, M. de B..., homme de cheval émérite et d'une foi robuste dans l'efficacité des alcaloïdes rationnellement employés, d'essayer l'arséniate de strychnine, en raison de ses propriétés régulatrices sur la respiration et dans le but de combattre la paralysie des vésicules pulmonaires distendues.

On administra, très régulièrement, six granules (au demi-centigramme) par jour, avec un gramme et demi d'acide arsénieux, dans du *son frise*, en suspendant, tous les mois, la médication pendant 4 ou 5 jours.

L'amélioration se produisit lentement, mais sûrement; elle était manifeste au bout d'un mois; à ce moment, le nombre des respirations avait diminué et le soubresaut était à peine marqué, mais la toux persistait sans modification notable.

M. de B..., avec une ténacité et une ponctualité que l'on serait heureux de trouver chez tous les propriétaires d'animaux, continua le traitement sans se décourager et, le 10 juillet, on notait un résultat important : la respiration était devenue absolument régulière; cependant, la toux persistait, bien que s'étant modifiée, dans une certaine mesure, au double point de vue du rythme et de la fréquence.

Sur ces entrefaites, la malade fut conduite à la campagne où la médication fut continuée sans interruption, et, enfin, au commencement d'août, il ne restait trace, ni de l'altération si considérable du flanc, ni de la toux si tenace qui semblait devoir résister à tous les moyens de traitement.

Depuis cette guérison complète et véritablement inattendue,

nous avons suivi la jument de très près et la guérison ne s'est pas démentie un seul instant.

Par précaution, M. de B… la soumet, de temps à autre, au même traitement arsenico-strychniné, ce qui, tout en prévenant le retour de l'affection, contribue à donner à l'animal un brillant et une énergie absolument remarquables.

Nous terminerons notre observation en relatant, d'une manière succincte, un résultat non moins étonnant obtenu, à la campagne et à la même époque, sur mes indications, par M. de B…, au moyen des granules d'arséniate de strychnine, sur un cheval de sang, très âgé, atteint d'emphysème pulmonaire au dernier degré (diagnostic porté par un vétérinaire de la région) : le flanc, d'après M. de B…, pouvait être comparé à un soufflet de forge (*sic*) : la toux était presque continuelle et la faiblesse telle que l'animal butait à chaque instant et était devenu absolument inutilisable. M. de B… ayant obtenu carte blanche pour le traitement de ce « poussif invétéré », bon tout au plus pour l'équarrisseur et chez lequel la médication arsénicale seule n'avait produit qu'un effet insignifiant, administra d'abord un gramme d'acide arsénieux et six granules d'arséniate de strychnine, pour arriver progressivement à deux grammes d'acide arsénieux et à huit granules de strychnine.

Un mois après, les symptômes s'étaient considérablement amendés et, après deux mois, l'état du sujet s'était amélioré au point de fournir un service modéré à la voiture. La toux avait disparu ainsi que le jetage caractéristique, et il ne restait qu'une légère altération du flanc, appréciable seulement dans l'inspiration.

D'autre part, l'animal avait récupéré en partie son embonpoint et sa vigueur, et nous ajouterons que cette quasi guérison n'a pas été passagère, mais s'est maintenue.

En terminant, nous ne saurions trop répéter à nos confrères qu'ils obtiendront certainement des résultats très favorables avec ce précieux agent, employé seul ou, mieux, combiné avec l'acide arsénieux, dont l'action unique est souvent insuffisante (1).

---

(1) Ainsi qu'il a été dit plus haut, nous employons actuellement, de préférence, la solution d'arséniate de soude, dont les effets sont beaucoup plus certains que ceux de l'acide arsénieux en poudre.

Mode d'action de la strychnine dans l'emphysème pulmonaire. — Avant de terminer, qu'il nous soit permis d'examiner si, dans l'espèce, il nous est possible de concevoir l'action de la strychnine dans une affection aussi tenace, aussi rebelle, que l'emphysème pulmonaire.

Rappelons que cette maladie est caractérisée, anatomiquement, soit par la dilatation anormale des vésicules pulmonaires, avec état variqueux des capillaires qui rampent dans leurs parois ou sont placés en saillie à leur face interne (emphysème vésiculaire), soit par la rupture des bronches, qui laissent échapper l'air qu'elles contiennent dans la trame celluleuse du poumon (emphysème interlobulaire). On sait également que, parfois, les petites divisions bronchiques qui se rendent aux lobules dilatés sont dilatées elles-mêmes.

Enfin, dans un grand nombre de cas, la dilatation des cavités droites du cœur et surtout de l'oreillette, coïncide avec l'emphysème pulmonaire.

On peut, ce nous semble, admettre, avec une apparence de raison, que les effets de la strychnine, dans l'affection qui nous occupe, peuvent se résumer de la manière suivante :

Comme excitant général du système nerveux, elle stimule, active et régularise toutes les fonctions et, en particulier, la fonction respiratoire.

Par son action sur le centre modérateur bulbaire (doses faibles), elle ralentit les battements du cœur et rétablit l'équilibre circulatoire, toujours plus ou moins troublé.

Elle agit, en outre, sur la membrane charnue des bronches moyennes, lorsque celles-ci sont dilatées, et facilite leur resserrement.

La strychnine, il est vrai, ne peut agir directement sur les parois des petites bronches, constituées seulement par la muqueuse et dépourvues de fibres charnues, non plus que sur la membrane homogène des vésicules pulmonaires, qui renferme seulement des noyaux de tissu conjonctif et quelques fibres élastiques, mais, en resserrant les vaisseaux capillaires qui rampent dans les parois ou à la face interne des vésicules dilatées, par suite de son action sur les vaso-constricteurs, elle tend à diminuer la capacité de ces mêmes vésicules et à chasser lentement et progressivement l'air qui séjourne dans leur intérieur.

On peut admettre, également, que l'action de ce puissant alcaloïde s'effectue d'une manière analogue sur les vaisseaux des divisions bronchiques qui se rendent aux lobules dont les vésicules sont dilatées.

Donc, et en résumé :

Action générale sur la vitalité ; action indéniable sur le centre modérateur bulbaire ; action sur les fibres lisses des bronches ; enfin, *et surtout*, constriction des capillaires vésiculaires et bronchiques, telles sont, à notre avis, les causes principales qui font, de la strychnine, un médicament héroïque pour combattre l'emphysème pulmonaire.

Nous ne voulons pas terminer sans mentionner, en passant, le traitement préconisé, dans ces dernières années, par M. Cantiget, médecin-vétérinaire à Preuilly, et qui consiste dans l'administration quotidienne de marrons d'Inde, concassés ou en poudre, à la dose de 300 à 400 grammes, dans l'avoine ou le barbotage.

M. Cantiget cite des faits assez nombreux où l'amélioration, par ce moyen, a été remarquable.

Nous avons essayé nous même cette médication, avec des résultats encourageants, mais un grand nombre d'observations sont encore nécessaires pour qu'il soit possible de se prononcer d'une façon ferme sur la valeur thérapeutique de ce moyen, simple et commode, du reste, et qui peut être considéré, dans tous les cas, comme un excellent adjuvant dans le traitement préventif ou hygiénique.

c. — TRAITEMENT DE L'ACCÈS. — L'accès de pousse, tel que nous l'avons décrit à la symptomatologie est, le plus souvent, justiciable d'un traitement dosimétrique énergique et prompt.

Il sera, le plus souvent, nécessaire de pratiquer une saignée moyenne ou petite, répétée au besoin, afin de prévenir ou de guérir la congestion pulmonaire qui se manifeste presque toujours, dans ce cas, avec plus ou moins d'intensité.

L'animal sera mis au repos complet et soumis au traitement

suivant, lorsque sa température dépassera sensiblement la normale (39°5, par exemple).

Aconitine, pour abaisser la température et diminuer, en même temps, la fréquence des mouvements respiratoires.

Digitaline, pour régulariser les mouvements du cœur.

Strychnine (arséniate ou sulfate), pour stimuler la vitalité, combattre la paralysie des vaso-moteurs et, par suite, la congestion, et augmenter la puissance des autres alcaloïdes.

Deux à quatre granules de chaque, toutes les demi-heures ou tous les quarts d'heure, en diminuant les doses et en augmentant les intervalles d'administration à mesure que céderont les symptômes.

Ces granules seront administrés avec du miel, dans lequel on aura incorporé q. s. de poudre de réglisse et, autant que possible, cinq grammes, pour 24 heures, d'iodure de potassium.

Lorsque la température rectale sera inférieure à 39 degrés, on pourra supprimer les granules d'aconitine.

ENDOCARDITE (1)

DÉFINITION. — DIVISION. — On désigne, sous le nom d'*endocardite*, l'inflammation de la séreuse interne du cœur.

Laissant de côté les divisions plus ou moins spécieuses de certains auteurs, relativement à cette maladie, nous n'envisagerons ici que l'endocardite *aiguë* et l'endocardite *chronique*.

ENDOCARDITE AIGUE

ÉTIOLOGIE. — Avant d'étudier les causes de l'endocardite, il est impossible de ne pas établir une relation de cause à effet entre cette maladie et le fonctionnement excessif du cœur chez le cheval.

Sans entrer dans de grands détails sur son étiologie, nous dirons seulement qu'elle peut survenir après un simple refroidissement, lequel pourrait bien n'être qu'une cause occasionnelle mettant en jeu une infection latente (Verneuil) ou bien être une conséquence ou une localisation de certaines maladies générales, infectieuses ou non, telles que pneumonie, pleurésie, arthrite rhumatismale, arthrite ou synovite traumatique, etc.

SYMPTÔMES. — Les symptômes du début sont les suivants : abattement, anxiété, faiblesse, démarche pénible, essoufflement.

____

(1) L'endocardite, la péricardite et les palpitations, les trois maladies du cœur le plus fréquemment observées sur le cheval de troupe, sont les seules que nous ayons cru nécessaire de décrire dans ce mémoire.

muqueuses injectées, respiration précipitée, irrégulière, dyspnéique, battements du cœur accélérés et forts, artère tendue, roulante, avec pouls petit, tremblottant, misérable, parfois *dicrote*.

Peu après le début de l'affection, on constate une atténuation des bruits cardiaques, malgré la persistance de la force de contraction du cœur; il peut même se produire, rarement, il est vrai, de véritables syncopes mortelles; on observe souvent du *frémissement cataire* sur les parois thoraciques; puis se manifestent des symptômes locaux, perceptibles à l'auscultation.

En général, on constate d'abord un dédoublement du premier ou du second bruit du cœur, selon que l'inflammation porte sur les valvules auriculo-ventriculaires ou les valvules sigmoïdes; si la phlegmasie atteint toutes les valvules, les deux bruits sont dédoublés et l'oreille ne perçoit qu'une sorte de roulement.

Ce dédoublement s'explique par le retard de la valvule enflammée, le plus souvent la valvule mitrale, à produire son bruit de claquement, qui, de cette manière, ne s'opère pas en même temps que celui de la valvule saine.

En général, c'est le premier bruit qui est dédoublé et, bientôt, les valvules auriculo-ventriculaires, ou l'une d'elles seulement, ne remplissant plus qu'imparfaitement leur rôle obturateur, le sang reflue, au moment de la systole, du ventricule dans l'oreillette, en produisant un *souffle doux*, s'il y a seulement épaississement de *la* ou *des* valvules et un *souffle rude*, rappelant le bruit du cuir neuf, de lime, de râpe, etc., s'il existe, sur leurs bords, des irrégularités ou des concrétions fibrineuses.

Si l'une des valvules fonctionne bien, on perçoit d'abord le premier bruit normal, atténué, et, pendant le petit silence, un souffle plus ou moins accusé; si les deux valvules sont malades, ce premier bruit est alors complétement remplacé par un souffle qui se prolonge jusqu'à la fin du petit silence.

Si l'altération porte sur les valvules sigmoïdes, le sang reflue, au moment de la diastole, des canaux artériels dans les ventricules, en produisant également un souffle plus ou moins caractérisé.

Lorsque le souffle est systolique et dû à une insuffisance des valvules auriculo-ventriculaires, il s'entend seulement à la base du cœur; si, au contraire, il est diastolique et dû à une insuffisance des valvules sigmoïdes, il est perçu de la base à la pointe de l'organe.

Il peut y avoir également rétrécissement des orifices, soit auriculo-ventriculaires, soit artériels, par suite de l'épaississement du cercle fibreux qui en forme la base ; dans le premier cas, il se produit un souffle à la fin de la diastole, lorsque les oreillettes se contractent pour chasser le sang dans le ventricule correspondant, c'est ce que l'on appelle souffle *présystolique*, lequel indique un rétrécissement de l'orifice gauche ou de l'orifice droit, suivant qu'il est perceptible à droite ou à gauche ; dans le second cas, on entend, au début et pendant toute la systole, à la base du cœur, un souffle qui s'étend dans les gros canaux artériels ; ce souffle a son siège à l'orifice pulmonaire, s'il se propage, au-dessus du cœur, suivant une ligne courbe à concavité postérieure, jusqu'au milieu de la poitrine et il se produit, au contraire, à l'orifice aortique, lorsqu'on l'entend suivant une ligne verticale ou un peu inclinée en avant.

A l'aide d'un stéthoscope imaginé par M. le professeur Trasbot et placé dans le rectum, on peut s'assurer que ce souffle systolique peut être perçu dans toute la longueur de l'aorte.

D'après les données précédentes, on voit donc que, dans l'endocardite aiguë, la lésion de la valvule mitrale est caractérisée, soit par un souffle *présystolique*, quand il y a rétrécissement de l'orifice, soit par un souffle *systolique* quand il y a insuffisance de la valvule.

Les lésions du cœur gauche et les bruits qu'ils occasionnent peuvent coïncider avec l'intégrité du cœur droit ; alors on peut percevoir successivement : un souffle présystolique, ensuite le premier bruit, soit normal, soit dédoublé (insuffisance mitrale), soit diminué d'intensité et accompagné du souffle systolique ; si, à la lésion mitrale, s'ajoute une lésion aortique, il se produira une succession de bruits et de souffles bien difficiles à différencier les uns des autres.

Le maximum d'intensité des bruits ayant leur siège dans le cœur gauche a lieu à la partie moyenne de la région postérieure, à droite et à gauche du thorax.

En ce qui concerne le cœur droit, les lésions aiguës y sont

beaucoup plus rares et s'observent plus souvent à l'orifice artériel qu'à l'orifice auriculo-ventriculaire ; les bruits **qui** en sont la conséquence ont leur maximum d'intensité très en avant du cœur ; ils sont peu perceptibles en arrière.

Consécutivement aux lésions du cœur gauche, le cœur droit subit fréquemment une dilatation provenant de ce que la circulation étant ralentie dans le premier, il y a réplétion des vaisseaux du poumon qui reçoivent et transmettent la pression jusque dans le ventricule droit, dont la paroi peu épaisse cède facilement. Parfois, la dilatation se produit également à l'orifice auriculo-ventriculaire et alors, aux bruits anormaux causés par l'inflammation exclusive du cœur gauche, s'ajoute un souffle à la base du cœur droit, provenant de l'insuffisance de la tricuspide.

À la suite de la dilatation du cœur droit, on constate bientôt la dilatation des gros troncs veineux qui s'y déversent et il se produit un véritable *pouls veineux*.

Par suite de l'inflammation des valvules, il se forme, à leur surface, des concrétions fibrineuses, dont des fragments, détachés par l'ondée sanguine et charriés par le courant circulatoire, peuvent être transportés dans différents organes, où ils sont la source d'accidents divers.

À mesure que la maladie progresse, la fièvre s'accentue et se manifeste par poussées, annonçant des complications sur les divers appareils organiques.

Ainsi, l'on peut constater des troubles de l'appareil digestif, résultant de l'embarras de la circulation du foie ou même parfois d'une congestion des parois digestives, conséquence de la gêne de la circulation de retour.

Les reins s'enflamment sous l'influence des caillots fibrineux qui, détachés des valvules, sont transportés par le courant sanguin dans ces organes, où ils produisent des infarctus hémorrhagiques entourés d'une zone inflammatoire. L'infection peut y produire également une inflammation diffuse.

L'urine, d'abord rare, devient plus abondante qu'à l'état normal ; elle est presque toujours chargée d'une plus ou moins grande quantité d'albumine.

On constate souvent, surtout dans les affections du cœur

gauche, de l'engouement pulmonaire, parfois une véritable congestion et des infarctus hémorrhagiques.

On peut observer également des signes de vertige dus à des infarctus hémorrhagiques dans les centres nerveux, ou des symptômes de paralysie musculaire tenant, probablement, à une obstruction vasculaire par un caillot fibrineux, etc.

ALTÉRATIONS ANATOMIQUES. — Le but de ce travail étant de tracer l'histoire des maladies surtout au point de vue de la symptomatologie, du diagnostic et du traitement, nous ne croyons pas devoir entrer dans des détails circonstanciés sur l'anatomie pathologique, nous bornant à une simple énumération des lésions rencontrées à l'autopsie dans les divers appareils organiques.

Ces altérations, conséquences de la gêne apportée à la circulation de retour, peuvent être divisées en *essentielles* et *secondaires*.

a. — Les premières sont de peu d'étendue et peuvent se résumer de la manière suivante : augmentation du volume du cœur et, parfois, dilatation du ventricule droit ; sérosité limpide, sans caillots, dans le péricarde non enflammé ; présence exceptionnelle, dans les oreillettes, d'un caillot blanc, lisse, sans adhérence avec la séreuse et qui s'est formé peu avant la mort ; valvules infiltrées, épaissies, rigides, présentant souvent, ainsi que les piliers du cœur, des ulcérations plus ou moins accusées, recouvertes d'un enduit pultacé ; pétéchies sur l'endocarde et dans la substance cardiaque ; légère infiltration œdémateuse autour des vaisseaux, etc.

b. — Les altérations secondaires consistent en pétéchies, plus ou moins larges et plus ou moins foncées, à la face interne de la peau, dans le tissu conjonctif, sur le péricarde, à la surface des plèvres, dans l'épaisseur du poumon, etc. ; ce dernier est engoué, infiltré dans ses parties déclives et parfois présente les traces d'une véritable congestion avec asphyxie.

On constate également une augmentation de volume du foie, dont la coloration se rapproche du rouge sanguin ; à la surface de l'organe, les lobules se dessinent sous forme de taches d'un rouge sombre entourées d'une zone jaunâtre (foie cardiaque, foie muscade : tout l'appareil vasculaire hépatique est dilaté et notamment les veines sus-hépatiques ; la rate est parfois légèrement hypertrophiée ; les reins ont augmenté de volume ; ils sont le siège d'un engouement sanguin dans leur couche corticale et parfois d'infarctus hémorrhagiques ; on constate, assez souvent, de l'hyperhémie de la muqueuse intestinale et la dilatation de l'appareil veineux communiquant avec la veine cave ; les méninges et les centres nerveux eux-mêmes peuvent présenter des taches ecchymotiques, des infiltrations séreuses, etc.

DIAGNOSTIC. — Le diagnostic est difficile au début. On peut croire d'abord à la fièvre charbonneuse, dont les symptômes généraux présentent de l'analogie avec l'endocardite aiguë.

Mais, dans cette dernière, la température est élevée, tandis que dans le charbon elle est au-dessous de la normale (excepté, parfois, au début).

En outre, dans la fièvre charbonneuse, les battements du cœur sont nombreux, forts, irréguliers, à tintement métallique, tandis que dans l'endocardite ils ont diminué d'intensité ; le choc est plutôt sourd et la main perçoit une sorte de vibration des parois pectorales ; lorsqu'il y a dédoublement et souffle, l'erreur n'est plus possible.

Dans la pleurésie, on constate une grande sensibilité des parois pectorales ; le frémissement de ces parois est éphémère et n'est pas localisé à la région cardiaque ; de plus, il ne coïncide pas avec les battements du cœur.

Dans la péricardite, ces derniers sont obscurs et le murmure respiratoire a disparu sur une grande étendue.

PRONOSTIC. — Le pronostic est grave ; quand la maladie n'entraîne pas la mort, elle est sujette à récidive et peut passer à l'état chronique, ce qui rend les animaux à peu près inutilisables ; c'est pourquoi tous les efforts du praticien doivent tendre, dès le début du mal, à éviter cette terminaison.

TRAITEMENT

Comme pour les autres maladies, nous ne croyons pas devoir

nous arrêter sur les diverses médications tour à tour essayées et abandonnées, nous bornant à indiquer ici le traitement qui, d'après l'expérience, nous semble le plus rationnel.

Au début de l'endocardite aiguë, s'il y a menace de congestion pulmonaire, on pratiquera utilement une saignée, plutôt petite, que l'on renouvellera au besoin ; puis, on appliquera immédiatement des révulsifs à action rapide, surtout la moutarde sous forme de frictions, de sinapismes sous le ventre, sous la poitrine, etc. (la moutarde Rigollot produit des effets prompts et énergiques). Le vésicatoire mercuriel ou le liniment Bourgeaud (pour la composition de ce dernier, voir anasarque), appliqués dans la région cardiaque, nous ont donné de très bons résultats, sans tarer les animaux.

Après la saignée (si elle a été reconnue nécessaire) et la dérivation (toujours indiquée), il est urgent d'instituer immédiatement un traitement interne, dont le double but sera, d'une part, de calmer la fièvre et l'inflammation et, d'autre part, de régulariser les mouvements du cœur.

Ce double but sera atteint aussi sûrement que possible par l'emploi de la méthode dosimétrique, ayant à son service des alcaloïdes granulés d'une grande efficacité, d'une pureté et d'un dosage parfaits : la strychnine (arséniate ou sulfate), incitant vital par excellence, tonique général, combattant la paralysie des vaso-moteurs ; la digitaline, régulateur et calmant des mouvements cardiaques et l'aconitine, antithermique puissant ; ces granules seront donnés ensemble, deux de chaque, toutes les heures, toutes les demi-heures ou plus souvent même, suivant l'intensité des symptômes, jusqu'à effet.

Ces doses pourront être augmentées ou diminuées d'après la marche de la maladie ; il est nécessaire de surveiller attentivement la température, le pouls et la respiration, de manière à supprimer ou à diminuer l'administration de l'un ou de l'autre de ces alcaloïdes, lorsque l'effet demandé a été obtenu. Si, par exemple, la température est descendue au-dessous de 39°, le pouls restant toujours faible et irrégulier, on supprimera l'aconitine, tout en continuant la strychnine et la digitaline ; si, la température restant élevée, le pouls se régularise, on cessera l'administration de la digitaline, tout en continuant l'aconitine et la strychnine, etc. ; il est impossible, on le comprend, de tracer à ce sujet des règles absolues, le vétérinaire traitant étant seul juge des modifications à apporter dans ce sens.

Si l'on a des raisons de croire que l'endocardite est de nature infectieuse, l'arséniate et le salicylate de quinine devront entrer en scène, avec la strychnine et la digitaline, *aux doses* et aux *intervalles* indiqués ci-dessus.

Lorsqu'on aura obtenu l'atténuation des symptômes, il sera urgent de débarrasser, au plus tôt, l'organisme, des produits de déchet résultant d'une combustion exagérée et accumulés dans l'économie par suite d'une diminution de toutes les sécrétions.

Les substances médicamenteuses auxquelles nous donnons la préférence pour faciliter cette dépuration sont le bicarbonate de soude et l'azotate de potasse, à la dose moyenne de 10 grammes par jour.

Tel est le traitement qui nous semble le plus rationnel dans l'endocardite aiguë.

Un certain nombre d'auteurs, parmi lesquels nous citerons M. le professeur Trasbot, accordent une grande confiance au salicylate de soude, comme antithermique et modérateur de la circulation et de la respiration.

Ce médicament, d'après Germain Sée, pour agir avec efficacité, doit être prescrit à doses massives (25 à 30 grammes chez le cheval, dilués dans une grande masse d'excipient, comme le son mouillé, par exemple, additionné de miel ou de mélasse, afin d'éviter l'irritation de la muqueuse stomacale).

Avec le salicylate de soude, M. Trasbot conseille la poudre de digitale, à la dose de 3 ou 4 grammes par jour, comme modérateur et régulateur des mouvements cardiaques.

M. Trasbot, tout en constatant que l'emploi prolongé de la poudre est susceptible d'occasionner des troubles graves, par suite de son accumulation dans l'organisme, et tout en reconnaissant que la digitale est un médicament incertain, en raison de son activité différente suivant le terrain de récolte, les conditions météorologiques de l'année, etc., la préfère, cependant, à la digitaline, dont il ne proscrit pas l'usage, mais qu'il trouve inférieure, au point de vue thérapeutique, pour les raisons suivantes.

a. — La digitaline, à moins d'être donnée à très faibles doses souvent répétées, agit très brusquement, tandis qu'avec la poudre de digitale l'effet se produit lentement et se prolonge, à cause de la lenteur de l'absorption.

A cela nous répondrons qu'en médecine dosimétrique la digitaline étant donnée à doses fréquentes et faibles, et jusqu'à effet, est supérieure, à notre avis, à la poudre de digitale, en raison de son activité beaucoup plus constante et aussi parce que, administrée dosimétriquement, elle ne produit jamais les accidents parfois reprochés à la digitale.

b. — La digitaline contient un principe extractif amer, qui a surtout une action diurétique très favorable ; nous n'y contredirons pas, mais nous ferons remarquer que la digitaline a également une action diurétique, moins appréciable, à la vérité, que la digitale elle-même, mais qu'il est facile d'augmenter par l'emploi d'un diurétique salin, tel que l'azotate de potasse, par exemple.

Si l'on emploie la digitaline, M. le professeur Trasbot conseille de donner la préférence à la digitaline cristallisée, toujours identique à elle-même, tandis que la digitaline amorphe est d'une activité variable.

Nous ferons d'abord observer qu'il n'est pas rigoureusement exact que la digitaline cristallisée ait une activité toujours identique, ainsi que l'ont prouvé les discussions qui ont eu lieu à l'Académie de médecine dans ces dernières années.

Nous ferons remarquer ensuite qu'en employant toujours une digitaline amorphe de même provenance, le praticien acquiert vite la notion de son activité.

Nous dirons, enfin, qu'en dosimétrie, la digitaline amorphe étant utilisée, comme il a été dit plus haut, à doses faibles souvent répétées et jusqu'à effet, son degré d'activité importe moins que s'il s'agissait de l'administrer allopathiquement, à une dose déterminée d'avance, et qu'il ne se produit jamais d'accumulation, partant, pas d'intoxications.

M. le professeur Trasbot conseille également les alcalins à la période de résolution.

Quant à l'hygiène, elle sera aussi parfaite que possible : air pur et tempéré, grande propreté des écuries, soins de la main, etc. ; l'alimentation sera légère et rafraîchissante, les boissons à une température moyenne, etc.

ENDOCARDITE CHRONIQUE

Dans l'armée, aussi bien, du reste, que dans les services civils, *l'endocardite chronique* pouvant être considérée, dans l'immense majorité des cas, comme incurable, rendant les chevaux à peu près inutilisables et nécessitant leur réforme, nous n'entrerons, à son sujet, que dans les considérations strictement nécessaires pour ne pas laisser une trop grande lacune dans cette étude de l'endocardite en général.

DÉFINITION. — L'endocardite chronique, qui se définit d'elle-même, est très fréquente sur le cheval et principalement sur les animaux âgés.

CAUSES. — Elle peut être la suite de l'endocardite aiguë, ce qui est rare, car elle se manifeste généralement d'emblée sous la forme chronique.

Certains animaux y sont prédisposés héréditairement : peut-être la diathèse rhumatismale joue-t-elle un rôle dans sa production, ce qui est loin d'être évident comme dans l'endocardite aiguë.

La cause principale de l'affection consiste dans le travail exagéré, pénible ; elle peut être aussi la suite d'un refroidissement.

SYMPTÔMES. — Les symptômes du début sont assez vagues : affaiblissement de l'énergie et des allures ; essoufflement facile, surtout aux montées ; appétit irrégulier, devenant parfois presque nul ; puis, amaigrissement, incapacité d'efforts musculaires énergiques, symptômes trompeurs d'anémie, etc.

Chez certains malades, ces symptômes peuvent rester stationnaires ; chez d'autres, le mal s'aggrave rapidement, on constate alors, sous l'influence du moindre travail : respiration accélérée, avec soubresaut moins marqué que dans l'emphysème pulmonaire ; toux faible, quinteuse ; accès d'asthme caractérisés par une respiration haletante, la dilatation spasmodique des naseaux, une physionomie angoissante, etc.

Comme symptômes locaux, à l'auscultation : dédoublement du premier ou du second bruit, indiquant l'altération, l'insuffisance des valvules auriculo-ventriculaires, dans le premier cas, et des valvules sigmoïdes, dans le second ; ce dédoublement est perçu en avant, si les lésions siègent dans le cœur droit et en arrière, si elles siègent dans le cœur gauche. M. le professeur Trasbot a spécialement attiré l'attention sur un frémissement particulier, perceptible, à cette période de la maladie, avec la main placée sur la région cardiaque ; on se rappelle que ce frémissement est un des signes du début de l'endocardite aiguë.

Souffle au premier temps, par conséquent systolique, ordinairement fort ou rude, indiquant une insuffisance mitrale ou tricuspide, ou bien souffle au second temps, diastolique, dû à une insuffisance des valvules sigmoïdes, le plus souvent de l'aorte, et perceptible au niveau du cœur gauche, de la base à la pointe ; parfois, souffle systolique, comme le premier, mais indiquant un rétrécissement des orifices artériels. Ces bruits peuvent exister seuls ou combinés : c'est par l'examen attentif du siège de leur plus grande intensité et du moment de leur production que le diagnostic différentiel peut être établi.

On constate, en outre : de l'albuminurie, principale cause de l'amaigrissement et de l'infiltration œdémateuse des parties déclives ; la dilatation des veines superficielles et notamment des jugulaires ; le pouls veineux ; parfois une congestion pulmonaire mortelle, faisant suite à la congestion passive permanente ; des pneumonies à marche insidieuse, passant alternativement de l'état chronique à l'état aigu, et *vice versa* ; des troubles intestinaux dus à un engouement permanent de l'intestin ; des alternatives de diarrhée et de constipation causées par une transformation du foie amenant des troubles de la sécrétion biliaire, etc.; puis, arrivent le marasme et la mort, si les animaux ne sont pas livrés auparavant à la boucherie ou à l'équarrissage.

Il survient parfois, sous l'influence du travail ou d'un refroidissement, une poussée aiguë, mortelle à bref délai..

ALTÉRATIONS ANATOMIQUES. — Les altérations anatomiques sont, comme pour l'endocardite aiguë, essentielles ou secondaires :

a. — Les premières ont leur siège au cœur lui-même : péricarde distendu par une sérosité claire, transparente ; feuillets péricardiques intacts, le feuillet viscéral parfois un peu plus pâle, cependant, et légèrement épaissi par places : ventricule droit dilaté, hémisphérique, à parois amincies ; lésions valvulaires plus fréquentes à gauche qu'à droite, assez souvent étendues aux deux cœurs ; valvule mitrale épaissie, fibreuse, granuleuse à la surface, fermant incomplétement l'orifice auriculo-ventriculaire, lequel peut être plus ou moins rétréci : valvules sigmoïdes également épaissies, irrégulières, souvent recouvertes, comme les valvules auriculo-ventriculaires, du reste, de caillots fibrineux, susceptibles, parfois, d'obstruer les orifices correspondants ; endocarde souvent épaissi à la surface des piliers charnus et présentant, au-dessus de l'épaississement, des plaques de tissu conjonctif induré, occasionnant parfois un peu d'atrophie du tissu musculaire.

b. — Altérations secondaires :

Foie augmenté de volume, malgré l'atrophie de son tissu propre : de couleur rosée, plus pâle par places : ça et là, indurations du tissu conjonctif avec adhérence à la capsule de Glisson. A la surface de l'organe, points foncés, centres des lobules hépatiques, entourés de travées fibreuses blanchâtres ; coupe représentant un aspect marbré (foie muscade . Sur des préparations microscopiques colorées au picro-carmin, on constate que chaque lobule hépatique présente, à son centre, une veine très dilatée, entourée de tissu conjonctif qui refoule les éléments spéciaux du foie vers la périphérie du lobule ; mais ces éléments (cellules) n'ont pas subi, comme dans la cirrhose centrale, la dégénérescence granulo-graisseuse.

Reins un peu bosselés, généralement augmentés de volume, excepté lorsque la maladie est très ancienne, auquel cas on constate plutôt de l'atrophie ; ils présentent toujours de l'engouement sanguin avec dilatation des vaisseaux, quelquefois des foyers hémorrhagiques à divers degrés de transformation et, dans la zone corticale surtout, des infarctus anciens, représentés par des points complètement ischémiés.

Muqueuse intestinale engouée, enflammée, avec dénudations épithéliales, infiltration du tissu sous muqueux, etc.

Rate gorgée de sang ; séreuses non enflammées, parfois un peu épaissies, renfermant une sérosité claire et limpide ; infiltration du tissu conjonctif intermusculaire ; atrophie plus ou moins avancée des muscles de la vie de relation.

DIAGNOSTIC. — Le diagnostic est basé d'abord sur la faiblesse croissante des animaux, leur essoufflement rapide, surtout aux montées et l'irrégularité de l'appétit ; les bruits anormaux du cœur permettent ensuite de confirmer le diagnostic, de préciser le siége et la nature des lésions.

Il faut savoir que certains souffles peuvent être produits, en dehors de l'endocardite, par une compression de la base du cœur, à l'origine des artères, par une tumeur, un engorgement ganglionnaire, etc.

On peut dire, d'une manière générale, que le rétrécissement mitral est caractérisé par un souffle présystolique, et le rétrécissement aortique par un bruit systolique, se propageant au-dessus du cœur ; que l'insuffisance aortique est caractérisée par un souffle diastolique, perceptible de la base à la pointe du cœur ; enfin nous dirons également, d'une manière générale, que la perception en avant du maximum des bruits indique une lésion du cœur droit et que cette perception en arrière indique une lésion du cœur gauche. Il ne faut pas se dissimuler qu'une longue pratique et une grande habitude sont indispensables pour établir ce diagnostic différentiel, peu important, du reste, au point de vue pratique, la guérison étant, dans la plupart des cas, impossible à obtenir.

PRONOSTIC. — Le pronostic est excessivement grave, non pas parce que la vie des malades est immédiatement compromise, mais parce que la maladie rend les animaux incapables de travailler.

TRAITEMENT

On peut cependant, parfois, dans une certaine mesure, pallier les effets de l'endocardite chronique, au moyen d'un traitement rationnel qui permet aux animaux un léger travail. Nous avons même observé, pendant notre longue carrière militaire, des chevaux atteints d'endocardite chronique caractérisée surtout par des dédoublements et des intermittences, remplir les obligations du service régimentaire d'une manière suffisante pour que leur réforme ait pu être ajournée pendant un temps assez long.

Le traitement hygiénique a surtout ici une grande importance; on donnera des aliments de choix, de facile digestion; on utilisera les animaux à des travaux aussi peu fatigants que possible et à des allures lentes, ce qui fait que, dans l'armée, il y a presque toujours lieu de réformer immédiatement les sujets atteints.

Le traitement curatif auquel nous donnons la préférence consiste dans l'administration de l'arséniate de strychnine et de la digitaline amorphe, à raison de 6 à 10 granules de chaque par jour, combinés à l'arséniate de soude en solution dans l'eau à 1 0.00, donné en deux fois, matin et soir, dans du son frisé, à la dose de 100 grammes de la solution, soit 10 centigrammes du sel; les granules sont administrés par deux à la fois, toutes les heures ou toutes les deux heures, selon la quantité prescrite.

La strychnine agit ici comme stimulant général de tout l'organisme et du cœur en particulier; elle augmente la puissance de la digitaline, ce tonique du cœur, qui place l'organe dans un état de repos relatif; enfin l'arséniate de soude combat ou prévient l'engouement du poumon.

On cesse ce traitement de temps à autre, sauf à le reprendre quand cela paraît nécessaire; nous en avons obtenu de bons résultats consistant, non en guérisons complètes, mais en améliorations notables.

Nous avons adjoint, parfois, à ce traitement, l'iodure de potassium, préconisé par Germain Sée et fort vanté par M. Trasbot, qui en fait un usage fréquent dans les maladies du cœur et du poumon; l'iodure de potassium paraît, en effet, agir d'une façon favorable : nous alternons son emploi, dans le traitement formulé plus haut, avec celui de l'arséniate de soude.

Rappelons, en terminant, que M. Trasbot préfère, à la digitaline, la poudre de digitale, pour les raisons que nous avons indiquées plus haut (voyez endocardite aiguë : Traitement).

ENTÉRITE

DÉFINITION. — *L'entérite*, assez fréquente sur les chevaux employés aux services civils, plus rare chez le cheval de troupe, consiste en une inflammation plus ou moins intense de la muqueuse intestinale.

Il ne sera question ici que de l'entérite simple, due à l'irritation directe du tube digestif, et non de l'inflammation symptomatique d'un certain nombre d'affections spécifiques, telles que la fièvre typhoïde du cheval, par exemple ; ces localisations intestinales de maladies générales, qui ont reçu autrefois des noms particuliers (entérite adynamique, gastro-entéro-conjonctivite, etc.), seront étudiées avec les affections dont elles ne sont qu'un symptôme plus ou moins prédominant.

DIVISION. — Suivant la marche de l'inflammation intestinale, on peut diviser l'entérite en *aiguë* et en *chronique*.

ENTÉRITE AIGUE

ÉTIOLOGIE. — Elle est surtout attribuée :

a. — A certaines boissons : eau de mare chargée de germes, ingérée accidentellement ou dans des circonstances particulières, comme en manœuvres, en campagne ; eau de puits trop froide ; eau chargée de sels calcaires ; ingestion alternative d'eau à la température ambiante et d'eau presque glacée.

b. — A l'alimentation : fourrages ou grains avariés, chargés de cryptogames.

c. — A l'irrégularité de l'alimentation, lorsque, par exemple, après un repos pendant lequel les animaux ont été soumis à la portion congrue, cette dernière est subitement et considérablement augmentée lors de la reprise du travail.

Symptômes. — Les symptômes sont assez caractéristiques : léger ballonnement, accompagné d'une certaine dépression, inappétence plus ou moins complète ; préférence pour la paille et les boissons ; bouche chaude, sèche, pâteuse, exhalant une odeur fade ; langue recouverte d'un enduit le plus souvent blanc jaunâtre, épais ; conjonctive légèrement safranée ; coliques sourdes (non constantes), avec efforts expulsifs, coïncidant avec le ballonnement, mais pouvant persister après la disparition de ce dernier ; pas de décubitus ni de mouvements désordonnés ; respiration et circulation légèrement accélérées ; légère élévation de température ; au début, constipation, crottins durs, comme vernis, ou même, après un certain temps, véritablement coiffés.

Nota. — Nous ferons remarquer, avec M. le professeur Trasbot, que les crottins coiffés n'impliquent nullement le caractère spécifique de l'inflammation, car cette dernière, de quelque nature qu'elle soit, s'accompagne presque toujours d'un exsudat muco-fibrineux.

Après quelques jours, diarrhée, d'abord modérée, alimentaire, puis de plus en plus liquide, muqueuse, muco-fibrineuse, enfin, albumineuse ; coliques intermittentes, épreintes, quelquefois renversement du rectum ; cette diarrhée cesse peu à peu et l'inflammation disparaît ou bien elle persiste, peut devenir sanguinolente et alors épuise les animaux, qui maigrissent à vue d'œil, tombent dans le marasme et peuvent même succomber en huit à quinze jours.

Mais le fait le plus général est la résolution, après laquelle persiste souvent une grande susceptibilité de la muqueuse intestinale.

Lésions. — Les lésions principales, le plus souvent généralisées dans tout l'intestin, sont les suivantes : mucus épais, adhérent à la surface du côlon flottant; liquide abondant, très albumineux, renfermant des globules de pus, des fragments d'épithélium et des débris de fausses membranes dans le grand côlon et le cœcum, dont la muqueuse présente parfois, à sa surface, un exsudat fibrineux, blanc grisâtre, se détachant avec la plus grande facilité; muqueuse injectée, dépourvue, par places, de son épithélium, et d'un rouge brun aux endroits où ce dernier a disparu; derme épaissi par l'injection vasculaire et l'infiltration séreuse, laquelle peut envahir la couche musculaire et atteindre la séreuse; dans l'intestin grêle, liquide visqueux, jaune grisâtre, formé par l'exsudat inflammatoire mélangé de bile et contenant des débris de fausses membranes; quelques unes de ces dernières recouvrent encore, par places, la muqueuse intestinale et laissent à nu, si on les enlève ou si elles tombent d'elles-mêmes, de véritables plaies, résultant de ce que l'épithélium qui leur est adhérent s'est détaché en même temps qu'elles.

DIAGNOSTIC. — PRONOSTIC. — Le diagnostic, assez facile, est surtout basé sur l'inappétence, la prostration, la constipation suivie de diarrhée et la coloration jaunâtre des muqueuses.

Le pronostic est généralement peu grave.

TRAITEMENT

L'entérite légère sera combattue par le régime blanc, les couvertures chaudes, les frictions révulsives, les purgatifs salins à dose rafraîchissante et surtout l'hypagol, que les animaux acceptent si facilement.

Contre l'entérite grave, trois indications principales sont à remplir: calmer l'irritation de la muqueuse intestinale — ramener la sécrétion normale — atténuer la douleur.

a. — L'irritation de la muqueuse sera combattue par les boissons mucilagineuses ou amylacées (eau de graine de lin, eau de riz, breuvages amidonnés) et surtout par les révulsifs: farine de moutarde en frictions ou en applications prolongées (sinapismes): il est rare qu'une saignée, même petite, soit nécessaire chez le cheval de troupe, en général peu pléthorique.

b. — Les purgatifs salins sont très utiles contre la constipation du début, mais ils ne doivent pas être prescrits lorsqu'apparaît la diarrhée ; ils tendent alors à remplacer la sécrétion anormale par une sécrétion physiologique. M. Trasbot leur préfère, à cette période, le bicarbonate de soude, à la dose de 15 à 30 grammes, en raison de son action excitante sur le foie, le rein et toute la muqueuse digestive.

c. — Lorsque la diarrhée est persistante et s'accompagne de douleurs abdominales, les antispasmodiques et les narcotiques seront indiqués et, parmi eux, le chlorhydrate de morphine et le sulfate d'atropine ou l'hyosciamine (quatre granules de chaque toutes les demi-heures, puis toutes les heures, jusqu'à effet).

Ces alcaloïdes calment la douleur en même temps qu'ils tarissent la sécrétion anormale ; si les coliques présentent une certaine intensité, on associera, aux granules précédents, le camphre monobromé aux mêmes doses et en même temps.

La fièvre étant presque toujours modérée, il est rare que les granules défervescents soient nécessaires ; cependant, si la température dépassait 39°, on administrerait les granules de strychnine (arséniate), d'aconitine, de digitaline, un de chaque, toutes les heures, jusqu'à ce que le thermomètre descende à 38°5.

La diarrhée vaincue et les douleurs disparues, on reviendra aux purgatifs rafraîchissants et au bicarbonate de soude.

Bonne hygiène, bons pansages, alimentation légère, choisie (thé de foin, son, farine d'orge, racines et grains cuits, mashs, carottes, vert, soupes diverses, etc.).

ENTÉRITE CHRONIQUE

CAUSES. — Rare chez le cheval de troupe, elle est généralement le résultat de la consommation prolongée de fourrages avariés ou de qualité médiocre, parfois de l'abus des purgatifs et, enfin, souvent, de la transition brusque d'un bon régime à une alimentation défectueuse, du séjour d'écuries chaudes à l'exposition aux intempéries, etc. (guerre de 1870-71).

SYMPTÔMES. — Le principal caractère de la maladie consiste dans une diarrhée albumineuse, persistante, dont les caractères sont variables : tantôt, en effet, elle s'atténue, les matières excrémentitielles deviennent pâteuses et l'appétit semble renaître ; tantôt, au contraire, les sécrétions augmentent, les fèces deviennent plus liquides, les coliques réapparaissent avec l'inappétence et une expulsion plus ou moins abondante de gaz fétides provenant de la fermentation des aliments.

Les animaux maigrissent rapidement, les muscles s'émacient, la peau devient adhérente, sale, le poil terne.

L'appétit est conservé : les animaux éprouvent instinctivement le besoin de réparer leurs forces épuisées, mais l'ingestion des aliments est bientôt suivie d'indigestion, caractérisée par des coliques, du ballonnement et une augmentation de la diarrhée.

Les muqueuses apparentes sont pâles ; la respiration reste à peu près physiologique, le pouls est petit, filant, les battements du cœur un peu plus forts, la température normale, avec, cependant, de temps à autre, quelques poussées de fièvre.

Si l'entérite chronique n'est pas enrayée à temps par un traitement approprié, les animaux ne tardent pas à tomber dans le marasme et à succomber.

ALTÉRATIONS ANATOMIQUES. — A l'autopsie, on trouve de l'émaciation des muscles et certaines lésions de l'anémie ; le tube intestinal paraît comme revenu sur lui-même et donne, au toucher, la sensation d'un corps ferme et solide ; l'inflammation est généralement concentrée sur le gros intestin et une partie seulement de l'intestin grêle. A la surface de la muqueuse, épaissie et indurée par places, on observe de nombreux points dépolis, sortes d'îlots, de couleur rouge terne, au niveau desquels l'épithélium a disparu ; la cavité intestinale renferme un liquide grisâtre (peu abondant dans l'intestin grêle), mélangé à des débris alimentaires riches en albumine et renfermant souvent des bulles gazeuses fétides.

DIAGNOSTIC. — Le diagnostic est facilement établi par la persistance de la diarrhée, qui s'exagère après l'ingestion des aliments.

PRONOSTIC. — Le pronostic est toujours grave, et d'autant plus que la maladie est plus ancienne. Après guérison, il reste toujours une sensibilité persistante de la muqueuse et une grande tendance aux récidives.

TRAITEMENT

Il faut se garder des astringents et des caustiques en solutions diluées, dont l'effet est d'arrêter momentanément la diarrhée, laquelle reparait à bref délai, accompagnée de coliques.

Le traitement sera surtout hygiénique : boissons mucilagineuses ou amylacées, bouillon de viande, farine d'orge, aliments cuits (grains et racines), carottes, vert, etc.

Le traitement médical consistera dans l'administration de boissons goudronnées (voir traitement de la bronchite) et de bicarbonate de soude (10 à 15 grammes par jour); s'il existe un affaiblissement général, un amaigrissement prononcé; si, du reste, on a affaire à des sujets ayant une certaine valeur, on se trouvera bien de l'association de l'arséniate de strychnine et de l'arséniate de fer, environ 10 granules du premier et 40 granules de l'autre, par vingt-quatre heures, administrés par doses fractionnées (2 strychnine et 8 arséniate de fer, à la fois, par exemple).

Contre les recrudescences de coliques et de diarrhée, on pourra utiliser la morphine, l'atropine, l'hyosciamine, le camphre monobromé, comme dans l'entérite aiguë (voir plus haut).

Enfin, les poussées de fièvre que nous avons signalées seront combattues par les granules défervescents (arséniate de strychnine, aconitine, digitaline), comme dans la forme aiguë, c'est-à-dire 2 granules de chaque, toutes les demi-heures ou toutes les heures, jusqu'à ce que la température descende au-dessous de 39.

FIÈVRE

DÉFINITION. — La *fièvre* est caractérisée par l'élévation plus ou moins grande de la température du corps et une accélération des fonctions circulatoires et respiratoires.

CAUSES. — Bien qu'elle ne constitue, à proprement parler, qu'un symptôme des maladies aiguës, infectieuses ou non infectieuses, il existe, cependant, des états fébriles sans lésions organiques appréciables, sans localisation apparente, souvent précurseurs de désordres redoutables, et qu'il est urgent de combattre sans délai, avant même qu'un diagnostic certain ait pu être établi.

TRAITEMENT

En règle générale, il faut agir, chez le cheval, aussitôt que la température atteint et surtout dépasse 39 degrés.

L'arsenal dosimétrique est admirablement pourvu d'armes de précision contre le symptôme *fièvre* et la méthode dosimétrique, employée avec ses règles simples et d'une application si facile, donne journellement d'excellents et indéniables résultats.

Les alcaloïdes le plus souvent utilisés contre la fièvre sont l'aconitine, comme antithermique ; la vératrine, également comme antithermique, rafraîchissant de la peau et antiprurigineux ; la digitaline, comme régulateur de la circulation, la strychnine, comme stimulant vital et augmentant l'action des autres alcaloïdes ; l'arséniate de quinine, comme antipériodique (voyez ces mots à la 2ᵐᵉ partie).

Ces différentes substances sont diversement combinées suivant les cas; généralement, on administre, à la fois, la strychnine (arséniate ou sulfate), l'aconitine et la digitaline, que l'on désigne sous le nom de *granules défervescents*; on y ajoute la vératrine, lorsqu'il paraît y avoir une certaine sensation de prurit à la peau, avec chaleur mordicante.

Pour fixer les idées, lorsque, chez le cheval, la température dépasse 41°, nous donnons 2 granules de chacun de ces alcaloïdes toutes les demi-heures et parfois tous les quarts d'heure, sans désemparer; entre 40 et 41°, ils sont administrés toutes les heures, également sans interruption, puis, jusqu'à dix heures du soir seulement, quand la chaleur morbide oscille entre 39 et 40°; au-dessous de 39°, nous cessons généralement les défervescents; si l'accès fébrile semble revêtir tant soit peu le type intermittent, nous ajoutons l'arséniate de quinine, aux mêmes doses.

Il est presque inutile d'ajouter que cette association d'alcaloïdes sera susceptible de varier suivant des circonstances diverses : l'état du cœur, le rythme et la force du pouls, l'état d'excitation, l'adynamie, etc.

On devra, par exemple, cesser parfois la strychnine ou la digitaline et les remplacer par la quinine; si l'on constate un abaissement de la température avant d'avoir obtenu la régularité de la circulation, on cessera l'aconitine tout en continuant la digitaline, etc., etc.

Nous ne pouvons que tracer ici les règles générales, dans l'impossibilité où nous sommes de prévoir tous les cas possibles.

Il va sans dire qu'au moindre retour offensif de la fièvre, décelé par le thermomètre, on recourt de nouveau aux granules défervescents, dont le choix et la dose sont réglés, comme on l'a vu, par le degré de température.

FIÈVRE TYPHOÏDE

DÉFINITION. — La *fièvre typhoïde* du cheval peut être définie une maladie générale, contagieuse, à localisations variées, que l'on peut considérer comme de nature microbienne, bien que son agent spécifique n'ait pas encore été déterminé d'une manière précise (1), se traduisant par une élévation considérable de la température du corps, une stupéfaction plus ou moins profonde et une coloration spéciale, bien déterminée, des muqueuses apparentes.

HISTORIQUE. — SYNONYMIE. — Nous ne croyons pas devoir faire ici l'historique complet de cette affection, observée de temps immémorial, mais sous des appellations différentes, suivant que certains symptômes avaient plus spécialement attiré l'attention des vétérinaires.

Ainsi on l'a appelée *gastro-entérite*, *gastro-entéro-hépatite*, *fièvre bilieuse*, *fièvre ataxique*, *fièvre adéno-catarrhale*, *typhus*, *vertige abdominal*, etc., pour ne citer que ces noms.

En Allemagne et en Italie, elle est habituellement désignée sous le nom d'*influenza* et, en France, sous celui de *fièvre typhoïde*, que nous adoptons, parce qu'il indique bien les deux principaux symptômes de la maladie : la fièvre et la stupéfaction, sans rien préjuger de sa nature ; aujourd'hui, les praticiens ont à peu près

(1) D'après M. Lignières (communication du 22 juillet 1897 à la Société centrale vétérinaire), la fièvre typhoïde serait fonction d'un microbe spécial, le *cocco-bacille*, et les diverses pneumonies : pleuro-pneumonies, pneumo-entérites infectieuses et même sporadiques, seraient également fonctions de ce même microbe, auquel viendrait s'associer le streptocoque de la gourme (Schütz) ; malgré l'autorité incontestable de M. Lignières, nous attendons de nouvelles recherches et de nouvelles discussions pour formuler à ce sujet une opinion ferme.

abandonné l'assimilation, très séduisante, du reste, et très brillamment soutenue par certains auteurs (1), que l'on a essayé d'établir entre la fièvre typhoïde de l'homme, due à un microbe bien déterminé (bacille d'Eberth) et la fièvre typhoïde du cheval.

Dans l'armée, on a longtemps confondu, sous le nom d'*affections typhoïdes* ou même simplement de *fièvre typhoïde*, des maladies ayant certainement entre elles un air de famille et dues peut-être aux mêmes agents microbiens, mais sensiblement différentes au point de vue clinique.

Nous citerons, notamment, comme étant dans ce cas, la *pneumonie typhoïde*, la *pneumonie infectieuse* et même certaines *pneumonies gourmeuses*, dont la première seule, à notre avis, peut être rattachée à la véritable *fièvre typhoïde*, que nous allons décrire comme une entité morbide spéciale et bien déterminée. Quant à la *pneumo-entérite infectieuse* (Galtier et Violet), que nous n'avons pas encore eu l'occasion d'étudier personnellement d'une façon complète, elle nous paraît, *a priori*, se rattacher à la véritable *fièvre typhoïde*, à localisations à la fois pulmonaires et intestinales.

Du reste, il faut bien reconnaître que la confusion, en ce qui concerne ces divers états morbides, ne saurait avoir, dans la pratique, de bien graves inconvénients, car les moyens employés pour les combattre sont basés, à peu de chose près, sur les mêmes principes, tant au point de vue prophylactique qu'au point de vue curatif.

ÉTIOLOGIE. — D'après les données de la science moderne, la fièvre typhoïde a certainement pour cause déterminante, spécifique, un germe spécial, dont la nature n'est pas encore bien déterminée, ainsi que nous l'avons dit plus haut (peut-être le coccobacille de M. Lignières ?).

La principale des *causes prédisposantes* consiste dans l'encombrement qui survient à la suite de l'importation d'un grand nombre de chevaux à la fois, comme cela a eu lieu, par exemple, en 1866-67 et en 1870-71 ; le jeune âge, le défaut d'entraînement,

---

(1) En particulier, M. le docteur Servoles, vétérinaire principal de première classe, dans sa thèse inaugurale.

amènent également à contracter cette affection, comme toutes les autres maladies d'acclimatement.

Enfin, les causes banales, telles que refroidissement, écart de régime, travail exagéré, remplissent le rôle de *causes occasionnelles*.

Une fois la maladie développée, la contagion, ainsi que l'a démontré, le premier, M. Trasbot, d'Alfort, vers 1872-73, joue dans sa propagation, un rôle capital, mais non pas unique, à notre avis. Quoi qu'il en soit, il est certain que la maladie se transmet par le séjour, même peu prolongé, de sujets sains dans des locaux (écuries, wagons, hangars) où ont séjourné des malades.

SYMPTÔMES. — La symptomatologie de la fièvre typhoïde est extrêmement variée; tantôt cette affection se localise sur tel ou tel appareil d'organes et tantôt elle évolue sans localisation apparente; le plus souvent, les animaux sont pris brusquement.

Les symptômes généraux peuvent se résumer de la manière suivante : faiblesse extrême, somnolence, tête basse; en marche, incoordination des mouvements, titubation du train postérieur; paupières rabattues, œdématiées, yeux mi-clos, pleureurs d'abord, puis chassieux; conjonctives infiltrées, présentant une coloration spéciale, que l'on a comparée à celle du vieil acajou; liseré bleuâtre ou violacé bordant les incisives; légère accélération du pouls et des mouvements respiratoires; température élevée dès le début (40, 41, et même 42 degrés).

On constate, parfois, des cas foudroyants, qui emportent les animaux en quelques heures, par engouement brusque du poumon ou de l'encéphale.

Le sang retiré de la veine présente des caractères particuliers : coagulation rapide, diminution du caillot blanc, augmentation de la quantité de fibrine, des leucocytes, de l'urée; après la mort, le sang est noir et incoagulé, mais il rougit et se coagule au contact de l'air, ce qui le distingue du sang charbonneux.

Si la maladie se localise sur l'appareil respiratoire, on constate, outre les symptômes généraux, les symptômes spéciaux d'une pneumonie (pneumonie typhoïde), mais avec des signes stéthoscopiques moins nets que dans la pneumonie sporadique

ou même infectieuse ; ainsi, le râle crépitant humide et le souffle
tubaire sont souvent à peine perceptibles ; de plus, le jetage rouillé
fait souvent défaut. D'après M. le professeur Trasbot, l'altération
débute au centre des poumons, des deux côtés, et s'étend, en général, plus haut, au-dessus de la portion moyenne, immédiatement en arrière de l'épaule, que vers l'extrémité postérieure.
Lorsqu'une pleuro-pneumonie se déclare, ce qui arrive fréquemment après 3 ou 4 jours, les signes stéthoscopiques sont plus nets.

Si la localisation consiste en une inflammation catarrhale
de la muqueuse laryngo-trachéo-bronchique (angine, bronchite
typhoïde) : respiration accélérée, toux fréquente, quinteuse ;
jetage muqueux, augmentant avec la toux ; engorgement des ganglions lymphatiques de tout l'organisme, sans abcédation.

Si la fièvre typhoïde est localisée sur l'appareil digestif, ce sont
des symptômes d'entérite (entérite typhoïde) qui dominent la
scène morbide : inappétence complète, dos voussé, piétinements,
coliques sourdes, excréments petits, luisants, coiffés ; bouche
sèche et pâteuse, langue fuligineuse, liseré gingival très accusé,
fièvre intense ; après la constipation, diarrhée muqueuse, fétide,
avec persistance des coliques ; amaigrissement rapide, marasme
et souvent mort en 8 à 10 jours.

C'est surtout au cours de la localisation sur l'appareil digestif
que se rencontrent les troubles oculaires qui font donner quelquefois à la maladie le nom de *gastro-entéro-conjonctivite*, mais
nous les avons constatés souvent, en dehors de toute localisation
spéciale, notamment dans l'épizootie qui a sévi, en 1881, sur les
chevaux d'un régiment de dragons, et qui nous a permis d'observer plus de 250 malades.

Dans ce cas, les yeux sont gonflés, œdématiés, pleureurs,
ainsi qu'il a été dit en parlant des symptômes généraux, et la
conjonctive, enflammée et infiltrée, secrète souvent une matière
muco-purulente ; parfois il y a kératite, diminution ou abolition
de la faculté visuelle, congestion de la rétine, dépôt dans l'intérieur de l'œil simulant la fluxion périodique, etc.

Du côté de l'appareil circulatoire, il existe assez fréquemment
de l'endocardite : les battements du cœur, d'abord violents, accélérés, se ralentissent par moments et deviennent parfois intermittents ; en raison de l'infiltration des valvules, les bruits nor-

maux du cœur sont atténués ; le bruit de souffle s'entend quelquefois ; enfin, le ralentissement de la circulation périphérique entraîne parfois une *fourbure* généralement très intense ; presque toujours, peu après le début de la maladie, on constate un engorgement des membres et des parties déclives.

ALTÉRATIONS ANATOMIQUES. — Les altérations anatomiques sont nombreuses et variées : nous en énumérerons seulement les principales :

Si la mort est survenue rapidement, on observe une congestion généralisée des centres nerveux et parfois une congestion pulmonaire pouvant revêtir la forme hémorrhagique ; dans ce cas, le sang est noir, incoagulé, mais il se coagule, s'oxyde et rougit à l'air.

Il est très utile de savoir que si l'autopsie a été quelque peu retardée, surtout dans la saison chaude, on rencontre des lésions qui ne sont pas celles de la fièvre typhoïde, mais bien celles de la putréfaction : ballonnement, renversement du rectum, sang noir et liquide, ne s'oxydant et ne se coagulant plus au contact de l'air, rougissant la tunique interne des vaisseaux (destruction de la plasmine concrescible par la putréfaction ; production de l'ammoniaque servant de mordant ; altération des globules sanguins ; présence de cristaux d'hématine ; coloration du sérum sanguin et des organes très vasculaires, etc.

Si l'affection a évolué moins rapidement, les altérations varient suivant les appareils atteints.

Si la localisation a eu lieu spécialement sur l'appareil respiratoire : hépatisation généralement centrale, irrégulière ; tissu hépatisé friable, rouge jaunâtre, moins foncé que dans la pneumonie franche ; infiltration œdémateuse du poumon, accusée surtout dans les cloisons interlobulaires et autour des gros vaisseaux (pneumonie œdémateuse ; s'il y a en même temps pleurésie, cette dernière ne présente pas de caractères particuliers ; enfin, qu'il y ait pleuro-pneumonie ou seulement pneumonie, on peut trouver une congestion générale du poumon, survenue au dernier moment, et cause prochaine de la mort (Trasbot).

Lorsque le cœur est atteint, on trouve les valvules congestionnées, infiltrées, parfois ecchymosées, en même temps qu'il existe de la congestion pulmonaire étendue.

Les reins sont quelquefois congestionnés : l'urine est légèrement albumineuse.

Si la fourbure complique la maladie, les animaux succombent par suite du décubitus prolongé : il peut y avoir hémorrhagie, désagrégation entre les tissus podophylleux et kéraphylleux, etc. : ce qui, en somme, domine matériellement dans la fièvre typhoïde, c'est la tendance aux stases sanguines.

DIAGNOSTIC. — Le diagnostic est assez facile et se base surtout sur l'intensité de la fièvre, la stupeur, l'extrême faiblesse, l'incoordination des mouvements, l'infiltration des paupières et des conjonctives et leur sécrétion muco-purulente, la coloration particulière des muqueuses apparentes, etc.

PRONOSTIC. — Le pronostic est, le plus souvent, grave; il y a, en général, un assez grand nombre d'animaux atteints et la mortalité est assez considérable, surtout lorsque l'épizootie sévit sur des chevaux jeunes, non encore acclimatés.

Ce pronostic, individuellement, est d'autant plus sévère que les localisations atteignent des organes essentiels : le cœur, le poumon, la plèvre, etc.

On remarque souvent, au déclin d'une épizootie, un grand nombre de cas bénins, ne se traduisant que par un peu de faiblesse et d'inappétence pour l'avoine, des paupières un peu infiltrées, des yeux mi-clos, légèrement chassieux, une élévation modérée de la température (39° à 39° 5). Nous avons constaté ce fait dans la grande épizootie de 1881.

TRAITEMENT

Les principes qui nous servent de guides dans le traitement de la fièvre typhoïde comme, du reste, dans celui d'un certain nombre d'autres maladies infectieuses, parmi lesquelles nous citerons surtout les maladies dites d'acclimatement, peuvent se résumer de la manière suivante :

Soutenir la vitalité, — combattre la fièvre, la stupeur et la tendance à la stase sanguine, — obtenir des organes servant d'émonctoires leur maximum de fonctionnement — prévenir et combattre les localisations ou les complications.

a. — La première indication sera remplie par une hygiène aussi parfaite que possible, de bons pansages, des couvertures chaudes, des frictions sèches et des massages sur tout le corps, méthodiquement pratiqués, de manière à porter à leur summum les fonctions de la peau ; on donnera des aliments choisis, du thé de foin en quantité proportionnée à l'appétit des malades, dont l'organisme, du reste, trouvera, dans les médicaments ou substances que nous allons énumérer et dont presque tous remplissent à la fois plusieurs indications, de nombreux éléments de stimulation.

b. — La fièvre, la stupeur et la tendance aux stases sanguines seront combattues à la fois par les granules défervescents : strychnine (arséniate ou sulfate), stimulant vital, combattant la paralysie des vaso-constricteurs et, par conséquent, les congestions ; digitaline, tonique puissant du cœur, régularisant la circulation ; aconitine et vératrine, comme antithermiques ; café, diurétique et stimulant cardiaque : 2 litres par jour d'infusion *légèrement* alcoolisée.

Les granules dosimétriques qui viennent d'être indiqués seront employés aux doses et suivant la méthode indiquée à l'article « Fièvre ». (Voyez ce mot.)

Comme moyens accessoires de diminuer l'état fébrile, nous employons aussi les alcalins (sulfate et carbonate de soude, hypagol, azotate de potasse), les lavements, les lotions vinaigrées, etc.

c. — Pour obtenir des organes éliminateurs leur maximum de fonctionnement, nous employons les purgatifs salins, qui ont pour résultat secondaire d'augmenter l'appétit et de diminuer la fièvre (sulfate de soude ou de magnésie, hypagol, à dose rafraîchissante ou purgative) ; les diurétiques salins, comme l'azotate de potasse (15 grammes) ; les diurétiques chauds, comme l'essence de térébenthine, ce précieux agent, à la fois stimulant, antiputride et diaphorétique (10 à 15 grammes) ; les sudorifiques comme l'acétate d'ammoniaque, qui est, en même temps, excitant diffusible, expectorant et diurétique (100 à 150 grammes) ; la chaleur artificielle, etc., toutes substances ou moyens tendant à augmenter la sécrétion des glandes gastro-intestinales, hépatiques, rénales et cutanées.

d. — Pour prévenir ou combattre les localisations, nous employons, dès le début, la médication révulsive, au moyen de la moutarde sous toutes ses formes (ordinaire, Rigollot, Savary), employée en frictions, en sinapismes ; on utilise parfois le liniment Bourgeaud, dont la formule a été donnée à l'article « Anasarque » (voyez ce mot) et parfois le liniment ammoniacal.

Nous ferons remarquer qu'un certain nombre de médicaments utilisés en vue d'indications spéciales, remplissent, en outre, le rôle de révulsifs internes, ajoutant leur effet dérivatif à celui des révulsifs externes (sulfate de soude, sel de nitre, essence de térébenthine, etc.).

e. — Complications, symptômes divers. — La fourbure sera combattue ainsi qu'on l'indiquera à l'article « Fourbure » (voyez ce mot) ; contre les douleurs musculaires, assez fréquentes, on emploiera les granules de sulfate d'atropine (2 granules toutes les demi-heures).

La constipation sera combattue par le sulfate de soude, les décoctions mucilagineuses, en breuvages, en boissons ou en lavements ; la diarrhée, par les émollients, les grains cuits : orge, riz ; le sulfate d'atropine, le chlorhydrate de morphine (voyez diarrhée).

Dans le cas de localisation sur l'appareil respiratoire, si la respiration est très accélérée, haletante, les naseaux dilatés, l'encolure tendue, le *facies* anxieux, nous n'hésitons pas à employer les déplétions sanguines, lesquelles, presque toujours, procurent un soulagement immédiat et préviennent l'asphyxie ; dans ce cas, nous préférons une saignée petite (1500 à 2500 grammes au plus), que nous répétons au besoin.

M. le professeur Trasbot, qui a fait, de la fièvre typhoïde, une étude spéciale en 1872-73, considère la saignée comme « le plus puissant moyen de juguler la maladie, au moins de prévenir ses graves complications de congestion ». Malgré l'autorité incontestable du savant clinicien d'Alfort, nous croyons que, sur le cheval de troupe tout au moins, ce moyen doit être réservé pour les cas exceptionnels.

FOURBURE

Définition. — La *fourbure* consiste en une congestion des tissus kératogènes, avec déformation fréquente, mais non constante, du sabot; on l'observe assez souvent sur le cheval de troupe.

Division. — Lorsque la congestion est simple et plus ou moins inflammatoire, la fourbure est dite *aiguë* et se termine souvent par résolution, mais si elle se prolonge, en se compliquant d'altérations plus ou moins graves et tenaces, et surtout d'une hypersécrétion de la matière cornée, elle est désignée sous le nom de *fourbure chronique*.

Il ne sera question ici que de la fourbure aiguë, forme dans laquelle le traitement dosimétrique est susceptible d'exercer une action des plus favorables, en prévenant ou en jugulant la maladie, ou, tout au moins, en favorisant la résolution, résultat complet auquel doit tendre le praticien par tous les moyens en son pouvoir.

Le traitement de la fourbure chronique est presque exclusivement du ressort de la chirurgie.

Nature de la maladie. — On sait que certains auteurs ont considéré la fourbure comme une simple localisation d'une maladie générale, que Rodet, pour ne citer que celui-là, considérait comme une « fièvre inflammatoire ou angioténique », en raison même des circonstances particulières dans lesquelles se manifeste parfois cette affection, et en dehors, bien entendu, de certaines maladies infectieuses, telles que la fièvre typhoïde, dont la stase sanguine des tissus kératogènes n'est qu'une manifestation, nous ne sommes pas très éloigné de partager cette manière de voir, sur laquelle il ne nous paraît pas utile d'insister pour le moment, la question ne présentant, à notre avis, qu'un intérêt secondaire au point de vue de la thérapeutique, que nous avons surtout à considérer.

ÉTIOLOGIE. — Le plus souvent, la fourbure n'est pas due à une cause unique, mais bien à un concours de circonstances particulières, que nous allons passer en revue.

Il ne faut pas oublier, du reste, qu'avant les symptômes locaux, les malades présentent, parfois, un état général susceptible de faire soupçonner une affection imminente : mais il faut bien avouer que, dans la plupart des cas, ces prodromes passent inaperçus et que la maladie paraît attaquer subitement des sujets en pleine santé.

a. — Parmi les causes prédisposantes de la fourbure, nous citerons : une nourriture trop substantielle et surtout une alimentation par des grains autres que l'avoine, tels que blé, orge, seigle, etc. ; en ce qui concerne ce dernier, nous demandons la permission de citer une observation personnelle qui nous paraît probante : Vers la fin de juillet et au commencement d'août 1870, pendant la guerre franco-allemande, les chevaux des trois batteries de la troisième division d'infanterie auxquelles nous étions attaché comme vétérinaire, durent, pendant quelques jours, et par force majeure, être alimentés, en grande partie, avec du seigle en grains ; à ce moment, la division était bivouaquée et au repos ; le 4 août, elle reçut un ordre de mouvement et évolua à peu près toute la journée. Or, le soir, à l'arrivée au bivouac, et le lendemain matin, un assez grand nombre de chevaux furent atteints de fourbure plus ou moins grave, que nous rattachâmes, sans hésiter, à l'alimentation par le seigle, lequel fut supprimé sur l'heure ; alors cessèrent les cas de fourbure ; ce fait ne semble-t-il pas avoir la valeur d'une véritable expérience ?

Il va sans dire que l'avoine elle-même, donnée en trop grande quantité, peut prédisposer également à la fourbure, surtout si elle est nouvelle ; les fourrages artificiels ont été également incriminés, mais, dans l'armée, nous n'avons jamais constaté leur

influence à cet égard, en raison, sans doute, de ce que leur consommation ne dépasse pas une certaine mesure.

Les saisons et les climats chauds prédisposent également à la
fourbure; il en est de même de la stabulation, du repos forcé, de
l'appui prolongé sur un membre par suite du défaut de fonctionnement de son congénère ayant subi une opération chirurgicale
ou atteint de blessure grave.

b. — La cause occasionnelle la plus fréquente de la fourbure
aiguë consiste dans une course sur un sol dur ou accidenté, surtout pendant les chaleurs; cette affection est, par conséquent,
beaucoup plus fréquente sur les sujets employés à des allures
rapides que sur ceux qui travaillent au pas.

On a dit que la fourbure peut succéder aux congestions de
l'appareil intestinal; nous n'avons jamais eu l'occasion de constater cette cause sur le cheval de troupe, non plus que la fourbure succédant à la parturition ou à l'avortement.

Enfin, nous savons que la fourbure accompagne parfois certaines maladies infectieuses, telles que le charbon, la fièvre
typhoïde, etc.

Symptômes. — Avant la manifestation des signes particuliers
de la fourbure, on constate, presque toujours, quelques symptômes généraux : abattement, inappétence, sécheresse buccale,
constipation, fièvre, injection des muqueuses, tremblements
musculaires, etc.; mais ces prodrômes, il faut bien l'avouer,
peuvent passer inaperçus et l'on constate souvent d'emblée les
phénomènes suivants : chaleur, douleur vive, extrême sensibilité
des pieds atteints; marche pénible, grande difficulté dans l'appui,
en même temps : physionomie anxieuse, pouls tendu, respiration
accélérée, élévation de la température rectale, sueurs, tremblements musculaires, etc.

Il est à remarquer que la fourbure attaque toujours un bipède
antérieur ou postérieur ou les quatre pieds à la fois, mais jamais
un bipède latéral à l'exclusion du bipède opposé, et c'est seulement après un appui prolongé sur un *seul* pied d'un bipède antérieur ou postérieur que la maladie se localise dans un sabot
unique.

Si la fourbure siège aux pieds antérieurs, ces derniers sont portés en avant de la ligne d'aplomb, l'appui se faisant sur les talons, et les membres postérieurs s'engagent sous le centre de gravité, de manière à supporter la presque totalité du poids du corps ; lorsque la maladie n'atteint que les pieds antérieurs, les animaux restent pendant longtemps debout, trépignant plus ou mois sur place, mais quand, épuisés, ils se couchent, ils ne se relèvent que très difficilement et les membres sont agités de mouvements continuels, causes d'excoriations sur les parties saillantes.

Si la fourbure atteint seulement les pieds postérieurs, les quatre pieds sont rapprochés, les postérieurs portés en avant pour que l'appui s'effectue principalement par les talons, et les antérieurs dirigés en arrière, se rapprochant du centre de gravité, pour soulager les membres postérieurs.

Dans ce cas, les trépignements causés par la douleur, sont plus accentués, la marche plus difficile, le décubitus se produit plus tôt que dans la fourbure antérieure et le relever est presque impossible.

Dans la fourbure des quatre pieds, l'attitude est la même que dans la fourbure antérieure, les antérieurs portés en avant, les postérieurs sous le centre de gravité, mais les membres sont écartés, de manière à effectuer leur appui principal sur le bord interne de la paroi ; la locomotion, presque impossible, occasionne des souffrances intolérables dénotées, au lever, par des mouvements presque convulsifs des membres, qui ne reviennent à l'appui qu'avec hésitation.

TERMINAISONS. — La fourbure aiguë peut se terminer par résolution rapide (3 ou 4 jours) ou par résolution lente (8 à 10 jours). parfois, l'amélioration est tellement rapide qu'on a désigné cette terminaison sous le nom de *délitescence* ; dans tous les cas, après la résolution, les animaux atteints sont exempts de toute altération consécutive des sabots ou des tissus sous-cornés.

Quand la résolution n'a pas été obtenue, la fourbure est toujours suivie d'accidents de différents ordres, aboutissant à ces déformations de la boîte cornée (fourbure chronique), et dont nous n'avons pas à nous occuper ici.

La fourbure peut se terminer également par hémorrhagie ou apoplexie des tissus sous-ongulés, par inflammation exsudative de ces mêmes tissus, par suppuration et, enfin, par gangrène.

On l'a vue se compliquer parfois de pneumonie et surtout de pleuro-pneumonie, de myélite (Zundel).

DIAGNOSTIC. — Le diagnostic est relativement facile: l'attitude de l'animal, le poser des pieds en talons, la chaleur et l'extrême sensibilité des sabots empêcheront de confondre la fourbure avec l'effort de rein, la paralysie commençante, etc.

PRONOSTIC. — Le pronostic est d'autant plus grave que la maladie est plus ancienne, plus intense et plus étendue: la fourbure chronique enlève au sujet une grande partie de sa valeur.

ALTÉRATIONS ANATOMIQUES. — Si l'on a l'occasion d'examiner les pieds de sujets ayant succombé pendant la période initiale de la fourbure, alors qu'il y a congestion simple des tissus kératogènes, on s'assure que ces derniers, de couleur rouge foncé, ont augmenté d'épaisseur et sont distendus par le sang, qui s'en écoule abondamment à la moindre incision; si la fourbure date de quelques jours, le tissu podophylleux est infiltré de lymphe plastique; s'il y a eu hémorrhagie, on trouve du sang épanché entre les feuillets podophylleux et kéraphylleux; on constate la présence du pus en cas de suppuration et une couleur livide des tissus lors de gangrène.

Dans la fourbure chronique, les lésions sont beaucoup plus considérables, mais nous n'avons pas à nous y arrêter ici.

TRAITEMENT

Nous avons dit plus haut que la fourbure, avant de se manifester par les symptômes particuliers qui lui sont propres, était précédée de symptômes généraux.

Or, s'il est une règle absolue en dosimétrie, c'est de combattre les troubles fonctionnels, et surtout la fièvre, avant tout diagnostic précis et quelle que soit l'affection qui menace l'organisme. Alors, ou bien on évitera toute localisation et la maladie sera jugulée, ou bien cette dernière apparaîtra et évoluera avec des symptômes atténués.

Donc, lorsque, chez un animal, on constate un malaise général, des frissons, de l'inappétence, de la courbature, de l'adynamie, une soif vive, une accélération des mouvements respiratoires et du pouls, une élévation notable de la température, etc., il est urgent d'instituer, sur l'heure, et sans se préoccuper du diagnostic, la médication défervescente, comprenant les purgatifs et les diurétiques salins, l'aconitine, la strychnine, la digitaline, la vératrine, la quinine, etc., administrés aux doses et de la manière que nous avons précisées à l'article « Fièvre », auquel nous renvoyons pour éviter des redites.

Si la maladie n'a pu être jugulée, on commencera immédiatement, dès les premiers indices pouvant faire soupçonner la fourbure, le traitement spécial de cette affection, tout en continuant la médication défervescente jusqu'à ce que la température s'abaisse au-dessous de 39° (voyez fièvre).

Aussitôt que le moindre indice signale le début de la congestion de l'appareil kératogène, tous les efforts doivent tendre à faire disparaître, ou, tout au moins, à diminuer l'intensité de cette congestion. Nous allons résumer brièvement les moyens, qui, à notre avis, paraissent les plus propres à obtenir ce résultat, passant sous silence les médications surannées dont l'expérience a fait justice :

Saignée le plus souvent large et abondante ; bains froids fréquents, précédés et suivis de frictions sèches vigoureuses sur les canons ; entre chaque bain, promenade d'une demi-heure environ sur un bon terrain, s'il est possible ; frictions térébenthinées sur les cuisses et les avant-bras, comme moyen dérivatif et surtout pour exciter les animaux à marcher.

A l'écurie, enveloppement des pieds par des cataplasmes de farine de lin, de terre glaise mélangée à du sulfate de fer ou à d'autres astringents, ou simplement avec des étoffes tenues constamment mouillées.

À l'intérieur, alimentation et boissons rafraîchissantes : hypagol, sulfate de soude ou de magnésie, crème de tartre, bicarbonate de soude, azotate de potasse, etc.

Le traitement des complications et de la fourbure chronique est du ressort de la chirurgie.

GOURME

DÉFINITION. — La *gourme* du cheval est une maladie infectieuse, microbienne, éminemment contagieuse, caractérisée par une inflammation catarrhale des premières voies respiratoires, une tendance à la suppuration dans tout l'organisme, surtout dans le tissu conjonctif et les ganglions lymphatiques et des éruptions diverses à la peau.

NATURE DE LA GOURME. — Le cadre de cet ouvrage ne comporte pas la discussion approfondie des diverses opinions émises jusqu'à ce jour sur la nature de la gourme, mais nous ne pouvons passer sous silence, en raison de la haute autorité de son auteur, M. le professeur Trasbot, d'Alfort, celle qui considère la gourme comme n'étant autre chose que la *variole* du cheval.

Pour M. Trasbot, l'éruption que l'on désignait autrefois sous le nom de *rhinite pemphygoïde* (Dard), d'*herpès phlycténoïde*, puis de *horse-pox* (H. Bouley) et que l'on considérait comme une complication de la gourme, constitue, au contraire, le fait essentiel de la maladie elle-même, dont les autres symptômes : inflammations catarrhales, lymphatiques, ganglionnaires et viscérales ne seraient que des épiphénomènes.

Pour M. Trasbot, la gourme qui se manifeste sans l'éruption caractéristique n'est pas la gourme, mais une affection simplement inflammatoire, non spécifique ; pour le savant professeur, « ou bien, il faut supprimer le mot gourme, ou bien il faut l'appliquer à la maladie spéciale, spécifique, décrite sous le nom de rhinite pemphygoïde, d'herpès phlycténoïde, de horse-pox, et qui est la variole du cheval ».

Il faut bien reconnaître que le nombre des vétérinaires qui ont

pituitaire injectée d'abord, puis franchement enflammée et présentant une couleur d'un rouge foncé ; parfois pétéchies, discrètes ou confluentes ; toux sèche d'abord et répétée, coïncidant avec l'absence du jetage ou la présence d'un jetage clair, séreux, opalin ; puis, toux plus grasse, coïncidant généralement avec l'augmentation et l'épaississement du jetage ; celui-ci est d'un blanc légèrement jaunâtre, franchement purulent, non adhérent aux ailes du nez, grumeleux, ou bien d'un jaune plus ou moins foncé et présentant des parcelles alimentaires.

Lorsque l'inflammation domine dans le larynx et la trachée : respiration de plus en plus accélérée, souvent sifflante ou accompagnée de *ronchus* sonores (cornage) ; anxiété, tête allongée, tendant à former, avec l'encolure, une ligne moins brisée. Si la pharyngite domine : déglutition difficile, souvent presque impossible ; lors de la déglutition des aliments solides, une certaine quantité de ceux-ci sont rejetés par les cavités nasales et viennent souiller le jetage ; les liquides ressortent quelquefois à pleins naseaux ; nous avons observé des malades chez lesquels pharyngite et laryngite, marchant de pair, produisaient une anxiété telle que l'asphyxie était imminente ; cependant nous avons été très rarement forcé de pratiquer la trachéotomie.

Outre les symptômes d'angine pharyngée ou laryngée, on constate parfois des bronchites, des pneumonies, des pleuropneumonies, avec tout leur cortège de symptômes, localisations redoutables, surtout lorsqu'il s'agit de ces deux dernières.

La collection des poches gutturales n'est pas absolument rare.

d. — Appareil circulatoire. — Pouls variable : tantôt petit, vite, avec artère molle et dépressible, tantôt fort et vite, avec artère pleine ; battements du cœur faibles ou forts, avec ou sans résonnance métallique ; ces différences tiennent au tempérament des sujets et l'on voit qu'il n'y a là rien de constant ; conjonctives d'un rouge plus ou moins foncé, quelquefois jaunâtres, présentant fréquemment une sécrétion de même aspect que le jetage ; on remarque rarement le boursoufflement des paupières et de la conjonctive observés dans l'affection typhoïde.

Œdèmes sur diverses parties du corps et principalement aux parties déclives, aux membres, lesquels présentent des engorge-

surmenage, écart de régime, émigration, voyages en chemin de fer.

c. — *Cause efficiente.* — Multiplication, dans l'organisme, du streptocoque de Schütz.

Les animaux prédisposés contractent très facilement la gourme dans les wagons de transport contaminés, les locaux infectés des dépôts de remonte et des régiments et la maladie se propage, souvent avec une grande rapidité, sous l'influence de la contagion, soit directe, par contact immédiat, soit par l'intermédiaire des abreuvoirs, des aliments, de la litière, des pièces de harnachement, etc.

De temps immémorial, on a distingué une gourme *bénigne* ou *régulière* et une gourme *maligne*, s'accompagnant de complications graves ; nous n'attacherons pas autrement d'importance à cette division, dont les caractères ne sont pas absolument tranchés et nous allons énumérer, aussi succinctement et aussi méthodiquement que possible, les principaux symptômes de l'affection gourmeuse, tels que nous les observons, le plus souvent, sur les jeunes chevaux de l'armée.

Quelques-uns de ces symptômes, est-il besoin de le dire, manquent parfois ou prédominent et leur association varie suivant les sujets, les tempéraments, les circonstances diverses, etc.

a. — *Habitude extérieure.* — Tristesse, nonchalance, mollesse en marche, caractérisée parfois par un défaut de coordination entre les mouvements de l'avant-main et ceux de l'arrière-main, comme au début de la fièvre typhoïde ; attitude fatiguée à l'écurie, tête basse, etc.

b. — *Appareil digestif.* — Appétit diminué d'abord, puis presque complètement aboli ; soif le plus souvent augmentée ; généralement, l'appétence pour les fourrages disparaît la dernière, et presque jamais d'une manière complète, sinon dans les cas très graves ; bouche plus ou moins chaude, langue blanchâtre, quelquefois salive mousseuse, abondante ; borborygmes ; excréments petits, durs, souvent recouverts de mucosités, quelquefois décolorés ; parfois, mais plus rarement, diarrhée.

c. — *Appareil respiratoire.* — Mouvements du flanc plus ou moins accélérés dès le début ou peu de temps après l'invasion pituitaire injectée d'abord, puis franchement enflammée et présentant une couleur d'un rouge foncé ; parfois pétéchies, discrètes ou confluentes ; toux sèche d'abord et répétée, coïncidant avec l'absence du jetage ou la présence d'un jetage clair, séreux, opalin ; puis, toux plus grasse, coïncidant généralement avec l'augmentation et l'épaississement du jetage ; celui-ci est d'un blanc légèrement jaunâtre, franchement purulent, non adhérent aux ailes du nez, grumeleux, ou bien d'un jaune plus ou moins foncé et présentant des parcelles alimentaires.

Lorsque l'inflammation domine dans le larynx et la trachée : respiration de plus en plus accélérée, souvent sifflante ou accompagnée de *ronchus* sonores (cornage) ; anxiété, tête allongée, tendant à former, avec l'encolure, une ligne moins brisée. Si la pharyngite domine : déglutition difficile, souvent presque impossible ; lors de la déglutition des aliments solides, une certaine quantité de ceux-ci sont rejetés par les cavités nasales et viennent souiller le jetage ; les liquides ressortent quelquefois à pleins naseaux ; nous avons observé des malades chez lesquels pharyngite et laryngite, marchau.t de pair, produisaient une anxiété telle que l'asphyxie était imminente ; cependant nous avons été très rarement forcé de pratiquer la trachéotomie.

Outre les symptômes d'angine pharyngée ou laryngée, on constate parfois des bronchites, des pneumonies, des pleuro-pneumonies, avec tout leur cortége de symptômes, localisations redoutables, surtout lorsqu'il s'agit de ces deux dernières.

La collection des poches gutturales n'est pas absolument rare.

d. — *Appareil circulatoire.* — Pouls variable ; tantôt petit, vite, avec artère molle et dépressible, tantôt fort et vite, avec artère pleine ; battements du cœur faibles ou forts, avec ou sans résonnance métallique ; ces différences tiennent au tempérament des sujets et l'on voit qu'il n'y a là rien de constant ; conjonctives d'un rouge plus ou moins foncé, quelquefois jaunâtres, présentant fréquemment une sécrétion de même aspect que le jetage ; on remarque rarement le boursoufflement des paupières et de la conjonctive observés dans l'affection typhoïde.

Œdèmes sur diverses parties du corps et principalement aux parties déclives, aux membres, lesquels présentent des engorgements plus ou moins persistants, indice d'une difficulté dans la circulation capillaire. Nous aurons à revenir sur les signes fournis par le pouls, en traitant tout à l'heure la question de la température, seule mesure certaine de la fièvre.

e. — Appareil lymphatique. — Ganglions lymphatiques souvent engorgés, enflammés, ainsi que le tissu conjonctif périphérique, inflammation pouvant se terminer par résolution, mais, le plus souvent, suivie d'abcès nombreux, donnant un pus épais, crémeux, de bonne nature ; chez certains malades, un cornage intense indique une inflammation des ganglions bronchiques, et la maigreur persistante, chez un sujet guéri en apparence, peut souvent faire craindre une inflammation chronique des ganglions mésentériques.

f. — Appareil urinaire.— Au début, urine rare, épaisse, d'un jaune foncé, caractères changeant bientôt sous l'influence de la maladie et du traitement.

g. — Système nerveux. — Lorsque les voies aériennes permettent suffisamment l'accès de l'air, on constate seulement une faiblesse générale et les divers signes du début (voyez habitude extérieure) ; mais, chez les sujets menacés d'asphyxie par l'occlusion presque complète de la région pharyngo-laryngée, on remarque de la somnolence, les yeux fixés avec dilatation des pupilles, une attitude chancelante, de légers soubresauts, surtout dans les membres antérieurs et, parfois, un véritable coma ; la sensibilité de la région lombaire est, le plus souvent, conservée : elle disparaît généralement dans le cas d'occlusion des voies respiratoires amenant un commencement de désoxygénation du sang : c'est toujours un indice grave.

h. — Manifestations cutanées ou muqueuses. — On observe souvent, au cours de la gourme, diverses éruptions, dont la plus fréquente est le *horse-pox* ou *variole* du cheval, que M. le professeur Trasbot considère comme étant la gourme elle-même, opinion que nous ne saurions partager, pour le moment, car, sur un grand nombre de malades, malgré des recherches consciencieuses, il nous a été impossible de trouver la moindre trace d'éruption.

Le horse-pox siège principalement à la commissure des lèvres, à la face interne des joues, parfois aux canons, aux paturons, etc., il se manifeste par les symptômes suivants : élevures de la grosseur d'un pois à une petite noisette, se recouvrant de vésicules aplaties à leur sommet, contenant un liquide clair d'abord, puis blanchâtre et purulent ; rupture des vésicules, qui font place à des plaies circulaires, à bords taillés à pic, se recouvrant de croûtes grisâtres et marchant rapidement et d'une façon régulière vers la cicatrisation ; lèvres tuméfiées, inflammation des lymphatiques, qui forment un cordon se rendant de la région malade vers les ganglions sous-glossiens, en contournant le col du maxillaire ; ce cordon peut, exceptionnellement, s'indurer et persister pendant toute la vie de l'animal, ainsi que nous en avons constaté un exemple.

Lorsque le horse-pox siège sur les lèvres ou à la face interne des joues, les symptômes sont un peu différents : les plaies qui succèdent à la rupture des vésicules sont rouges à leur surface et limitées par un rebord blanchâtre ; les lèvres épaissies, souvent béantes, laissent écouler une salive claire abondante, visqueuse.

Parfois le horse-pox se manifeste sur la pituitaire, et sa présence ne laisserait pas que d'inspirer quelque inquiétude, malgré les caractères qui le différencient des pustules morveuses, si l'on n'avait égard à l'épizootie régnante et aux autres symptômes gourmeux.

On observe, parfois, des cordes lymphatiques à la face, sur les membres, se terminant par des abcès donnant un pus de bonne nature.

i. — *Étude de la température.* — De nombreux tracés, établis avec le plus d'exactitude possible, nous ont permis d'étudier, d'une manière spéciale, le degré et la marche de la température dans l'affection gourmeuse.

La marche de la température n'a rien de fixe et ne peut servir à caractériser cette affection ; cependant, son étude est des plus importantes au point de vue du diagnostic, du pronostic et du traitement, car elle permet, d'une part, de constater la gourme au début, même avant ses manifestations les plus objectives, surtout pendant une épizootie ; d'autre part, de modifier un pronostic que ces mêmes symptômes objectifs pourraient aggraver ou atténuer, et, enfin, d'appliquer un traitement dès le début, alors que la fièvre seule annonce le processus morbide qui va se développer.

De l'examen attentif d'un grand nombre de courbes, nous nous croyons en droit de tirer les conclusions suivantes :

1º La température, et, par conséquent, la fièvre, est, le plus souvent, très élevée *dès le début de la gourme*; il est rare qu'elle n'atteigne pas 40º au minimum, et nous l'avons vue s'élever jusqu'à 42º et plus.

2º Le pouls et la température sont loin de marcher toujours de pair, et une fièvre intense n'est pas toujours indiquée par un pouls fréquent ; parfois, même, ce pouls reste normal ou à peu près, surtout au début ; dans d'autres cas, les pulsations, quoique plus nombreuses, ne le sont pas proportionnellement à la température.

C'est ce qui arrive le plus souvent au début : une fois l'affection à sa période d'état, on voit plus de proportionnalité entre les deux symptômes ; on constate quelquefois, mais rarement, un pouls élevé avec une température relativement faible.

En résumé, le début de la gourme coïncide souvent avec un pouls presque normal et une température le plus souvent élevée, ce qui prouve bien que c'est au thermomètre seul qu'il faut toujours demander des indications certaines relativement à la fièvre.

3º Les mouvements respiratoires, souvent en nombre physiologique au début, dépassent rarement le chiffre 30, qu'ils n'atteignent presque jamais, à moins de complications pulmonaires ; le plus souvent, ce nombre oscille entre 15 et 25 ; tantôt il suit les oscillations du pouls et de la température, tantôt il s'en affranchit.

Il semble rationnel que, dans la fièvre, lorsque la température est élevée, le pouls soit fréquent et la respiration accélérée, mais l'observation démontre qu'il n'y a là rien de fixe et qu'il ne faut pas toujours considérer cette concordance comme absolue.

4º On remarque assez souvent, dans la gourme, une grande amplitude des oscillations, mais le fait n'est pas constant et, parfois les oscillations ne dépassent pas l'amplitude de celles constatées dans la fièvre typhoïde.

5º On observe, le plus souvent, une exacerbation vespérale et une rémission matinale, mais certaines circonstances particulières peuvent modifier cette proposition et même la renverser.

6° On remarque fréquemment, dans la gourme, au moment où s'établit la convalescence et où la température a gagné à peu près la zone normale (entre 38 et 39°), une élévation brusque que rien ne semblait faire présager ; généralement, cette exacerbation, dont l'amplitude peut atteindre deux degrés, est temporaire et ne retarde que très peu la guérison.

7° Lorsque la température, après avoir été très élevée, diminue rapidement pour se maintenir, avec persistance, dans les environs de 40°, c'est généralement un indice de gourme grave et un signe des plus fâcheux.

En terminant ce qui a trait à la symptomatologie, nous dirons que l'un des caractères de l'affection gourmeuse étant la suppuration, on peut rencontrer cette dernière dans tous les tissus de l'économie et même dans les centres nerveux (1).

MARCHE. — Dans la majorité des cas, la maladie tend franchement vers la guérison, en suivant une marche graduellement décroissante ; parfois, cette décroissance est troublée par un retour offensif de la fièvre ; on constate, assez fréquemment, de véritables rechutes.

DURÉE. — COMPLICATIONS. — Dans l'armée, la moyenne de la durée de la gourme est d'environ 15 à 20 jours.

Les complications de pneumonie, et surtout de pleuro-pneumonie, entraînent le plus souvent la mort, qui peut être causée également par infection purulente, septicémie gangréneuse, ouverture d'abcès viscéraux, etc.

DIAGNOSTIC. — Le diagnostic de la gourme est relativement facile ; il est certifié par la présence, dans le jetage ou la suppuration, du *streptocoque de Schütz*.

(1) Nous sommes entré, à propos de la symptomatologie de la gourme, dans des détails plus étendus que ne le comporte le cadre de cet ouvrage, dont l'objet principal est la thérapeutique ; notre excuse est la grande importance que nous attachons à cette maladie, qui a fait l'objet de nos observations assidues depuis trente ans.

PRONOSTIC. — Le pronostic de la gourme, sans complications viscérales, est généralement peu grave.

TRAITEMENT

L'un des résultats, et nous dirons même le résultat le plus important que se propose la *dosimétrie*, consiste, ainsi que nous l'avons maintes fois répété, dans la *jugulation*, l'*avortement*, si l'on peut s'exprimer ainsi, des maladies aiguës, qu'elles soient ou non infectieuses.

Or, bien que la gourme soit, à notre avis, une des affections qui se prêtent le moins à cette jugulation, nous sommes convaincu, ainsi que nous l'ont démontré une pratique déjà longue et, en particulier, les expériences *officielles* effectuées au corps il y a une dizaine d'années, qu'il n'est pas impossible de l'obtenir, à la condition d'agir énergiquement dès le début.

Lorsque, par exemple, dans une agglomération de jeunes chevaux où sévit la maladie, un sujet présente les symptômes généraux par lesquels elle débute habituellement (abattement, faiblesse, inappétence, fièvre, toux, etc.), il y a lieu d'employer, sans retard, une médication active, de manière à éviter, ou, tout au moins, à atténuer les manifestations extérieures par lesquelles se caractérise l'affection, et c'est là que les médicaments et la méthode dosimétriques rendront au praticien les plus grands services.

La fièvre sera combattue par les alcalins : sulfate de soude ou de magnésie, hypagol, comme purgatifs ; azotate de potasse, comme diurétique ; les lavements frais, puis, les granules défervescents : strychnine (arséniate ou sulfate), aconitine, digitaline et vératrine, employés de la manière et aux doses indiquées à l'article « fièvre », c'est-à-dire deux granules de chaque, toutes les demi-heures, jour et nuit, lorsque la température dépasse 41°, puis, toutes les heures dans les mêmes conditions, lorsque cette température oscille entre 40 et 41° ; entre 39 et 40°, les alcaloïdes sont donnés également toutes les heures, d'abord, puis toutes les deux heures ; au-dessous de 39°, on cesse leur administration, sauf à y revenir au moindre retour offensif de la fièvre.

Il va sans dire que les doses et le mode d'administration des alcaloïdes granulés sont susceptibles de varier suivant des circonstances que le praticien seul est à même d'apprécier et le *modus faciendi* indiqué ci-dessus n'a d'autre but que de fixer *grosso modo* les idées des vétérinaires qui n'ont pas encore eu l'occasion d'utiliser ces précieux agents.

Si, avec les symptômes généraux, on constate un léger jetage clair, on emploiera les injections crésylées ou lysolées à 2 0 0 dans les cavités nasales (2, 3 ou 4 fois dans la journée); s'il est vrai, comme l'affirment certains auteurs et, entre autres, M. Champetier, que le microbe gourmeux se développe d'abord dans les cavités nasales pour, de là, se répandre dans toute l'économie, il sera peut-être possible, au moyen de ces injections, d'empêcher l'infection générale, en détruisant sur place le microbe.

En résumé, nous sommes convaincu, d'après nos expériences personnelles, que la médication comprenant, à la fois, les granules défervescents, les purgatifs salins et les injections antiseptiques dans les cavités nasales, sont susceptibles d'enrayer l'affection gourmeuse ou, tout au moins, d'influer, d'une façon heureuse, sur sa marche et ses terminaisons.

Si, malgré le traitement du début, la gourme effectue son évolution, il sera alors indispensable d'en traiter vigoureusement les divers symptômes, en s'inspirant des principes suivants, qu'il ne faut jamais perdre de vue :

a. — Obtenir des divers appareils organiques leur maximum de fonctionnement, ou, autrement dit, stimuler la vitalité, par une excellente hygiène, une alimentation de choix, des stimulants tels que la strychnine, dont il est parlé plus haut comme défervescent, les infusions de café, de camomille, l'essence de térébenthine qui, en même temps qu'elle est un stimulant général et gastro-intestinal, joue aussi le rôle de diurétique chaud, d'antiputride, de puissant modificateur des muqueuses; l'acétate d'ammoniaque, excitant diffusible, sudorifique et diurétique, l'alcool à doses réfractées, etc.

b. — Conserver béantes les portes des *émonctoires*, au moyen des purgatifs salins et minoratifs, des diurétiques, comme l'azotate de potasse et l'essence de térébenthine, médicaments qui remplissent également d'autres indications, ainsi qu'on l'a vu plus haut,

des sudorifiques, des expectorants, des sialagogues, toutes substances facilitant le fonctionnement des glandes gastro-intestinales,
hépatiques, rénales, salivaires et cutanées.

c. — Éviter les localisations sur les organes parenchymateux
au moyen des révulsifs et principalement du sinapisme, les
purgatifs et les diurétiques jouant également le rôle de révulsifs
internes.

Les angines (pharyngée, laryngée, pharyngo-laryngée), les
bronchites, les pneumonies, les pleuro-pneumonies de nature
gourmeuse se traitent ainsi qu'il est dit aux articles « angine,
bronchite, pneumonie » (voyez ces mots).

La formation des abcès sera activée par des applications fondantes; on les ponctionnera quand ils seront arrivés à maturité,
de préférence avec le cautère actuel; nous ne sommes pas partisan
des ponctions hâtives, à moins d'urgence absolue; des injections
antiseptiques (crésylées ou lysolées) seront pratiquées dans leur
cavité.

Lorsqu'il se forme des abcès le long des lymphatiques, autour
des naseaux et de la cavité buccale, par suite de la présence de
pustules, on les ponctionnera sans toucher à ces dernières.

Dans le cas d'anasarque gourmeuse, on associera le traitement
de la gourme à celui de l'anasarque (voyez ce mot).

Nous ne croyons pas devoir nous occuper ici des mesures
sanitaires à employer pour éviter ou enrayer la propagation de la
gourme (isolement, désinfection, etc.), les considérations ayant
trait à ces mesures n'entrant pas dans le cadre de ce travail.

ICTÈRE

DÉFINITION. — SYNONYMIE. — L'*ictère*, ou *jaunisse*, ou encore *cholémie*, est une maladie causée par la présence des éléments de la bile dans le sang et caractérisée par la coloration jaune des tissus, apparente pendant la vie, sur la peau et les muqueuses.

NATURE. — Nous savons que la jaunisse n'est, le plus souvent, qu'un symptôme d'un état pathologique spécial siégeant dans la glande hépatique, mais, en dehors des maladies du foie proprement dites, essentielles ou symptomatiques d'une affection générale, il est incontestable, ainsi que le fait remarquer Zundel « qu'il existe un ictère *purement fonctionnel*, une irritation sécrétoire, comme on a dit quelquefois, qui ne paraît dépendre d'aucun accident organique du côté du foie ou des canaux excréteurs, non plus que d'un état morbide général que l'on puisse déterminer ».

DIVISION. — Il est, du reste, évident qu'en raison de nos connaissances encore incomplètes sur les maladies du foie, il est assez difficile, en médecine vétérinaire, d'établir une démarcation absolument exacte entre cet ictère que nous allons décrire et l'*ictère symptomatique*, mais la marche de la maladie suffit, généralement, pour établir le diagnostic.

Sans être fréquent, l'ictère dit *essentiel* n'est pas absolument rare sur le cheval, et nous avons, de temps à autre, l'occasion de l'observer sur des chevaux de troupe de tout âge.

Chez cet animal, la jaunisse est généralement bénigne, contrairement à ce qui se passe chez le chien, où elle revêt, généralement, un cachet de haute gravité.

ÉTIOLOGIE. — L'ictère essentiel ou idiopathique est une maladie presque toujours sporadique, et si son étiologie est encore obscure, on connaît, du moins, quelques-unes des conditions au milieu desquelles elle se développe.

Nous citerons, parmi ces dernières, les refroidissements causés, soit par l'immersion dans l'eau froide des animaux en sueur, soit par les changements brusques de température, soit, enfin, par un courant d'air froid ; l'excès de fatigue, l'exposition prolongée au soleil, une alimentation insuffisante ou de mauvaise qualité, des habitations humides, la fréquentation de pâturages marécageux, etc., sont des causes qui ont été également invoquées.

Quant à l'ictère dû à la compression, à la congestion ou à l'inflammation de la glande hépatique, à l'inflammation de la muqueuse du canal cholédoque, au resserrement ou à l'occlusion des canaux biliaires, aux calculs, aux hydatides, à l'épaississement de la bile, aux invaginations, etc., il rentre dans la catégorie de l'ictère symptomatique, dont nous n'avons pas à nous occuper ici.

En résumé, l'ictère idiopathique paraît avoir son principe dans un trouble fonctionnel du foie ou dans une irrégularité de la sécrétion ou de l'excrétion biliaire.

SYMPTÔMES. — L'ictère bénin, chez le cheval, est compatible avec tous les signes d'une bonne santé et l'affection ne se décèle, parfois, que par une coloration jaune safranée, plus ou moins foncée, de toutes les muqueuses apparentes et de la peau, aux endroits où cette dernière est dépourvue de pigment.

Dans la plupart des cas, néanmoins, on constate des symptômes généraux, d'une intensité variable, après lesquels seulement la coloration jaunâtre se manifeste (le deuxième jour et parfois plus tard après le début) : tristesse, abattement, faiblesse, poil terne, démarche raide, parfois vacillations du train postérieur ; appétit diminué, quelquefois aboli ; digestion lente, constipation, excréments petits, consistants, moulés, souvent coiffés, jaunâtres ou jaunes grisâtres ; rarement diarrhée ; ventre dur et tendu, sensible, surtout dans la région de l'hypochondre droit ; bouche chaude, pâteuse, langue blanchâtre, rarement, chez le cheval, fuligineuse et noirâtre ; respiration souvent normale, quelquefois courte et légèrement accélérée ; pouls dur, concentré, parfois faible et ralenti (les symptômes fournis par la respiration et la circulation sont, habituellement, sans importance).

Outre la teinte ictérique des muqueuses et de la peau, on remarque la couleur jaune des urines, qui deviennent ensuite troubles, rougeâtres, safranées et même brunâtres ; le sérum du sang teint en jaune le linge ou le papier blanc ; les larmes même prennent parfois une teinte jaunâtre.

Nous n'entrons ici, bien entendu, dans aucun détail sur les maladies dont l'ictère n'est qu'un symptôme ou un épiphénomène, car, nous ne saurions trop le répéter, il ne s'agit, dans ce travail, que de l'ictère *simple, idiopathique*, du cheval.

MARCHE. — La maladie a, généralement, une marche graduellement décroissante et la guérison a lieu, le plus souvent, par résolution, dans l'espace de huit à dix jours ; cette durée, cependant, peut être plus longue : quinze jours et même quatre à cinq semaines ; dans ce dernier cas, il survient un amaigrissement général et la teinte jaune persiste après que les signes de la maladie ont complétement disparu.

TERMINAISONS. — LÉSIONS. — L'ictère *essentiel* du *cheval* se terminant presque toujours par la guérison, les lésions nécroscopiques de la maladie, chez cet animal, sont encore peu connues ; néanmoins, afin de ne pas laisser une lacune trop considérable à ce sujet dans notre travail, nous allons énumérer rapidement les altérations signalées par les auteurs en ce qui concerne l'ictère en général, qu'il s'agisse du chien, du cheval, du mouton, du porc, etc.

Coloration jaune de tous les tissus, accusée, surtout, dans le tissu adipeux ; coloration foncée du liquide contenu dans le tissu conjonctif et les cavités séreuses ; présence, dans le sang, d'une matière colorante jaune, soluble dans l'alcool, ayant beaucoup d'analogie avec la matière colorante de la bile (Lassaigne) et qui serait, suivant certains auteurs, cette matière colorante elle-même, provenant de la transformation incomplète des acides biliaires en urée (Frerichs) ; pour Bouley et Colin, cette substance jaune, analogue à celle que l'on trouve normalement dans le sérum du sang, la lymphe, la synovie, etc., ne serait autre chose que la *séroline*, principe azoté, voisin de la *cholestérine*, qui, probablement, donne naissance à la matière colorante de la bile et peut, quand elle n'est plus séparée par le foie malade, se déposer dans les tissus et produire l'ictère ; nous ne croyons pas devoir pousser plus loin l'examen des théories émises sur l'origine de cette substance colorante (Kühne, Virchow, Zenker, Funke etc.).

Foie d'un volume le plus souvent normal, généralement ramolli, parfois plus consistant, présentant, à sa superficie et dans sa profondeur, tantôt une coloration jaune, tantôt une couleur rouge vineux, vert bronzé, uniforme ou parsemée de taches jaunes, ou encore une teinte brun grisâtre ; granulations du foie altérées, souvent hypertrophiées, isolées par une matière plastique infiltrée dans le tissu conjonctif interlobulaire, et quelquefois si abondante, que la coupe du foie ressemble à une mosaïque composée de petites pièces brunes réunies par un ciment de couleur claire, ce qui fait ressembler le foie du cheval au foie normal du porc ; l'altération des lobules hépatiques consiste surtout dans le remplacement des cellules par une matière amorphe, finement granuleuse, transparente, accompagnée parfois de globules graisseux, ou dans leur simple hypertrophie, avec dépôt de granulations ; quelquefois on ne trouve plus trace du réseau vasculaire et le tissu hépatique paraît amorphe, homogène, sans trace d'organisation.

Dans bien des cas, le foie n'est pas altéré d'une manière appréciable.

Généralement, les canaux biliaires sont inaltérés ; la coloration de la bile est variable : vert jaunâtre ou noirâtre, d'un brun plus ou moins foncé, etc.

La matière colorante de la bile (cholépyrrhine) signalée dans les divers fluides de l'économie, se rencontre notamment dans l'urine, où elle est facilement mise en évidence par l'acide azotique ou le mélange d'une partie d'acide sulfurique et de deux parties d'acide azotique, qui font passer successivement le liquide urinaire au vert, au rouge et au rouge brun, en passant par le violet et le bleu.

Diagnostic. — Le diagnostic de l'ictère essentiel du cheval est simple et se base surtout sur la coloration jaune des muqueuses et l'absence d'une maladie aiguë ou infectieuse, générale ou locale.

Pronostic. — Le pronostic est presque toujours favorable.

TRAITEMENT

Dans la plupart des cas, la jaunisse du cheval cède facilement à une bonne hygiène, au repos, à un régime rafraîchissant : son, farine d'orge, vert, carottes, et à l'administration régulière de purgatifs salins à doses moyennes ou faibles. L'hypagol, préparation qui a pour base le sulfate de magnésie du commerce purifié, privé de son excès d'humidité et additionné d'une légère quantité d'acide salicylique, est d'autant plus indiqué, dans l'ictère, que les animaux l'acceptent avec la plus grande facilité ; la dose rafraîchissante est de cinq cuillerées à bouche et la dose purgative de dix cuillerées, que l'on renouvellera deux ou trois fois dans la journée, s'il est nécessaire, jusqu'à effet obtenu ; cet effet est facilité par l'addition de cinq ou six granules d'hyosciamine.

On pourra associer, aux purgatifs salins, le bicarbonate de soude (10 grammes par jour), qui élimine, par les urines, les éléments de la bile.

Si l'ictère est persistant, et surtout s'accompagne d'une grande faiblesse, d'anorexie accusée, de torpeur, etc., la strychnine (arséniate ou sulfate) sera parfaitement indiquée, comme incitant vital, stimulant de l'appareil digestif, combattant la paralysie des vaso-moteurs et, par suite, la congestion du foie, etc.

On l'administrera seule, à la dose de 8 à 12 granules dans la journée, ou associée à la quassine, à dose double (comme nombre de granules, c'est-à-dire de 16 à 24).

L'infusion de café torréfié, dont les effets sont dus à l'action de la caféine et d'une essence qui se forme au moment de la torréfaction est, à notre avis, parfaitement indiquée dans l'ictère accompagné d'adynamie, conjointement avec la strychnine et la quassine (2 à 4 litres dans les 24 heures, préparés avec 100 à 200 grammes de poudre).

Les frictions sinapisées et les sinapismes sous le ventre seront parfois utiles, comme stimulants généraux et révulsifs.

INDIGESTION

DÉFINITION. — FRÉQUENCE. — L'*indigestion* consiste dans l'arrêt des fonctions digestives ; elle est fréquente chez le cheval, en raison de la disposition particulière de son appareil digestif.

Chez les solipèdes, en effet, l'estomac est très peu développé et son sac gauche, dont la muqueuse est la continuation de celle de l'œsophage, ne sécrète pas de mucus et ne concourt pas à la digestion ; par contre, l'intestin est très développé.

DIVISION. — Il résulte de ces dispositions que la digestion stomacale est très rapide et s'effectue à mesure que les aliments sont ingérés ; c'est ce qui se produit à l'état de nature, où la nourriture, prise lentement, bien broyée et imprégnée de liquides salivaires, ne fait, pour ainsi dire, que traverser l'estomac ; mais, chez le cheval domestique et, en particulier, chez le cheval de troupe dans certaines conditions (guerre, manœuvres, service urgent), il peut arriver que les repas soient précipités et que les aliments, insuffisamment broyés, se tassent dans le réservoir gastrique ou s'accumulent dans l'intestin d'une façon anormale, d'où l'indigestion, qui sera *stomacale* dans le premier cas, *intestinale* dans le second ; mais, qu'il s'agisse de l'une ou de l'autre, on peut dire que la plus importante de leurs causes prédisposantes consiste dans la domestication, qui a modifié profondément le régime alimentaire de nos animaux et a établi, chez eux, un état de moindre résistance aux influences morbides, quelles qu'elles soient, ainsi qu'aux troubles variés des fonctions organiques.

INDIGESTION STOMACALE

ÉTIOLOGIE. — Les causes de l'indigestion stomacale, bien connues, peuvent se résumer de la manière suivante : consommation trop rapide des aliments, dans des conditions souvent défectueuses comme, par exemple, lorsque les chevaux sont obligés de manger leur avoine dans le pochet ou la musette, ce qui entraîne une mastication forcément incomplète ; reprise du travail immédiatement après le repas, ayant pour conséquence un afflux du sang dans le système musculaire et, par suite, un arrêt de la digestion ; ingestion trop abondante de son de blé, dont l'un des inconvénients est d'être ingéré trop rapidement, sans être suffisamment imprégné de salive. M. Trasbot fait remarquer, en outre, avec raison, qu'actuellement, par suite des progrès de la minoterie, le son est presque entièrement dénué de farine et ne contient plus que la pellicule cornée recouvrant le grain, matière presque inerte en raison de son peu de digestibilité, malgré une composition chimique qui semblerait lui donner une valeur nutritive plus grande que celle de l'avoine, ingestion gloutonne et immodérée d'avoine, que l'on observe parfois lorsque les chevaux se détachent la nuit pour aller au coffre contenant cette denrée (fait encore assez fréquent) ; lorsque des animaux, dont la faim et la soif ont été surexcitées par un retard dans le repas, consomment rapidement leur ration sans la mâcher suffisamment et qu'ils boivent aussitôt après, de deux choses l'une : ou l'eau entraîne immédiatement dans l'intestin l'avoine ingérée, ce qui amène des troubles intestinaux, ou la masse alimentaire se distend démesurément dans l'estomac lui-même et il y a indigestion stomacale ; mais cette dernière peut se produire sans ingestion d'eau, par suite de la diminution ou de l'arrêt des sécrétions et du tassement des matières alimentaires dans le réservoir gastrique (lorsque les animaux souffrent de la soif, par exemple).

Symptômes. — Les symptômes de l'indigestion stomacale sont d'abord assez peu significatifs; les animaux semblent d'abord éprouver une sorte de gêne, d'engourdissement général; ils portent la tête basse et semblent absorbés; puis, surviennent des coliques, plutôt sourdes que violentes; les malades piétinent, grattent le sol, voussent la colonne vertébrale, mais ne se livrent pas à des mouvements désordonnés; la bouche est sèche, pâteuse et répand une odeur fade; les excréments, d'abord normaux, se ramollissent et deviennent légèrement diarrhéiques; la respiration s'accélère, devient courte; le pouls est petit, vite, la température peu ou pas élevée au-dessus de la normale.

Lorsque la maladie progresse, les symptômes et les douleurs abdominales augmentent, mais jamais le météorisme et les coliques n'acquièrent l'intensité qu'ils revêtent dans l'indigestion intestinale.

Puis, on constate de véritables nausées, le plus souvent sans vomissement, puisque, chez le cheval, le vomissement est exceptionnel et presque toujours un indice de la plus haute gravité.

Les nausées se manifestent, chez le cheval, par un œil hagard, une face grippée, dont l'expression a été comparée au *rire sardonique* et qui se caractérise par un plissement particulier de la peau au-dessus des naseaux; des contractions abdominales, etc.

Ces symptômes ont une durée de quelques heures à douze heures, pendant lesquelles ils s'accentuent à certains moments; alors, les coliques s'accusent davantage, les malades fléchissent les membres et se placent doucement en décubitus sterno-costal ou costal, mais sans se rouler, en exhalant une plainte plus ou moins forte.

Terminaisons. — L'indigestion peut se terminer par résolution: dans ce cas, les douleurs disparaissent, la respiration et le pouls deviennent normaux et les sujets, toujours somnolents, ne refusent plus les aliments d'une manière absolue; quelques-uns cherchent quelques brins de paille dans leur litière.

Malheureusement, une terminaison trop fréquente est la rupture de l'estomac, qui se manifeste par la cessation brusque des coliques, coïncidant avec un pouls filiforme, presque imperceptible et une accélération des mouvements respiratoires; on est

alors frappé du contraste existant entre la tranquillité du malade
et les troubles des deux grandes fonctions circulatoire et respiratoire ; en même temps, apparaît le vomissement, presque caractéristique de la rupture et qui s'explique par ce fait que les fibres
musculaires, disposées en *cravate suisse* autour du cardia, perdent,
en raison de la déchirure de la grande courbure, l'attache fixe qui,
à l'état physiologique, leur permet de se contracter et de resserrer
l'orifice cardiaque : dans ces conditions, il peut se faire que les
contractions abdominales soient suffisantes pour expulser de l'estomac une petite quantité de matières chymeuses, à odeur acide.
Le vomissement peut se produire parfois sans déchirure préalable, lorsque l'estomac est frappé de paralysie momentanée et
l'on a vu quelques sujets y survivre, mais le fait est exceptionnel ;
généralement, quand les troubles digestifs se prolongent pendant
24 à 36 heures, les animaux succombent par suite de l'inertie du
viscère.

LÉSIONS. — Nous n'insisterons pas longuement sur les lésions,
connues de tous les praticiens : lorsqu'il y a eu déchirure, cette
dernière, plus ou moins étendue, a toujours son siège au niveau
de la grande courbure et les matières alimentaires sont épanchées
dans l'abdomen, souillant tous les organes, le mésentère, l'épi-
ploon, etc. ; quand l'estomac n'a pas été rupturé, il se montre très
volumineux, à parois amincies et contient une masse dure, sèche,
compacte, à laquelle, parfois, une partie de l'épithélium, surtout
du sac droit, reste adhérente.

DIAGNOSTIC. — Le diagnostic différentiel de l'indigestion stomacale a une grande importance au point de vue du traitement ;
il se base surtout sur le peu d'intensité des coliques, coïncidant
avec l'expression de souffrance exprimée par la face grippée, l'œil
hagard, et sur l'apparition des nausées : quand ces dernières
s'accentuent, et surtout quand le vomissement apparaît, le diagnostic n'offre aucune difficulté.

On peut ainsi, dans le cas de douleurs abdominales, éliminer
la congestion intestinale, le volvulus, la hernie, dont les symptômes présentent une grande violence. Quant à l'indigestion
intestinale, elle s'accompagne généralement d'un météorisme

beaucoup plus accusé, de douleurs plus intenses ; l'absence de nausées permet, du reste, d'établir assez facilement la distinction.

PRONOSTIC. — Le pronostic est toujours grave, en raison de l'impossibilité où se trouve le cheval de rejeter, par la bouche, les matières alimentaires non digérées et dont la sécheresse, causée par les contractions de l'estomac, empêche leur évacuation par la voie intestinale. Avec un traitement rationnel et mis en pratique au début de l'indigestion on peut, cependant, obtenir la résolution.

TRAITEMENT

a. — Traitement préventif. — Si l'on veut bien se reporter aux causes, indiquées plus haut, de l'indigestion stomacale, il est facile de comprendre que le traitement préventif de cette affection devra consister surtout dans un régime aussi régulier que possible et dans l'administration d'aliments de bonne qualité, distribués en quantité proportionnée aux réels besoins des animaux et surtout au travail qui leur est demandé.

On s'attachera à laisser un temps suffisant pour la consommation du repas et à ne pas reprendre le travail immédiatement après.

Malheureusement, les exigences du service ne permettent pas toujours de tenir compte, autant qu'il serait désirable, de toutes les indications, et l'on ne peut que recommander de s'en rapprocher autant que possible.

Dans les corps de troupe, il est prescrit, avec raison, de faire boire les chevaux un peu avant le repas et de ne leur permettre d'ingérer le liquide que lentement ; dans ces conditions, les aliments sont mieux triturés, en raison de l'activité plus grande de la sécrétion salivaire, et ils arrivent dans l'estomac bien imprégnés de salive, aptes à subir, dans de bonnes conditions, l'action du suc gastrique.

b. — Traitement curatif. — Le traitement curatif de l'indigestion stomacale doit avoir pour objectif le passage, dans l'intestin, des matières alimentaires tassées dans l'estomac ; on a conseillé, dans ce but, lorsque l'indigestion est diagnostiquée dès le début, les infusions stimulantes, aromatiques, calmantes (tilleul, camomille, fleur d'oranger, etc.), mais, outre que le trouble digestif n'est reconnu, la plupart du temps, que lorsque commencent à se manifester des douleurs abdominales, il est toujours prudent, à notre avis, de ne pas introduire dans l'estomac, déjà distendu, une quantité notable de liquide ; ainsi que nous l'avons dit déjà à l'article « Coliques », nous avons adopté, depuis longtemps, comme règle générale, de ne jamais administrer de breuvage, dans le cas de douleurs abdominales, avant d'être absolument certain du diagnostic, et nous avons toujours eu à nous louer de cette prudence.

Pour faciliter le passage, dans le tube intestinal, des matières tassées dans l'estomac, deux indications sont à remplir : 1° ramener les contractions de la tunique musculeuse du réservoir gastrique ; 2° rétablir les sécrétions stomacales abolies, diminuées ou perverties.

La première indication sera remplie, d'abord par les excitants mécaniques, tels que frictions sèches ou animées (essence de térébenthine, farine de moutarde), par les sinapismes à demeure, etc., moyens dont l'action sur le système nerveux général peut s'étendre au pneumo-gastrique et au système nerveux ganglionnaire de l'estomac, en ramenant les contractions de ce viscère, *paralysé* ou *parésié*.

Dans cet ordre d'idées, la strychnine (arséniate ou sulfate) est tout indiquée, mais comme, dans l'indigestion stomacale, l'estomac est presque entièrement dépourvu de ses propriétés motrices et de ses facultés absorbantes, cet alcaloïde sera administré par la voie hypodermique. On fera dissoudre deux à cinq granules dans cinq à dix grammes d'eau et l'on pratiquera deux, trois, quatre injections dans la journée, et davantage s'il est nécessaire.

On a préconisé le sulfate ou le bromhydrate d'ésérine, également en injections hypodermiques (à la dose de 5 à 10 centigrammes), dans le cas de coliques intenses, et plusieurs vétérinaires ont accusé cet alcaloïde, qui, en même temps que sécrétoire, est un puissant stimulant des contractions des parois digestives, d'avoir occasionné des ruptures de l'estomac. Sans lui attribuer

d'aussi noirs méfaits, nous croyons, cependant, que, dans l'indigestion stomacale, il est préférable de lui substituer le nitrate de
pilocarpine, dont nous allons parler dans un instant à propos de
la deuxième indication.

Les lavements tièdes simples, savonneux ou additionnés de
purgatifs salins, seront utiles, en facilitant les évacuations et en
provoquant les mouvements péristaltiques de l'intestin et parfois
ceux de l'estomac lui-même.

C'est à dessein que nous passons sous silence les liqueurs
fermentées, les excitants diffusibles (vin, bière, thé, café, alcool,
etc.), qui ne nous paraissent pas indiqués, non seulement en
raison de la quantité de liquide que nécessite leur administration,
mais encore parce que, d'une part, les boissons fermentées produisent une excitation passagère, bientôt suivie de stupéfaction
et que les boissons excitantes, comme le café, agissent plutôt sur
le système cérébro-spinal que sur le système ganglionnaire.

La deuxième indication (rétablissement des sécrétions) sera
poursuivie, surtout au début, à l'aide des alcalins (sel marin, 30
à 60 grammes ; sulfate de soude ou de magnésie de 200 à 500
grammes, hypagol, 100 à 200 grammes, ce dernier si efficace sous
un volume restreint).

Ces substances seront administrées, non en breuvages, mais
incorporées à du miel ou à de la mélasse, et par doses fractionnées, de manière à ne pas augmenter trop à la fois le contenu de
l'organe déjà surchargé.

Du reste, quand on se trouvera en présence de symptômes
très inquiétants, tels que respiration accélérée, sueurs générales,
battements du cœur forts, pouls filant, imperceptible, nausées,
etc., il sera de la plus élémentaire prudence de s'abstenir de toute
administration par la voie buccale et l'on s'en tiendra à l'emploi
exclusif de la pilocarpine (nitrate), dont l'usage est si répandu en
médecine vétérinaire depuis quelques années.

La pilocarpine provoque une sécrétion très abondante de
salive, dont une partie, déglutie et mêlée aux sécrétions stomacales, également augmentées, a pour action de délayer les matières alimentaires tassées, desséchées et de faciliter leur passage
dans l'intestin. On l'emploie, dans ce cas, en injections hypodermiques, à la dose de 10 à 20 centigrammes, dissous dans 10

à 20 grammes d'eau. Nous nous en tenons généralement à la dose minima, que nous renouvelons autant de fois qu'il est nécessaire; dans ce cas, du reste, il faut s'inspirer de la marche de la maladie et des symptômes.

On peut préparer extemporanément et facilement, ainsi que nous l'avons dit à l'article « coliques », une injection de nitrate de pilocarpine, en faisant dissoudre 20 granules vétérinaires de ce sel dans 10 grammes d'eau.

Nous répéterons ici que, dans l'indigestion stomacale, l'association de l'ésérine et de la pilocarpine doit être faite avec la plus extrême prudence et que, pour notre compte, nous réservons cette association pour le cas d'indigestion intestinale.

Dans l'indigestion stomacale, les coliques ne sont presque jamais d'une violence extrême, mais, si les douleurs abdominales revêtent un caractère exceptionnel d'intensité, il y aura lieu de les calmer par les moyens que nous avons indiqués à l'article « coliques » (voyez ce mot : traitement).

INDIGESTION INTESTINALE

Chez le cheval, dont l'intestin grêle, d'une longueur démesurée, est suivi de grands réservoirs (cæcum et gros côlon) où les aliments séjournent longtemps en s'y densifiant de plus en plus, l'indigestion se produit fréquemment, par suite de l'accumulation des matières alimentaires en quantité excessive ou de leur arrivée trop rapide dans les réservoirs intestinaux.

DIVISION. — Si les troubles digestifs dont il est question se développent rapidement, l'indigestion intestinale est dite *aiguë*; si, au contraire, ils sont lents à se développer, on a affaire à l'*indigestion intestinale chronique*, dont les symptômes persistent longtemps sous une forme atténuée.

Nous avons déjà dit ailleurs (voir : fièvre typhoïde) que l'*indigestion vertigineuse* de Gilbert n'était autre chose que l'une des manifestations de la fièvre typhoïde.

INDIGESTION INTESTINALE AIGUE

Elle siège dans le cœcum ou dans le côlon, sans qu'il soit possible, sur l'animal vivant, d'établir nettement le diagnostic différentiel entre les troubles de l'un ou de l'autre de ces organes.

ÉTIOLOGIE. — Parmi les causes de cette maladie, nous citerons d'abord un régime irrégulier et l'ingestion rapide d'une grande quantité d'aliments insuffisamment mastiqués. Chez certains chevaux, en effet, qui déglutissent les aliments presque sans les mâcher, les molaires s'usent irrégulièrement, le bord interne de l'arcade molaire supérieure et le bord externe de l'arcade molaire inférieure plus que les bords opposés, sur lesquels se produisent des pointes plus ou moins acérées, qui blessent les joues et la langue et nuisent à la mastication ; l'effet, alors, devient cause à son tour, e' les aliments, incomplètement triturés, s'accumulent dans le gros côlon et le cœcum, résistent à l'action des sucs digestifs, entrent en fermentation et l'indigestion se produit.

Toutes choses égales d'ailleurs, les fourrages grossiers, avariés, produiront, est-il besoin de le dire, des troubles digestifs, plus souvent que les fourrages de bonne qualité et les foins artificiels plus fréquemment que le foin naturel ; il en est de même des fourrages hachés, mélangés au son et à l'avoine, ainsi que du mélange, que nous proscrivons, du reste, de barbotage et d'avoine, aliments qui, traversant trop facilement l'estomac, à peine mâchés, s'accumulent dans les réservoirs intestinaux.

L'ingestion abondante d'eau peu après le repas amène souvent l'indigestion, en entraînant dans l'intestin les aliments qui n'ont pas encore subi suffisamment l'action du suc gastrique : c'est ainsi qu'il faut entendre le rôle de l'eau dans l'indigestion, rôle tout mécanique.

Les indigestions en général et, en particulier celle qui nous occupe, sont plus fréquentes pendant la saison chaude, en raison de la sédation du système nerveux ganglionnaire sous l'influence d'une température élevée et du relâchement de l'appareil digestif qui en est la conséquence ; l'indigestion se produit alors d'autant plus facilement que les animaux, pressés par la soif, toujours plus impérieuse en été, ont de la tendance à ingérer rapidement une grande quantité de boisson.

Le défaut de tiquer, qui amène une distension fréquente et, par suite, une parésie des parois digestives, concourt également à produire l'indigestion.

Parmi toutes les causes signalées comme susceptibles de jouer un rôle dans la genèse des troubles digestifs, qu'ils aient leur siège dans l'estomac ou dans le tube intestinal, les unes agissent comme causes prédisposantes et les autres comme causes occasionnelles ou déterminantes ; nous avons cru pouvoir, sans inconvénients, exposer ces diverses causes sans les *catégoriser*, et à peu près dans l'ordre de leur importance.

SYMPTÔMES. — Les symptômes de l'indigestion intestinale apparaissent plus rapidement que dans l'indigestion stomacale ; ils consistent en des coliques sourdes et dans un ballonnement, surtout accusé au flanc droit (cœcum), dont le *creux* s'efface et même devient *relief*.

A cette période, sous l'influence de l'exercice, ces phénomènes peuvent disparaître avec l'expulsion de gaz, mais, le plus souvent, ils s'accentuent : la distension des parois intestinales amène la compression de la muqueuse, dont les sécrétions s'arrêtent par suite du départ du sang de ses vaisseaux ; le ballonnement s'accentue et les douleurs abdominales deviennent plus vives ; les animaux grattent violemment le sol, trépignent du derrière, se couchent avec précaution, se roulent parfois d'un côté à l'autre, puis se relèvent brusquement après un certain temps de repos.

Par suite de la compression du diaphragme par les viscères abdominaux distendus, la respiration s'accélère, devient courte, et, parfois, survient l'asphyxie, caractérisée par l'anxiété de la physionomie, les mouvements tumultueux du cœur, un pouls petit, filant, effacé, des muqueuses cyanosées, de la dyspnée, l'écartement des membres antérieurs, etc.

COMPLICATIONS. — TERMINAISONS. — La congestion intestinale peut compliquer l'indigestion, soit en raison de l'irritation produite sur la muqueuse par les matières en fermentation, soit par suite de la réaction qui succède à la compression des vaisseaux par les gaz provenant de cette fermentation même ; dans ce cas, les douleurs abdominales augmentent brusquement, les animaux se couchent sans précaution, se roulent et se livrent à des mouvements désordonnés.

Enfin, l'indigestion intestinale peut se terminer par la déchirure du cœcum ou du gros côlon : un calme relatif succède alors aux coliques violentes, mais le ballonnement persiste, une sueur froide couvre le corps, les extrémités se refroidissent, le pouls devient imperceptible et les animaux meurent dans une tranquilité complète.

Dans un assez grand nombre de cas, lorsque des soins et un traitement rationnels ont été appliqués dès le début, l'indigestion intestinale se termine par résolution : alors on constate des évacuations plus ou moins nombreuses, les douleurs abdominales deviennent moins intenses, puis disparaissent, en même temps que le pouls se relève, que la respiration reprend son rythme normal et les muqueuses leur teinte rosée, que l'appétit renaît, etc...

ALTÉRATIONS ANATOMIQUES. — A l'autopsie des animaux qui ont succombé, on peut rencontrer les lésions de l'asphyxie : engouement du poumon, sang noir et incoagulé, etc. ; s'il y a eu, en même temps, congestion, on trouve les lésions de cette dernière (voir congestion intestinale) ; enfin, on constate parfois une déchirure, soit à la crosse du cœcum, soit à la grande courbure du côlon, où les parois offrent le moins d'épaisseur.

La déchirure peut se produire *ante* ou *post mortem* ; dans le premier cas, elle est plus ou moins irrégulière, à lèvres ecchymosées, infiltrées et la tunique musculeuse est un peu décollée de la muqueuse ; dans le second cas, la solution de continuité est plus nette, exsangue, à lèvres affaissées, sans infiltration ni ecchymoses.

DIAGNOSTIC. — Le diagnostic est relativement facile à établir

cette affection diffère de l'indigestion stomacale par des douleurs
abdominales plus accentuées, un ballonnement plus considérable, accusé, au début, dans le flanc droit, et l'absence de
nausées.

Lorsque, au cours d'une indigestion, les coliques s'accompagnent de mouvements désordonnés, il est à craindre qu'il y
ait complication de congestion intestinale.

Cette dernière affection, quand elle se développe d'emblée, se
différencie de l'indigestion par la violence dès le début, des douleurs abdominales et l'absence de ballonnement, ce dernier ne
se produisant que tardivement (voir congestion intestinale).

PRONOSTIC. — Le pronostic est favorable dans un assez grand
nombre de cas, lorsque le ballonnement est modéré et les coliques peu intenses ; la violence de ces dernières peut faire craindre une congestion intestinale ; la cessation brusque des douleurs,
coïncidant avec un pouls petit, filant, des extrémités froides,
donne au pronostic une haute gravité ; elle indique, le plus souvent, une rupture et, par conséquent, la mort à bref délai.

TRAITEMENT

En ce qui concerne le traitement *préventif* nous ne pouvons
que répéter ce que nous avons dit à propos de l'indigestion stomacale.

Ajoutons que, dans l'un et l'autre cas, l'irrégularité dentaire,
que nous avons signalée au chapitre de l'étiologie, étant susceptible de jouer un rôle important dans la production des troubles
gastro-intestinaux, aigus ou chroniques, il y a lieu de surveiller
attentivement la dentition des animaux, même jeunes, et de régulariser, s'il y a lieu, les arcades molaires au moyen d'une opération très simple, pratiquée à l'aide du rabot odontriteur et de
la râpe à dents.

On évitera, de cette manière, beaucoup d'indigestions et surtout l'indigestion chronique.

Comme pour l'indigestion stomacale, le traitement curatif
devra avoir pour objectif de rétablir les contractions et les sécré-

tions intestinales et, pour obtenir ce double résultat, on utilisera les moyens indiqués à propos de la première de ces affections : frictions sèches ou animées, sinapismes, couvertures chaudes, exercice, lavements simples ou médicamenteux, sel marin, purgatifs salins, strychnine (arséniate ou sulfate), ésérine (bromhydrate ou sulfate), pilocarpine (nitrate), employés aux doses et dans les conditions indiquées déjà à propos de l'indigestion stomacale, avec quelques différences que nous allons signaler. L'emploi de l'ésérine, par exemple, à propos duquel nous avons fait des réserves quand il s'est agi des troubles gastriques, est parfaitement indiqué dans le traitement des troubles digestifs de l'intestin, comme stimulant des fibres lisses, et il sera très avantageux de combiner cet alcaloïde avec la pilocarpine.

Dans l'indigestion intestinale, où les coliques sont, en général, plus intenses que dans l'indigestion stomacale, il y aura lieu, plus souvent, de combattre l'élément douleur par les moyens que nous avons minutieusement indiqués à l'article « coliques » (voyez ce mot).

Enfin, lorsque les troubles digestifs ont surtout leur siège dans les grands réservoirs intestinaux, les fonctions absorbantes de l'estomac et de l'intestin grêle restant intactes ou à peu près, on aura la ressource de donner les alcaloïdes granulés par la bouche, lorsqu'on jugera ce mode d'administration favorable (voir également l'article coliques pour la posologie des différents alcaloïdes granulés introduits par la voie buccale).

L'indigestion intestinale s'accompagnant fréquemment de météorisme, il est indiqué de pratiquer la ponction du cœcum, pour donner issue aux gaz de la fermentation ; il arrive souvent alors que la muqueuse, dont les fonctions sécrétoires étaient taries par suite de sa compression, redevient turgescente, sécrète de nouveau, en même temps que les parois cœcales redeviennent contractiles et que les matières alimentaires, brassées et ramolies, reprennent leur cours normal.

Lorsque les coliques d'indigestion auront disparu, il sera souvent utile de terminer la médication par l'administration journalière, pendant quelques jours, de purgatifs salins à dose rafraîchissante ou laxative.

INDIGESTION INTESTINALE CHRONIQUE

DÉFINITION. — On distingue ainsi des troubles digestifs qui se prolongent pendant longtemps, avec des intermittences dans leurs manifestations, et finissent par causer la mort, soit par épuisement, soit par d'irrémédiables complications. Bien que cette affection, qui s'observe surtout sur les vieux chevaux de trait employés à un service pénible et ne disposant que d'un temps insuffisant pour leurs repas, soit relativement peu fréquente dans les corps de troupe, on l'y observe cependant assez souvent pour que nous croyions devoir entrer, à son sujet, dans quelques considérations, que nous abrégerons autant que possible.

L'irrégularité dentaire, que nous avons signalée comme cause prédisposante de l'indigestion aiguë, stomacale et intestinale, joue également un rôle des plus importants dans l'apparition de l'indigestion intestinale chronique, en raison de la gêne occasionnée, sur les joues et la langue, par les bords tranchants, munis de pointes aiguës, des arcades molaires supérieures et inférieures, gêne ayant pour résultat une mastication incomplète des aliments, et, par suite, une digestion plus lente, plus pénible, accompagnée de troubles d'abord rares et éphémères, puis plus fréquents et plus accentués, constituant alors la véritable *indigestion chronique*.

Cette dernière peut s'établir également, à la longue, sous l'influence d'un obstacle quelconque interrompant ou gênant le cours des matières alimentaires, tel que, calcul, égagropile, rétrécissements, tumeurs diverses ; quant à la pelote stercorale, elle constitue un effet, qui, à son tour, devient cause, ainsi que nous le verrons tout à l'heure.

Le défaut de tiquer, que nous avons signalé comme cause de l'indigestion aiguë, peut être également cause prédisposante de l'indigestion chronique, en raison de la parésie intestinale qu'il détermine à la longue.

SYMPTÔMES. — L'indigestion intestinale se manifeste d'abord par des signes fugaces, se produisant surtout après un repas copieux : légers ballonnements, somnolence, sans douleur apparente ; puis, au bout d'un certain temps, ces symptômes deviennent plus accusés et plus persistants : le météorisme augmente et des coliques sourdes se manifestent ; les animaux baissent la tête, grattent le sol avec les membres antérieurs, trépignent du derrière, se couchent avec précaution, etc. ; ces phénomènes s'atténuent et disparaissent souvent sous l'influence de l'expulsion de gaz et de matières excrémentitielles.

Enfin, il arrive un moment où les douleurs abdominales deviennent intenses, sans que le ballonnement soit trop considérable : décubitus, agitation, contractions de l'abdomen, efforts expulsifs suivis d'effets insignifiants, voussement de la colonne dorso-lombaire, respiration accélérée, pouls vite et plein, sans élévation de la température, etc. ; à cette période, les phénomènes ci-dessus peuvent encore disparaître, et c'est à ce moment qu'il faut s'assurer, par l'exploration rectale, de la nature de l'obstacle qui, souvent est constitué, soit par une masse cylindrique de matières dures, située dans la courbure pelvienne, partie la plus rétrécie du gros côlon, soit par une véritable pelote stercorale, qui s'est enchatonnée au niveau de cette même courbure ; il est évident que l'exploration rectale ne dénote rien lorsque la partie antérieure du gros côlon ou le cœcum sont le siège de l'obstruction.

TERMINAISONS. — L'affection peut se terminer par la guérison ; dans ce cas, les matières desséchées et arrêtées dans le canal intestinal se détachent et sont évacuées ; mais si l'obstacle persiste, l'indigestion devient périodique et, parfois, presque permanente, avec des périodes de répit.

Chez certains sujets, l'amaigrissement se manifeste de plus en plus, accompagné d'une faiblesse progressive et la mort arrive par épuisement, avec une inertie complète du tube digestif, ou bien il se produit une déchirure, sous l'influence des contractions intestinales qui s'exercent sur des parois amincies et *ischémiées*.

LÉSIONS NÉCROSCOPIQUES. — Lorsque les animaux ont succombé, on trouve une distension considérable de tous les réservoirs ou d'une partie seulement : dans ce dernier cas, le côlon est, plus souvent que le cœcum, le siège de l'indigestion : les matières alimentaires sont desséchées, durcies, formées de fourrages tassés, imparfaitement broyés, parfois enroulés en faisceaux ; la courbure gastrique est souvent dilatée par une pelote très volumineuse ; on constate habituellement, dans la partie antérieure du gros intestin et dans l'intestin grêle, la présence d'une grande quantité de liquide ; les parois intestinales sont amincies, anémiées ; s'il existe une déchirure, conséquence de douleurs violentes ayant amené des mouvements désordonnés, elle est généralement parallèle au grand axe de la courbure gastrique du gros côlon ; on trouve alors des liquides et des matières alimentaires dans le péritoine ; les caractères différentiels des déchirures *ante* *et post mortem* ayant été indiqués à propos de la rupture de l'estomac, nous n'y reviendrons pas (voir indigestion stomacale).

DIAGNOSTIC — Le diagnostic de l'indigestion intestinale chronique se base surtout sur l'intermittence, le peu de durée des coliques et la fugacité du météorisme, tout au moins lors des premières manifestations.

Il est très important, au point de vue de la médication, de déterminer si l'affection est due à une simple parésie du tube digestif ou à une obstruction ; à cet égard, l'exploration rectale donne souvent, mais non toujours, des indications nettes ; il faut bien se pénétrer de ce fait, à savoir que si un obstacle à la progression des matières, un calcul, par exemple, existe dans la portion élargie du côlon, il ne produit généralement que les symptômes de l'indigestion intermittente, tandis que s'il arrive dans la portion rétrécie du canal, il provoque de violentes coliques avec un fort ballonnement.

PRONOSTIC — Si l'on s'aperçoit à temps de la cause des troubles intestinaux et qu'on ait soin d'y remédier dès le début (irrégularité dentaire, par exemple), le pronostic est souvent favorable ; mais si l'on néglige, pendant longtemps, les moyens prophylactiques, il se produit peu à peu des amas de matières desséchées, dont il est ensuite presque impossible d'obtenir le ramollissement et la circulation ; alors le pronostic est grave.

TRAITEMENT

Il doit être, avant tout, préventif ; il y aura lieu, notamment, dès l'apparition des premiers troubles digestifs, de porter son attention sur le système dentaire et de ne pas oublier que l'irrégularité de la dentition se rencontre, non seulement sur des sujets âgés, mais encore sur des chevaux très jeunes, ainsi que nous avons journellement l'occasion de l'observer dans les corps de troupe ; lorsque cette irrégularité aura été constatée une première fois sur un animal, il faudra, par la suite, examiner souvent et attentivement sa dentition, car, en général, les conditions dans lesquelles se sont produites les aspérités des molaires persistant, les mêmes causes produisent des effets analogues et les récidives sont fréquentes.

Le rabot odontriteur et la râpe devront donc jouer un rôle important dans le traitement prophylactique.

Quant au traitement curatif, il ne diffère que par des nuances du traitement de l'indigestion intestinale aiguë ; dans l'indigestion chronique, il n'y a pas lieu, généralement, de se préoccuper outre mesure de l'élément douleur, sinon à la période ultime de la maladie ; on agira alors ainsi qu'il a été indiqué en parlant du traitement général des coliques et du traitement de l'indigestion.

Si le ballonnement est considérable, on aura recours à la ponction du cœcum.

On ramènera les sécrétions par l'usage de l'hypagol, du sulfate de soude, du sel marin à doses modérées et répétées, de manière à éviter une purgation.

On pourra donner, en même temps, des aliments cuits, n'exigeant que de faibles efforts de mastication ; le vert, les racines, la graine de lin, les mashs, pourront être utiles.

Après un certain temps de ce régime, lorsqu'on aura lieu de penser que les matières alimentaires sont suffisamment ramollies et divisées, on pourra augmenter la dose des purgatifs salins, afin de réveiller les contractions intestinales et de provoquer les évacuations ; on n'oubliera pas, dans ce cas, que les aliments tassés dans l'intestin, n'obstruant pas toujours complétement la lumière du canal, les liquides produits par les purgatifs peuvent être évacués en n'entrainant qu'une quantité insignifiante de ces matières, dont la plus grande partie reste dans l'intestin et que, par conséquent, on peut croire à une guérison qui n'est qu'apparente, ce que dénotent, au bout de quelques jours, de nouveaux symptômes d'indigestion.

Ce n'est que par l'aspect et la quantité des matières évacuées que l'on pourra juger des véritables résultats du traitement.

Les contractions intestinales seront également stimulées par les lavements et, au besoin, par les substances que nous avons indiquées à propos du traitement général des coliques (ésérine, pilocarpine, strychnine).

Mais, qu'il s'agisse de l'administration des purgatifs ou des alcaloïdes, on ne perdra pas de vue que, dans le cas d'indigestion chronique, il faut agir avec la plus grande circonspection, en raison de l'amincissement et de la moindre résistance que présentent les parois intestinales, après une certaine période de troubles digestifs.

Ainsi, l'emploi de l'ésérine devra être surveillé avec soin et supprimé lorsqu'on aura quelque raison de craindre une déchirure ; pour fixer les idées, on pourra administrer, par exemple, deux granules de pilocarpine toutes les heures et l'on y ajoutera, pendant les troubles, *si cela parait sans danger*, de deux à cinq granules d'ésérine et parfois un granule de strychnine, pour les raisons que nous avons indiquées quand il s'est agi du traitement général des coliques (voyez ce mot).

Lorsqu'il existe un obstacle sérieux à la circulation des matières alimentaires, comme une pelote stercorale volumineuse, par exemple, il est urgent d'instituer, au plus vite, une médication énergique, sans se préoccuper outre mesure des accidents possibles, car cette médication constitue la seule chance de salut ; nous renvoyons également, pour éviter des répétitions, à l'article « coliques », où le traitement en question est développé tout au long, y compris l'emploi de la douche rectale, c'est-à-dire l'injection, par le rectum, d'une très grande quantité d'eau destinée

à faciliter la désagrégation des matières alimentaires. Ce procédé
nous a plusieurs fois réussi et nous ne pouvons résister au désir
de relater l'histoire d'une jument chez laquelle il a été héroïque,
bien que cette observation puisse paraître ici un hors d'œuvre.

COLIQUES DUES A UNE OBSTRUCTION INTESTINALE

OBSERVATION CLINIQUE. — Moka, jument, 9 ans, de trait.

Première atteinte. — Le 3 octobre 1890, cette jument est prise
de coliques se manifestant de la manière suivante :

A l'écurie, l'animal piétine, gratte le sol avec ses membres
antérieurs, se couche avec précaution, se roule d'un côté à l'autre,
puis se relève brusquement; debout ou couché, il regarde son
flanc avec inquiétude; soif nulle; appétit non complètement
aboli, en ce sens que le sujet prend et mâchonne quelques brins
de foin qu'on lui présente; il n'y a donc pas dégoût des aliments;
ventre non tendu, peu sensible; reins un peu raides; pouls régulier, un peu accéléré (50 à 55 environ); conjonctive rosée.

TRAITEMENT

Couvertures chaudes, frictions sèches et sinapisées, sinapisme
sous le ventre; lavements froids; pas d'amélioration.

La défécation étant nulle, on pratique une injection hypodermique de sulfate d'ésérine et l'on calme la douleur au moyen du
chlorhydrate de morphine, également en injections sous-cutanées; sous l'influence de ce traitement, les coliques deviennent
moins intenses; un instant de calme se manifeste, mais l'évacuation ne se produit pas; au bout d'un certain temps, les douleurs
abdominales reprennent l'offensive et s'accentuent jusqu'à huit
heures du soir, malgré exercice, révulsifs, calmants et évacuants
répétés.

L'état de la malade est alors le suivant : agitation continuelle,
sueurs abondantes et intermittentes; extrémités alternativement

chaudes et glacées ; flexion des membres, décubitus fréquents, suivis de tentatives de se rouler et de se placer sur le dos (tentatives réprimées aussitôt) ; pouls très petit, intermittent ; conjonctives cyanosées ; rein ayant perdu toute souplesse ; respiration accélérée ; battements du cœur forts et résonnants ; nous avons affaire, évidemment, à une *obstruction intestinale*, causée vraisemblablement par des *pelotes stercorales*.

Des injections au chlorhydrate de morphine (0,50 cent.) et au sulfate d'ésérine (0,05 cent.) produisent, d'une part, un calme relatif et, d'autre part, des efforts expulsifs, non suivis d'effet.

Vers 9 heures, l'animal s'étend complètement sur la litière et semble avoir trouvé un apaisement, qui n'est plus troublé que par quelques douleurs passagères.

La nuit est assez calme ; vers 7 heures du matin, le 6 octobre, sous l'influence d'une injection de 4 à 6 grammes de glycérine, un crottin unique, petit, très dur, recouvert de mucus, est expulsé avec peine ; à ce moment l'animal est debout, très affaissé, les coliques ont complètement disparu, mais le pouls est encore très petit et la conjonctive d'un rouge foncé ; le sujet commence à manger sa litière.

On administre une forte dose de sulfate de soude et l'on prescrit des boissons mucilagineuses.

Vers 10 heures, la débâcle commence et la jument expulse, à différentes reprises, une grande quantité de matières mal digérées, en masse informe, non moulées ; demi-diète, laxatifs, régime rafraîchissant.

Le lendemain 7, on constatait tous les signes de la santé et, deux jours après, l'animal était renvoyé à sa batterie ; mais la guérison n'était pas définitive, ainsi qu'on va le voir.

Deuxième atteinte. — Le 14 octobre, la jument, dont la batterie est casernée au quartier Aboville, distant du quartier Dalesme d'environ deux kilomètres, est amenée à ce dernier avec les renseignements suivants :

Depuis 3 heures du matin (il est à ce moment 10 heures), des coliques assez violentes se sont manifestées de nouveau et n'ont fait que s'accentuer, malgré des frictions révulsives, des couvertures, la promenade, des lavements, etc.

En effet, l'animal, aussitôt arrêté, fléchit sur ses membres et cherche à se coucher ; les symptômes abdominaux sont, du reste, exactement semblables à ceux observés lors de la première atteinte ; quant aux symptômes généraux, ils ne sont pas très inquiétants : pouls normal, conjonctive modérément injectée, respiration à peine accélérée, rein souple, soif nulle ; si l'on présente à l'animal quelques brins de foin, il les saisit avec assez d'avidité et les mâchonne ensuite lentement.

Afin d'éviter des longueurs, nous dirons que les coliques ont suivi exactement la même marche que la première fois ; un traitement énergique est appliqué aussi rationnellement que possible.

Révulsifs variés, chlorhydrate de morphine et sulfate d'ésérine en injections hypodermiques et en granules ; arséniate de strychnine et hyosciamine granulés ; lavements fréquents, savonneux, tièdes ou froids.

L'administration de la morphine est toujours suivie d'une période de calme relatif, et celle de l'ésérine d'efforts expulsifs et de sueurs abondantes, mais l'effet du premier de ces alcaloïdes est peu durable et l'effet du deuxième n'amène aucun résultat.

Nous avons affaire, évidemment, comme la première fois, à une obstruction intestinale, causée par des pelotes stercorales, que le premier traitement avait été insuffisant à éliminer d'une manière complète.

Pendant la soirée du 14, le sujet, placé dans une bonne écurie, avec une épaisse couche de litière, est surveillé par deux maréchaux et le vétérinaire conditionnel *Plantiveau*, qui dirige le traitement, avec recommandation expresse d'empêcher, autant que possible, les mouvements désordonnés. Vers 10 heures du soir, nous l'observons nous-même et nous constatons, comme la première fois, une agitation extrême, coupée par des intervalles de repos, pendant lesquels l'animal, privé de tout mouvement, reste complètement étendu, pour se relever brusquement après quelques tentatives de décubitus dorsal.

La nuit du 14 au 15 est très mauvaise ; à certains moments, la jument, couchée sur la litière, fait des efforts infructueux pour se relever ; elle soulève son train antérieur et se laisse retomber

au bout de quelques secondes ; on est obligé de l'aider à se
mettre debout.

La peau est alternativement chaude et froide ; les conjonctives
sont d'un rouge foncé ; le pouls est petit, vite, mais encore régulier ; les reins sont inflexibles.

On ajoute, au traitement, le sulfate de soude, pris, non en
breuvage, mais incorporé à du miel.

La défécation est absolument nulle ; les lavements sont rendus
tels qu'ils ont été administrés ; on constate, à différentes reprises,
l'expulsion d'une urine jaune foncé, un peu huileuse.

Pendant toute la matinée du 15, le traitement continue avec
persistance ; mais, malgré tout, l'état de l'animal s'aggrave lentement ; il est comme épuisé et reste plus longtemps étendu sur la
litière ; il ne se relève que poussé par les douleurs abdominales,
lesquelles, cependant, ont diminué de violence, calmées qu'elles
sont par les doses successives de morphine injectées ou ingérées.

Les symptômes généraux sont d'une gravité extrême : sueurs
froides ; pouls filiforme, irrégulier ; conjonctives cyanosées ; sensibilité générale diminuée, etc. C'est alors que nous songeons à
employer la douche rectale, c'est-à-dire une irrigation abondante
dans les dernières portions de l'intestin : l'obstacle à la circulation des fèces étant, selon nous, l'accumulation de matières
extrêmement dures, la pénétration de l'eau froide, à une distance
assez grande dans le tube digestif devra avoir pour résultat le
ramollissement de ces matières, en même temps que le liquide
froid réveillera la vitalité des fibres charnues et ramènera ou
stimulera les contractions péristaltiques, abolies ou diminuées.

A force d'excitation, et avec l'aide de quelques hommes, le
sujet est conduit péniblement à la douche, peu distante de son
écurie ; l'extrémité de la canule est introduite avec précaution
dans le rectum et l'on ouvre le robinet. Aussitôt que l'eau pé-
nètre dans l'intestin, la physionomie de la patiente change à vue
d'œil : elle paraît éprouver un grand soulagement et, pendant
son séjour à la douche, elle ne cherche nullement à se coucher ;
l'œil est plus animé, moins anxieux. Au bout de quelques minutes, l'eau ressort par l'anus, très claire d'abord, puis très
légèrement teintée de jaune ; l'opération est continuée pendant
10 minutes environ, et l'animal est ensuite promené dans la

cour, où il rejette la plus grande partie du liquide introduit dans l'intestin, mais sans matières solides.

Rentrée à l'écurie, la malade se couche immédiatement et s'étend sur la litière ; les douleurs abdominales continuent ; le regard se porte constamment vers le flanc ; le sujet fait de fréquents efforts pour se relever ; les membres s'agitent d'une manière désordonnée ; en somme, peu de changement dans l'état local et dans les symptômes généraux.

Au bout d'une heure, nouvelle douche, à laquelle l'animal se rend plus facilement ; l'irrigation est prolongée pendant un quart d'heure ; le liquide qui s'écoule est d'un jaune plus foncé et contient quelques parcelles d'excréments.

La malade est plus calme et semble éprouver un grand bienêtre pendant les irrigations rectales.

Une troisième douche, puis une quatrième, sont pratiquées dans les mêmes conditions.

Après la dernière, on constate l'expulsion d'une certaine quantité de matières alimentaires diluées ; à partir de ce moment, le calme renaît peu à peu, les douleurs disparaissent progressivement, le pouls devient régulier, le rein reprend un peu de souplesse, le sujet reste plus longtemps debout ; il se couche encore fréquemment, mais sans chercher à se rouler ; l'abattement est toujours très accusé.

A 8 heures du soir, l'animal, après des efforts assez violents, expulse une masse d'aliments mal digérés, grosse comme la tête d'un enfant ; cette expulsion est suivie d'un calme complet ; pendant la nuit, nouvelles évacuations.

Le 16, au matin, administration de 300 grammes de sulfate de soude ; la guérison est à peu près complète ; il ne reste plus qu'une couleur plus foncée de la conjonctive.

Boissons mucilagineuses, régime rafraîchissant, laxatifs.

L'animal reprend son service au bout de quelques jours, aussitôt que la forme des crottins est redevenue normale.

Nota. — Nous avons eu, depuis, l'occasion d'employer la douche rectale dans des cas analogues au précédent, et toujours avec succès ; nous avons cru devoir relater l'observation précédente, afin d'engager nos collègues à utiliser cet excellent moyen qui, comme on le voit, a été héroïque pour la jument Moka

MYOSITE

DÉFINITION. — Cette affection, que nous sommes à même d'observer fréquemment sur le cheval de troupe, consiste dans l'inflammation d'un muscle ou d'un groupe de muscles, se manifestant par des symptômes assez caractéristiques, simulant parfois la *paralysie* ou la *paraplégie*.

CAUSES. — Elle se déclare, le plus souvent, à la suite d'une grande fatigue, occasionnée, soit par un travail prolongé, soit par un travail aux allures vives, surtout quand les chevaux n'ont pas subi, au préalable, un entraînement progressif ; elle se manifeste également sous l'influence du froid et surtout après une longue exposition à la pluie.

Ces deux facteurs (fatigue et refroidissement) agissent souvent de concert, ainsi que nous l'avons constaté fréquemment pendant les manœuvres pénibles de garnison ou les grandes manœuvres ; ce sont, du reste, à peu près les seules causes de la myosite.

Nous ne citerons que pour mémoire, la *myélite* provenant d'un phlegmon diffus, par suite de la propagation de l'inflammation du tissu conjonctif sous-cutané aux muscles ; l'inflammation produite par des causes physiques ou chimiques : calorique, électricité, traumatisme, etc.

SYMPTÔMES. — La *myosite* se caractérise surtout, dans les muscles enflammés, par une douleur vive, du gonflement, une dureté remarquable, la gêne ou l'impossibilité des mouvements de la région malade ; si l'affection a son siège dans les muscles des membres, ces derniers se placent tantôt dans la flexion, tan-

tôt dans l'extension et la locomotion est rendue très difficile
presque impossible, si elle atteint les muscles de la région dorso-
lombaire, de la croupe, de la fesse, les ischio-tibiaux, etc., elle
simule la paraplégie, la peau des régions atteintes, généralement
adhérente, ne présente aucune modification dans sa couleur ou
sa température.

Les symptômes généraux sont plus ou moins accusés : on
constate de l'inappétence, de la soif, une élévation assez marquée de la température ; la respiration et la circulation sont accélérées, le pouls vite et fort, etc.

MARCHE. — TERMINAISONS. — La marche de la maladie est souvent lente ; le plus ordinairement elle se termine par la *résolution*, en produisant parfois des œdèmes dans les parties déclives ;
elle passe quelquefois à *l'état chronique* ou débute d'emblée sous
cette forme ; sa durée est alors plus longue et elle peut se compliquer de rétraction, de raccourcissement des muscles, de déformations articulaires, etc.

La terminaison par *suppuration* ne se produit que dans le cas
de myosite traumatique ; il en est de même de la terminaison par
gangrène, signalée par certains auteurs (Marrimpoey, Lafosse).

ALTÉRATIONS ANATOMIQUES. — Les altérations anatomiques
consistent d'abord dans la turgescence, l'injection du tissu conjonctif, l'infiltration des muscles par un liquide jaunâtre, la disparition des stries transversales sur les fibres musculaires, etc. ;
dans la forme chronique, on constate de l'induration du tissu
cellulaire intermusculaire, occasionnant l'atrophie des fibres,
qui deviennent dures et rigides ; il peut y avoir véritable dégénérescence graisseuse ou simplement formation interstitielle de
graisse. Quand il y a suppuration, cette dernière est *infiltrée*
dans les muscles ou *collectée* sous forme d'abcès ; dans le cas de
gangrène, les muscles sont mous, infiltrés d'un liquide roussâtre,
de gaz fétides dans leur tissu conjonctif propre ou périphérique,
etc.

TRAITEMENT

La myosite légère disparaît facilement sous l'influence du repos, de bonnes couvertures, de massages doux et méthodiques ; on donnera, en même temps, l'hypagol ou le sulfate de soude (100 à 150 grammes par jour) et l'azotate de potasse (10 grammes dans la journée).

Si la myosite est intense, une petite saignée sera nécessaire (2 à 4 k.) ; quand la température dépassera 39°, on emploiera l'aconitine, la digitaline et la strychnine, de la manière indiquée à l'article « fièvre » (voyez ce mot) ; les frictions sèches et sinapisées donnent de très bons résultats, ces dernières surtout, lorsque la myosite est consécutive à un refroidissement.

On emploiera également les purgatifs et les diurétiques salins, comme dans la forme légère, aux mêmes doses ou à doses un peu plus élevées.

Il est urgent, dans cette affection, de provoquer rapidement la sudation, ce à quoi on arrive au moyen de couvertures chaudes, de boissons tièdes, excitantes et diaphorétiques : acétate d'ammoniaque, infusions de camomille, infusions de café, etc. ; le nitrate de pilocarpine, en granules (2 toutes les heures) ou en injections hypodermiques (50 à 75 centigrammes pour une injection, renouvelée au besoin), est tout à fait indiqué.

Comme soins locaux, on emploiera les lotions et les cataplasmes émollients, les onctions de populéum.

Les frictions résolutives sont parfois nécessaires en cas de myosite chronique, d'engorgement persistant ; nous conseillons alors le liniment Bourgeaud (voir anasarque).

S'il survient des abcès, les ponctionner et injecter des antiseptiques : eau crésylée, lysolée, phéniquée, etc.

Régime rafraîchissant, vert, carottes, son, farine d'orge, graine de lin, etc.

NÉPHRITE

DÉFINITION. — On désigne, sous le nom de *néphrite*, l'inflammation du tissu rénal, le plus souvent accompagnée d'hématurie, cette maladie a été longtemps confondue avec la congestion des reins, sous le nom de *pissement de sang*, de *néphrorrhagie*, d'*hématurie*, dénominations impropres, car elles n'indiquent que l'un des symptômes de ces deux maladies.

DIVISION. — Sans nous arrêter aux divisions plus ou moins fantaisistes imaginées par certains auteurs, divisions ne correspondant à rien en clinique et provenant de ce que l'inflammation des reins est susceptible de revêtir des formes très diverses, nous distinguerons seulement une néphrite *aiguë* et une néphrite *chronique*, la première se divisant elle-même en néphrite *aiguë simple* ou *primitive* et en néphrite *aiguë secondaire* ou *infectieuse*.

NÉPHRITE AIGUË SIMPLE

SYNONYMIE. — Cette maladie, relativement peu fréquente chez le cheval de troupe et pendant longtemps confondue avec la congestion, sous les noms de *mal de brou*, *pissement de sang*, *hématurie*, etc., comprend ce que l'on a désigné sous le nom de néphrite *parenchymateuse*, *interstitielle*, *circonscrite* ou *diffuse*, *glomérulite*.

CAUSES. — Elle reconnaît, comme cause prédisposante, une alimentation très riche, composée surtout de grains, de fourrages artificiels, de vesce, etc., dont les principes très azotés favorisent le développement de la néphrite, non seulement parce qu'ils rendent les animaux pléthoriques, mais encore parce que, éliminés en grande partie par l'appareil urinaire, ils entretiennent les reins dans un état de surexcitation presque permanente.

Les causes occasionnelles consistent dans toutes les irritations directes ou indirectes, venant s'ajouter à la cause prédisposante : actions mécaniques sur les reins, telles que chutes, contusions, secousses, etc.; fourrages avariés, moisis ou contenant des plantes âcres, résineuses, très diurétiques ou encore renfermant des chenilles (Cruzel), des pucerons (Neubert); poisons métalliques. L'influence du froid, niée par certains auteurs, est cependant une cause très efficiente de la néphrite sur les animaux prédisposés, ainsi que l'a démontré M. Trasbot, d'Alfort, par des faits absolument probants.

SYMPTÔMES. — Les symptômes de la néphrite aiguë, d'abord assez vagues, en raison de la situation profonde des organes malades, peuvent se diviser en symptômes généraux et en symptômes que nous appellerons spéciaux ou rationnels; parmi les premiers, nous citerons la tristesse, l'inappétence, l'élévation de la température, la respiration accélérée, courte, le pouls vite, l'artère dure et roulante, etc.

Quant aux principaux symptômes indiquant le siège de la maladie, ce sont les suivants : coliques sourdes, constipation, reins voussés, tête basse, membres postérieurs écartés, difficulté et répugnance à exécuter les mouvements latéraux, décubitus rare, effectué avec précaution, marche embarrassée et raccourcie, etc.

Mais bientôt se montrent des signes plus caractéristiques : grande sensibilité de la région lombaire, besoins fréquents d'uriner, pendant lesquels le sujet se campe et fait des efforts souvent infructueux; miction douloureuse; raideur de la démarche due à la souffrance occasionnée par les mouvements de flexion.

Après 24 ou 36 heures, émission d'une petite quantité d'urine d'un brun jaunâtre ou brun chocolat, renfermant parfois (rarement) de petits caillots sanguins, ce symptôme, peu durable, est

pathognomonique : dans cette urine, très albumineuse, on constate, au microscope, la présence de globules rouges en assez
grande quantité et de cylindres épithéliaux.

TERMINAISONS. — La maladie peut se terminer par la *résolution*, *l'état chronique*, *l'abcédation* et la *gangrène*.

La première de ces terminaisons s'annonce par l'atténuation
des symptômes généraux et le retour progressif de l'urine à l'état
normal, au double point de vue de la quantité et de la composition ; malheureusement, la résolution est loin d'être la règle et
l'affection, en s'atténuant peu à peu, passe souvent à l'état chronique.

Dans le cas d'abcédation, l'urine devient trouble, blanchâtre,
purulente et très albumineuse ; elle contient des globules de pus
en grand nombre et des débris de cylindres épithéliaux : en même
temps, les symptômes généraux s'aggravent : appétit nul, diarrhée,
fièvre intense (41, 42°), pouls petit, filant, respiration courte et
vite, coliques intermittentes avec frissons et, parfois, troubles
nerveux (ce dernier symptôme rare chez le cheval) : amaigrissement rapide, infiltration des parties déclives et mort après 8 à
15 jours de maladie.

Quand l'affection doit se terminer par gangrène, les symptômes généraux sont d'une intensité extrême ; l'urine conserve sa
couleur brun chocolat et répand une odeur fétide, que l'on perçoit également dans l'air expiré et dans la sueur ; le cœur bat violemment, tandis que le pouls est faible et misérable, puis, surviennent des frissons, des sueurs froides, le refroidissement des
extrémités et la mort.

ALTÉRATIONS ANATOMIQUES. — Malgré notre désir d'être aussi
bref que possible en ce qui concerne les altérations anatomiques,
nous ne pouvons nous dispenser, en raison de leur importance,
d'entrer ici dans quelques détails plus intéressants, à la vérité,
au point de vue anatomo-pathologique qu'au point de vue pratique, mais susceptibles, cependant, de jeter un certain jour sur
la nature de la maladie et, par suite, sur l'établissement d'une
thérapeutique rationnelle.

Ces altérations, localisées plus souvent dans les deux reins

que dans un seul, occupent la périphérie ou le centre et, parfois,
toute l'étendue de l'organe ; on peut les résumer de la manière
suivante :

Reins augmentés de volume ou présentant de légères bosse-
lures ; capsule épaissie, opaque, moins adhérente ; infiltration
œdémateuse du tissu périrénal.

Coupe présentant une coloration rouge brun uniforme ou parsemée de marbrures irrégulières, d'un jaune pâle ou brunes, ces
dernières dues à des hémorrhagies, les autres constituées par
l'exsudat inflammatoire ; congestion hémorrhagique des corpus-
cules de Malpighi, représentée par des points irrégulièrement
arrondis, disséminés dans la substance corticale ; tissu rénal
friable, infiltré.

Bassinet renfermant une petite quantité d'urine foncée ou un
magma épais, sanguinolent, purulent.

A l'examen microscopique du liquide épais enlevé par raclage
à la surface des coupes, on constate : des globules sanguins altérés, de nombreux globules de pus, des cellules épithéliales gra-
nuleuses et, enfin, des fragments de tubes urinifères contenant
des globules sanguins et des globules de pus.

Ces lésions sont celles de la néphrite dite épithéliale, mais si
l'affection a progressé plus lentement, le parenchyme rénal est
moins friable, de couleur moins foncée et l'on n'y voit que des
traînées grisâtres dues à l'hypertrophie du tissu conjonctif ; ces
altérations sont rattachées, par certains auteurs, à la néphrite
envahissante ou *interstitielle*, mais cette distinction est tout à fait
arbitraire ; là, en effet, comme partout ailleurs, ainsi que le fait
remarquer M. le professeur Trasbot, le tissu conjonctif s'hypertrophie toujours à la suite d'une inflammation prolongée ; ici,
l'inflammation s'est propagée de la surface de la muqueuse à la
trame conjonctive, qui s'est densifiée ; de là, les traînées grisâtres
signalées sur la coupe.

L'examen microscopique du tissu rénal, après durcissement
dans l'alcool, montre les altérations suivantes : hypertrophie des
glomérules de Malpighi, dont la capsule, desquammée de son
épithélium, est tapissée par des cellules en voie de prolifération,
qui se transforment en globules purulents au fur et à mesure de
leur production (Trasbot) ; autour des glomérules, magma gra-

nuleux et globules de pus ; capillaires du glomérule obstrués par le sang coagulé, tubes de Bellini obstrués par une substance granuleuse, renfermant des globules de pus ; jamais, quoi qu'on ait dit, l'affection n'est localisée exclusivement aux glomérules, de manière à constituer ce que certains auteurs appellent *glomérulite* ou *glomérulo-néphrite*.

Si la mort est survenue après plusieurs jours, on constate que les parois des tubes urinifères contiennent des cellules embryonnaires en voie de prolifération, ayant remplacé l'épithélium détruit et que les cellules plasmatiques du tissu conjonctif sont également revenues à l'état embryonnaire ; si la maladie a duré assez longtemps, le stroma conjonctif de l'organe est plus ou moins épaissi, ce qui constitue ce que certains auteurs appellent néphrite *interstitielle* ou *envahissante*.

Dans le cas où la maladie s'est terminée par suppuration, on trouve, dans les reins, des collections purulentes de volume très variable, contenant un pus lie de vin ou grisâtre et entourées d'une paroi rouge, friable ou tenace suivant l'ancienneté des abcès.

Dans la terminaison par gangrène, le tissu du rein est réduit en un magma brun, moins foncé et de couleur lie de vin lorsque la gangrène est le résultat de l'infiltration purulente.

DIAGNOSTIC. — Au début, le diagnostic différentiel de la néphrite est assez difficile ; ce qui, surtout, attire d'abord l'attention, ce sont les tentatives fréquentes et infructueuses des animaux pour effectuer la miction ; quand la coloration rouge brun de l'urine apparaît et que l'examen de cette dernière permet d'y constater la présence de l'albumine, des cylindres épithéliaux, du pus, etc., il n'existe plus aucun doute. L'exploration rectale, dénotant la sensibilité du rein, ne semble pas donner des indications bien nettes.

PRONOSTIC. — Le pronostic paraît avoir été exagéré par la méconnaissance d'un assez grand nombre de cas de néphrite terminés par la guérison (Trasbot) ; il varie, du reste, suivant que la maladie est circonscrite ou généralisée, simple ou double, seulement inflammatoire, gangréneuse ou suppurée.

TRAITEMENT

Les moyens généraux sont les mêmes que ceux employés dans toutes les inflammations viscérales avec fièvre : saignée plus ou moins copieuse, au début, chez les chevaux pléthoriques ; on s'en abstiendra chez les animaux lymphatiques, même en bon état ; dérivation au moyen de frictions sinapisées ou de sinapismes à demeure, à l'exclusion des révulsifs cantharidés et de l'essence de térébenthine, dont l'élimination par les reins aggraverait plutôt l'inflammation de ceux-ci.

Bonnes couvertures ; applications chaudes et émollientes sur la région lombaire (compresses, bandages, sachets, cataplasmes, etc.).

La fièvre sera immédiatement combattue par l'aconitine, la digitaline, la strychnine, de la manière que nous avons indiquée à l'article « fièvre » (voyez ce mot).

Les douleurs abdominales seront combattues par le camphre monobromé, le chlorhydrate de morphine, le sulfate d'atropine ou l'hyosciamine, 5 granules de chaque, toutes les heures, *jusqu'à effet*, concurremment avec les granules défervescents, tant que ces derniers sont nécessaires.

On administrera, en outre, en abondance, des boissons mucilagineuses, telles que l'infusion de graine de lin préparée à froid et rendue légèrement diurétique par le bicarbonate de soude ou l'azotate de potasse (5 à 10 grammes par jour).

On donnera l'hypagol ou le sulfate de soude à dose rafraîchissante, pour éviter ou combattre la constipation.

Enfin, s'il existe une hématurie très prononcée, il sera utile d'ajouter, aux granules calmants (camphre, hyosciamine, etc.), cinq granules d'ergotine (administrés également jusqu'à effet).

Le régime sera rafraîchissant : racines crues, vert, barbotages, lait, mashs ; suppression des aliments très azotés et excitants, comme les grains, par exemple.

NÉPHRITE AIGUË INFECTIEUSE

NATURE. — Cette affection semble être, comme chez l'homme, consécutive à une infection de l'organisme et se produit surtout à la suite de certaines inflammations de l'appareil respiratoire, notamment de la pneumonie infectieuse ; elle est causée, vraisemblablement, par un germe : pneumocoque ou microbe de la suppuration.

SYMPTÔMES. — La maladie se manifeste tout à coup, après la guérison de la maladie primitive, par une fièvre intense, de la tristesse, de l'anorexie, de vagues douleurs abdominales et une respiration accélérée ; puis, on observe une infiltration progressive et irrégulière des membres, gagnant bientôt la face inférieure du tronc ; des taches pétéchiales apparaissent sur la nasale et la peau, l'urine est rare, épaisse, de couleur foncée, trouble, albumineuse, légèrement purulente ; on y constate des cylindres formés de caillots fibrineux.

LÉSIONS. — Les altérations anatomiques sont identiques à celles de la néphrite aiguë simple.

DIAGNOSTIC ET PRONOSTIC. — Le diagnostic se base surtout sur l'état de santé antérieur de l'animal, la fièvre, la forme et l'évolution des engorgements, l'examen microscopique et chimique de l'urine, etc., le pronostic est grave, moins, cependant, que dans la néphrite simple ; la néphrite infectieuse passe pour la complication la moins redoutable de l'infection de l'organisme.

TRAITEMENT

La saignée est proscrite, en raison de la faiblesse des malades et de la modération du fluxus sanguin qui accompagne l'infection ; la dérivation, au contraire, par la farine de moutarde, est toujours indiquée, non seulement en raison des effets révulsifs de cette dernière, mais encore à cause de son action excitante sur le système nerveux de la vie de relation.

La fièvre sera combattue, comme dans la néphrite aiguë simple, par les granules défervescents : aconitine, digitaline, strychnine, aux doses et de la manière indiquées à l'article « fièvre » (voyez ce mot) ; ces alcaloïdes seront d'autant plus utiles que, outre les propriétés défervescentes inhérentes à leur association, ils stimulent la vitalité (strychnine) et relèvent le pouls, toujours petit dans cette affection (digitaline).

L'infection proprement dite sera combattue par des antiseptiques s'éliminant par les reins : le salicylate de soude, à la dose de 4 à 5 grammes toutes les deux heures, jusqu'à concurrence de 16 à 20 grammes dans la journée, au début, puis de 3 grammes, de 2 grammes, aux mêmes intervalles, jusqu'à concurrence de 12 grammes, de 8 grammes, par vingt-quatre heures après quelques jours, paraît mériter la préférence, en raison de ses propriétés peu irritantes et de son absorption facile.

Les boissons seront données en abondance, de manière à permettre aux malades d'absorber la plus grande quantité possible de liquide ; elles consisteront en boissons mucilagineuses, thé de foin, etc.

Ces boissons seront pures ou additionnées de diurétiques salins (bicarbonate de soude, azotate de potasse) à la dose de 5 à 10 grammes par jour.

Le régime sera très varié ; on donnera aux animaux les aliments qu'ils appètent le mieux, en prescrivant, néanmoins, ceux qui contiennent une grande quantité de matières azotées ; on donnera la préférence aux aliments hydro-carbonés.

NÉPHRITE CHRONIQUE

L'inflammation chronique des reins est peu commune chez les animaux domestiques et, en particulier, rare chez le cheval de troupe; aussi croyons-nous devoir nous dispenser d'entrer, à son sujet, dans des considérations qui n'auraient que peu d'intérêt au point de vue de la thérapeutique, objectif principal du présent mémoire.

PALPITATIONS DU CŒUR

FRÉQUENCE. — Bien que cette affection ne constitue qu'un symptôme dont la cause n'est pas encore bien connue, nous croyons devoir la signaler brièvement, car d'une part, on l'observe de temps à autre chez les chevaux de troupe, surtout chez les sujets nerveux et irritables, et, d'autre part, elle ne laisse pas que d'inspirer une certaine appréhension, lorsqu'on n'a pas encore eu l'occasion de l'observer.

DÉFINITION. — Les *palpitations* ou *battements de cœur* consistent en mouvements brusques, fréquents, énergiques, rebondissants de l'organe central de la circulation, sans lésions organiques appréciables du cœur, des poumons ou d'autres organes.

CAUSES. — Spinola a signalé, comme cause de ce phénomène, l'ingestion d'eau froide après un échauffement produit par une course rapide ; on a également incriminé les impressions vives, la frayeur (Leblanc, Lafosse) ; personnellement, nous avons constaté des palpitations chez certains sujets assistant, pour la première fois, aux écoles à feu et non habitués encore au bruit des pièces d'artillerie, ou chez des chevaux ayant été soumis à un travail pénible aux allures vives, comme la chasse à courre, par exemple ; dans le premier cas, le phénomène était passager ; dans le second, il était persistant.

SYMPTÔMES. — Chez les chevaux atteints de palpitations, les battements du cœur sont fréquents, forts, énergiques, perceptibles à l'oreille et au toucher loin de la région cardiaque, et accompagnés de violents ébranlements du tronc, on les entend parfois à une distance assez considérable.

A l'auscultation, on perçoit les bruits du cœur exagérés dans toute la poitrine, sans bruit anormal, sinon, quelquefois, un léger *souffle* fugace.

A part une légère accélération de la respiration, on ne constate aucun dérangement fonctionnel et l'animal présente tous les signes de la santé : appétit et soif conservés, absence de fièvre, de tristesse, d'anxiété ; le pouls cependant, dont les pulsations sont isochrones, est accéléré comme les battements du cœur.

DURÉE. — La durée de la maladie est généralement courte ; cependant, elle est parfois de quelques jours ; elle se reproduit avec la plus grande facilité ; la guérison, qui survient brusquement ou progressivement, est la règle.

TRAITEMENT

Frictions sèches générales ou, mieux, frictions sinapisées, pour exciter rapidement la circulation capillaire périphérique ; immédiatement, strychnine (arséniate ou sulfate) et digitaline, 2 granules de chaque, toutes les demi-heures, toutes les heures ou plus souvent, suivant l'intensité des phénomènes, jusqu'à effet, en éloignant les doses à mesure que les symptômes s'atténuent ; puis, hypagol ou sulfate de soude, à doses moyennes, et azotate de potasse, dix à quinze granules dans la journée.

Régime léger.

Ce traitement, ne nous a jamais donné d'insuccès.

PÉRICARDITE

Définition. — Division. — La *péricardite* consiste dans l'inflammation de la séreuse qui tapisse le sac du péricarde, on distingue une *péricardite aiguë* et une *péricardite chronique* et la première se divise, en outre, en *péricardite aiguë simple* et en *péricardite aiguë traumatique*.

Il ne sera question ici que de la *péricardite aiguë simple*, que nous sommes à même d'observer, de temps à autre, sur le cheval de troupe, la *péricardite traumatique* étant spéciale aux ruminants et la *péricardite chronique*, encore mal connue chez nos animaux domestiques, étant beaucoup plus fréquente chez le chien que chez le cheval.

Causes. — La péricardite aiguë, affection longtemps méconnue dans sa nature, se développe surtout, comme la plupart des maladies viscérales, sous l'influence du froid, surtout du froid humide et de la pluie, agissant sur des animaux au repos ; il est à remarquer, cependant, qu'un grand nombre de sujets, exposés aux mêmes intempéries, restent absolument indemnes de toute maladie et il faut admettre, chez ceux qui contractent une affection viscérale quelconque à la suite d'un refroidissement, une prédisposition individuelle ; cette prédisposition, en ce qui concerne la péricardite, consisterait dans le tempérament arthritique, résultat d'une alimentation fortement azotée, qui accumulerait, dans l'organisme, des produits de déchet susceptibles de créer une action irritante sur certains tissus et de mettre le sang dans des conditions favorables à la multiplication d'un microbe qui y existerait à l'état latent (microbisme latent de Verneuil).

Le vétérinaire allemand Woerz a signalé, sur le cheval, une

épidémie de péricardite, avec complications rhumatismales. L'affection serait donc, parfois, une complication de la diathèse rhumatismale.

On peut considérer également, comme cause de la péricardite, les chocs violents dans la région du cœur, mais le fait est rare.

SYMPTÔMES. — Les symptômes du début sont assez vagues et assez difficiles à distinguer de ceux du début de la pleurésie et de la péritonite.

On constate d'abord de la tristesse, de l'abattement, de l'inappétence, une accélération modérée de la circulation, une température un peu plus élevée que la normale, mais sans ascension brusque ; puis, la respiration devient courte, exclusivement diaphragmatique, mais sans accélération bien marquée, ce qui la distingue de la respiration pleurétique, qui est également diaphragmatique, mais beaucoup plus accélérée. À ce moment, on perçoit des frémissements des muscles panniers et intercostaux ; les extrémités se refroidissent et des coliques modérées tourmentent le malade, qui gratte le sol, regarde son flanc, vousse la colonne vertébrale, se couche avec précaution et se relève presque aussitôt.

Bientôt, les battements du cœur se précipitent ; il semble, dit M. Trasbot, qu'il y ait une contraction permanente de cet organe due à un réflexe ayant son point de départ dans la vive douleur résultant du frottement des feuillets péricardiques desséchés ; ce frottement lui-même produit un bruit particulier (frottement péricardique), très éphémère et disparaît aussitôt que commence l'exsudation dans le péricarde ; à ce moment, les symptômes se modifient : la douleur diminue, la respiration devient plus étendue, les contractions du cœur sont plus fortes et le pouls, qui était petit, avec artère dure et roulante, acquiert plus d'ardeur et de force.

À la percussion, douloureuse surtout au début, on constate que la zone de matité de la région cardiaque s'est agrandie et se délimite, en arrière et en haut, par une ligne courbe à concavité antérieure, partant de la base du cœur pour se terminer un peu en avant de l'insertion diaphragmatique inférieure.

Les bruits du cœur sont plus ou moins obscurs, suivant qu'il existe peu ou beaucoup de fausses membranes sur les feuillets de la séreuse ; ces bruits sont parfois très nets à droite et à gauche de la poitrine ; on a signalé également des bruits anormaux, un bruit de gouttelettes, etc.

La compression exercée par le liquide épanché dans le péricarde sur les oreillettes et les veines caves, en gênant la circulation de retour, provoque la dilatation assez rapide des jugulaires et un pouls veineux spécial, différant de celui produit par l'insuffisance auriculo-ventriculaire.

Il existe également un engouement plus ou moins accusé et permanent du poumon, caractérisé par une accélération de la respiration, parfois dyspnéique, la diminution du murmure vésiculaire, de la toux, etc.

Terminaisons. — La maladie peut se terminer par une *mort rapide*, résultant d'une syncope ou de l'engouement pulmonaire ; elle se termine quelquefois par la *résolution*, auquel cas tous les symptômes disparaissent peu à peu. Après la résorption, souvent très lente, du liquide épanché et des exsudats fibrineux, on constate, de nouveau, un bruit de frottement, jusqu'à ce que la séreuse ait repris son poli ; les animaux restent alors, pendant assez longtemps, faibles et débiles et sont exposés aux rechutes.

La couleur blanchâtre de certains épanchements et la présence de globules de pus avaient fait signaler à tort une terminaison par *suppuration*, mais cette dernière ne se manifeste véritablement que dans la péricardite traumatique ; nous n'y insisterons pas.

Altérations anatomiques. — Les principales altérations anatomiques sont les suivantes : feuillet pariétal du péricarde distendu, laissant écouler, après incision, une quantité moyenne de 7 à 8 litres de sérosité albumineuse, jaune citron, roussâtre ou verdâtre suivant l'ancienneté et l'intensité de l'inflammation ; fausses membranes également d'un jaune paille, roussâtres ou verdâtres, plus ou moins abondantes, formant de nombreuses cloisons dont les mailles renferment de la sérosité ; cette dernière, examinée au microscope, montre de grandes cellules, facilement colorées par le carmin, et d'autres sans vie, à noyau réduit en

granulations ; puis, de petits caillots fibrineux, des globules de
pus et des éléments du sang plus ou mois altérés ; séreuse épais
sie, injectée, dépouillée de son épithélium, lequel est remplacé
par une couche de bourgeons charnus ; tissu conjonctif sous
séreux infiltré de sérosité ; cœur légèrement atrophié, à surface
pâle et irrégulière ; sérosité dans les plèvres ; poumons œdéma
tiés, engoués de sang ; foie hypertrophié, à vaisseaux distendus
et remplis de sang (foie cardiaque) ; sérosité plus ou moins abondante dans le péritoine ; infiltration et congestion de tous les
parenchymes, etc.

DIAGNOSTIC — Le diagnostic est assez difficile, surtout au
début, car, à cette période, on peut confondre la péricardite avec
la pleurésie, à moins que l'on n'ait la bonne fortune d'examiner
les malades au moment précis où le frottement péricardique peut
être entendu ; lorsque l'épanchement s'est produit dans le péricarde, la percussion et l'auscultation permettent alors de faire le
diagnostic différentiel entre ces deux maladies.

On distingue la péricardite de la pneumonie par l'absence
d'une température élevée, du jetage rouillé, de la teinte jaune
des conjonctives, etc.

Dans l'endocardite, les battements du cœur sont nets, la percussion dénote l'absence de matité et l'auscultation permet de
constater les bruits pathologiques indiqués à propos de cette
affection.

PRONOSTIC. — Le pronostic est généralement grave, en raison
surtout de la tendance de la maladie, chez le cheval, à passer à
l'état chronique et de la mort brusque susceptible de survenir
pendant sa période d'état. La conservation relative de l'appétit,
l'absence de dyspnée intense, une fièvre modérée, rendent ce
pronostic moins sombre.

TRAITEMENT

Lorsqu'on a affaire à des sujets qui, même sans être pléthoriques, ont un tempérament sanguin, une saignée moyenne ou

petite, dans ce dernier cas répétée au besoin, peut être d'une réelle utilité, en calmant l'inflammation et en en prévenant, dans une certaine mesure, l'engouement du poumon ; la quantité de sang à soustraire (2 à 4 litres) varie évidemment avec le poids et le tempérament des malades.

Que la saignée soit ou non pratiquée, il est urgent d'employer immédiatement des révulsifs énergiques sous forme de frictions sinapisées, de sinapismes sous la poitrine et le ventre, d'applications vésicantes sur la région du cœur (liniment Bourgeaud, voir anasarque), de vésicatoire mercuriel, ce dernier agissant, en outre, par l'absorption du mercure qui a, comme on le sait, une action spéciale sur les séreuses enflammées, etc.

Le traitement interne devra consister d'abord dans l'administration des granules défervescents : strychnine, aconitine, digitaline, en suivant exactement les prescriptions et les recommandations indiquées pour le traitement de l'endocardite aiguë (voyez ce mot) et en n'oubliant pas que, dans la péricardite, l'élévation de la température est généralement modérée.

Concurremment avec les défervescents, on emploiera les mercuriaux *intus* et *extra*, d'une part, sous forme de calomel administré à petites doses répétées (4 grammes par jour, en plusieurs fois) et, d'autre part, en frictions avec la pommade mercurielle double sur le plat des cuisses : on connaît l'effet des mercuriaux sur les séreuses.

Pour faciliter la résolution de l'épanchement, on emploiera les diurétiques ; d'abord l'essence de térébenthine, puis l'azotate de potasse (10 à 15 grammes par jour de l'un ou de l'autre de ces médicaments ou, exceptionnellement, des deux à la fois).

Nous ne citerons que pour mémoire la ponction du péricarde, laquelle n'a pas encore été suffisamment expérimentée.

Les soins hygiéniques seront les mêmes que ceux indiqués à propos de l'endocardite (voyez ce mot).

PÉRICARDITE CHRONIQUE

SYNONYMIE. — Cette maladie, assez rare chez le cheval, et dont nous dirons quelques mots seulement afin de ne pas laisser trop incomplète l'étude de la péricardite en général, a été désignée, pendant longtemps, sous le nom d'*hydropisie du péricarde*, et souvent confondue avec la pleurésie chronique.

CAUSES. — Elle peut naître de toutes pièces, sous l'influence des mêmes causes qui produisent la péricardite aiguë, causes agissant d'une manière lente et continue ; le refroidissement humide en est une des plus fréquentes.

SYMPTÔMES. — Les symptômes principaux peuvent se résumer ainsi : amaigrissement, résultat d'une diminution et d'une perversion de l'appétit ; faiblesse, essoufflement pendant le travail, respiration tantôt précipitée, tantôt ralentie ; au repos, battements du cœur normaux, mais sourds, devenant tumultueux après le travail ; pouls faible, petit, serré.

Après un certain temps : dilatation des jugulaires, pouls veineux, infiltration des parties déclives ; zone de matité comme dans la péricardite aiguë et absence de murmure respiratoire au niveau de cette zone ; poumon refoulé en haut par le péricarde distendu, ce qui pourrait induire en erreur et faire croire à une pleurésie.

A cette période, la mort peut survenir d'une façon brusque et presque foudroyante, par syncope.

ALTÉRATIONS ANATOMIQUES. — Parmi les altérations anatomiques, nous citerons les suivantes : épaississement et induration du péricarde ; fausses membranes, brides et cloisons fibreuses allant de l'un à l'autre feuillet ; dans le sac péricardique, liquide clair, coagulable, pauvre en éléments anatomiques ; parfois, atrophie des couches superficielles du myocarde, qui présentent une teinte blanchâtre; épanchements séreux dans les plèvres et le péritoine; on remarque que les parenchymes n'ont pas subi les mêmes altérations que dans la péricardite aiguë.

DIAGNOSTIC. — Le diagnostic est difficile au début; on peut confondre cette affection avec la pleurésie chronique, surtout lorsque cette dernière est unilatérale; le diagnostic différentiel, du reste, est assez peu important, le traitement étant le même dans les deux cas.

PRONOSTIC. — Le pronostic est très grave; il est rare que la guérison complète puisse être obtenue.

TRAITEMENT

La base du traitement de la péricardite chronique doit être la dérivation énergique et continue au moyen des vésicants ou de la cautérisation actuelle, cette dernière appliquée, de préférence, en pointes pénétrantes, procédé qui ne tare pas les animaux.

La ponction du péricarde, que nous avons signalée en parlant de la péricardite aiguë, peut être également utilisée ; on évitera les deux accidents qui peuvent se produire lors de cette opération (syncope et péricardite purulente) en retirant le liquide très lentement et en employant des instruments aseptiques.

On pourrait, à la suite de la ponction, essayer des injections iodo-iodurées ; ces injections n'ont pas encore, que nous sachions, été essayées sérieusement.

En somme, la ponction du péricarde ne parait pas donner des résultats bien satisfaisants : le liquide évacué se reforme très vite et les malades s'affaiblissent de plus en plus ; on ne doit y avoir recours que pour parer à des accidents menaçants à bref délai.

Comme traitement interne, on emploiera surtout les diurétiques : essence de térébenthine et azotate de potasse, que l'on administrera à doses assez élevées et pendant un temps très long, en surveillant le fonctionnement des reins.

L'arséniate de strychnine, à la dose de 4 à 8 granules par jour, donné concurremment avec les diurétiques et longtemps continué, peut donner des résultats en stimulant la vitalité générale.

PÉRITONITE

DÉFINITION. — DIVISION. — La *péritonite* consiste dans l'inflammation du péritoine ; suivant la rapidité de son évolution, on distingue une péritonite *aiguë*, à marche rapide, et une péritonite *chronique*, à évolution lente.

PÉRITONITE AIGUE

FRÉQUENCE. — Cette affection est surtout fréquente chez le cheval, en raison de l'extrême sensibilité, dans cette espèce, de la séreuse péritonéale ; cette prédisposition spéciale est augmentée par tous les troubles circulatoires ayant leur siège dans la cavité abdominale et dus à des causes diverses, susceptibles de devenir elles-mêmes occasionnelles, telles que troubles digestifs, ingestion d'eau trop froide, etc.

CAUSES. — On peut citer, comme causes assez fréquentes de péritonite, la parturition et l'avortement chez les mères mal soignées et exposées au froid ; l'inflammation des muqueuses tapissant les organes abdominaux (métrite, cystite, etc.) ; les traumatismes, même très limités, intéressant le péritoine, tels que la castration, surtout lorsque, à ces traumatismes, vient s'ajouter l'action du froid, dont l'action répercutante est indéniable ; les perforations du péritoine, beaucoup moins dangereuses à notre époque, en raison des précautions d'asepsie et d'antisepsie mises en usage, peuvent jouer le rôle de causes déterminantes, ainsi que les traumatismes de l'abdomen, de l'intestin, de l'utérus, accidents de la plus haute gravité et déterminant presque toujours une péritonite purulente.

SYMPTÔMES. — Les symptômes du début sont assez obscurs et il est nécessaire d'être éclairé sur les commémoratifs (parturition, avortement, castration, coliques, etc., combinés avec un refroidissement) pour y attacher une signification précise ; ces signes du début sont la tristesse, l'inappétence, un abattement profond, une fièvre modérée ; les malades ont le dos voussé, la tête basse, les membres rassemblés et gardent une immobilité presque complète ; puis, peu à peu, surviennent de véritables coliques sourdes ; on constate un peu d'agitation, des piétinements du train postérieur, les animaux grattent le sol, portent fréquemment la tête vers l'abdomen, *mais ne se couchent pas* ; les parois abdominales sont d'une extrême sensibilité à la palpation.

Les battements du cœur sont accélérés et leur ampleur diminuée, comme si l'organe était en état de systole permanente ; le pouls est vite et très petit ; les conjonctives conservent généralement leur coloration normale.

Les symptômes généraux du début s'accentuent bientôt ; l'affaissement augmente, l'inappétence devient complète, les excréments sont rares, durs et moulés, les sécrétions partiellement taries ; un fait digne de remarque, c'est qu'il n'y a pas une élévation très marquée de la température ; de plus, la courbe thermique présente des oscillations parfois très étendues, ce qui tient à ce que l'affection s'établit par poussées successives et non graduellement.

Puis, survient l'exsudation et, comme conséquence, l'augmentation progressive du volume du ventre, augmentation qui attire d'autant plus l'attention que le tube digestif est, à ce moment, presque vide, en raison de l'inappétence datant déjà de quelques jours ; après l'exsudation, la sensibilité de la paroi abdominale est moins accusée et de légers œdèmes apparaissent aux membres postérieurs.

Marche. — L'évolution de la péritonite est généralement rapide ; sa guérison est rare et la mort est la règle.

Terminaisons. — Lésions. — Les principales altérations anatomiques rencontrées à l'autopsie sont les suivantes : dans la cavité abdominale, épanchement d'une quantité, souvent énorme, d'un liquide jaunâtre, transparent (inflammation modérée), ou roussâtre (péritonite intense, présence de globules rouges), ou, parfois, à reflets verdâtres (extrême acuité de la phlegmasie), contenant des grumeaux fibrineux, des cellules épithéliales, des hématies, des éléments embryonnaires susceptibles de se transformer en globules de pus (péritonite purulente).

Péritoine plus ou moins épaissi et infiltré, tapissé de fausses membranes molles ou densifiées, suivant qu'elles sont récentes ou anciennes ; d'une coloration allant du jaune paille au rouge foncé ; d'autant plus abondantes que l'inflammation a été plus modérée et *vice versa*, parfois presque nulles quand, par suite de l'extrême acuité de la maladie, l'épanchement était roussâtre ou purulent ; tube intestinal pâle et rétracté, foie ratatiné, etc.

Diagnostic. — Le diagnostic se base surtout sur les commémoratifs (accouchement, avortement, opérations ou blessures intéressant le péritoine, etc.) et sur certains symptômes tels que : sensibilité exagérée du ventre, accompagnée ou suivie de gonflement et de fluctuation de l'abdomen, etc. ; il est relativement facile.

Pronostic. — Le pronostic est très grave, mais non toujours fatal ; un traitement rationnel, employé dès le début, étant susceptible d'amener parfois la guérison.

TRAITEMENT

La médication qui nous semble la plus rationnelle peut être résumée, suivant nous, de la manière suivante :

1° Diminuer l'afflux du sang du côté de la séreuse par une saignée moyenne ou petite, suivant la taille et le tempérament des animaux.

2° Dériver l'inflammation par une révulsion hâtive, intense et rapide, au moyen de sinapismes ou de frictions sinapisées sous le ventre et sur les membres.

3° Abaisser la température, lorsqu'elle atteint ou dépasse 39°, par les granules défervescents : aconitine, digitaline, vératrine, strychnine (voyez Fièvre).

4° Calmer la douleur, lorsqu'elle présente une grande intensité (ce qui n'est pas la règle), par le chlorhydrate de morphine associé à l'hyosciamine ou au sulfate d'atropine (3 ou 4 granules de chaque, toutes les heures, jusqu'à effet).

5° Atténuer l'exagération nutritive qui caractérise l'inflammation au moyen des mercuriaux : calomel, 2 à 4 grammes ; liqueur de Van Swieten, 100 à 200 grammes, par doses fractionnées, pour 24 heures ; frictions mercurielles sur le plat des cuisses.

6° Combattre la constipation par l'hypagol, le sulfate de soude (dose rafraîchissante ou laxative), les lavements émollients et laxatifs, etc.

7° Faciliter la résorption du liquide épanché au moyen des diurétiques salins : bicarbonate de soude, azotate de potasse.

Ces divers moyens de traitement seront, bien entendu, associés, combinés, continués ou interrompus suivant la gravité, la marche et les différentes phases de la maladie, le tempérament des malades, etc. Il n'est pas possible, ainsi que nous l'avons dit maintes fois, de tracer, à cet égard, des règles absolues ; le vétérinaire agira suivant les circonstances.

L'hygiène et le régime, en particulier, seront l'objet de la plus grande sollicitude ; les malades seront tenus chaudement, proprement, et soumis à un régime varié, rafraîchissant : barbotages, racines, vert, grains cuits, etc.

Il est malheureusement exact qu'après la guérison le péritoine reste longtemps sensible et que les récidives sont à craindre.

PÉRITONITE CHRONIQUE

Cette maladie, qui peut apparaître d'emblée ou être le résultat de l'atténuation progressive de la forme aiguë, est extrêmement rare sur le cheval de troupe, aussi croyons-nous devoir nous abstenir d'entrer à son sujet, dans des détails qui surchargeraient, inutilement, à notre avis, un ouvrage dont le but est essentiellement pratique. On sait, du reste, que le traitement de la péritonite chronique est presque toujours infructueux et que les animaux atteints, même après une guérison qui n'est jamais complète, restent absolument sans valeur au point de vue du travail.

PLEURÉSIE

DÉFINITION. — On désigne, sous le nom de *pleurésie* ou de *pleurite*, l'inflammation de la plèvre; nous n'aurons ici en vue que la pleurésie que l'on pourrait appeler *essentielle*, c'est-à-dire constituant à elle seule la maladie, à l'exclusion de celle qui se rattache à certaines affections spécifiques comme la morve, la tuberculose, dont elle ne constitue alors que l'un des symptômes principaux.

DIVISION. — Laissant de côté les diverses classifications adoptées par un certain nombre d'auteurs, classifications systématiques, souvent basées sur des épiphénomènes sans importance ou des complications de maladies générales, nous reconnaîtrons, avec M. le professeur Trasbot, au point de vue purement clinique, quatre variétés de pleurésie : 1° la pleurésie *aiguë simple*. 2° la pleurésie *traumatique*, causée par la perforation des parois thoraciques ou par l'ouverture d'un abcès dans les plèvres. 3° le *pneumothorax* ou *hydropneumothorax*, déterminé par l'ouverture simultanée d'un abcès pulmonaire, d'un côté dans la plèvre et de l'autre, dans une bronche; 4° enfin la pleurésie *chronique*.

La deuxième et la troisième de ces variétés, assez rares, du reste, chez le cheval d'armes, se terminant à peu près fatalement par la mort, nous n'y insisterons pas et nous nous occuperons exclusivement de la pleurésie *aiguë simple* et de la pleurésie *chronique*.

PLEURÉSIE OU PLEURITE AIGUE SIMPLE

SYNONYMIE. — Englobée autrefois, avec toutes les autres maladies ayant leur siège dans la cavité thoracique, sous le nom de *courbature*, cette affection n'est bien connue que depuis les travaux de Saint-Cyr.

ÉTIOLOGIE. — Elle reconnait des causes *prédisposantes, occasionnelles* et *déterminantes*.

a. — Parmi les causes prédisposantes, nous citerons une première atteinte de pleurésie, ayant laissé à la séreuse thoracique une susceptibilité spéciale, véritable prédisposition à une nouvelle phlegmasie; la gourme, qui favorise l'apparition d'une pleurésie presque toujours compliquée d'une pneumonie (pleuropneumonie); la diathèse rhumatismale (d'après un grand nombre de pathologistes); enfin, dans ces dernières années, on a considéré la pleurésie comme de nature tuberculeuse ou infectieuse et quelques médecins ont prétendu qu'elle n'était qu'une localisation de la tuberculose.

Si l'on réfléchit que, parmi les animaux le plus souvent atteints de pleurésie, le cheval et le chien, la tuberculose est très rare, on trouvera cette dernière opinion trop absolue, au moins en ce qui concerne la médecine vétérinaire.

Nous citerons pour mémoire l'âge (6 à 12 ans), le tempérament (lymphatisme, nervosité), la conformation (étroitesse de poitrine, invoquées également comme causes prédisposantes mais dont l'influence n'est pas rigoureusement établie.

b. — La cause occasionnelle de la pleurésie consiste, surtout, dans l'action du froid s'exerçant sur des animaux habitués à des écuries chaudes, et cela pendant qu'ils sont au repos ou soumis à un travail musculaire insuffisant pour les réchauffer; nous rappellerons ici que quand le refroidissement se fait sentir sur un animal en plein travail actif, il se produit plutôt une répercussion vers le poumon, c'est-à-dire une pneumonie.

Le refroidissement peut être également la conséquence de la tonte, sur des animaux susceptibles, lorsque toutes les précautions n'ont pas été prises après cette opération hygiénique.

c. — Les causes déterminantes consistent surtout en contusions violentes exercées sur les parois pectorales et produisant, tantôt une pleurésie aiguë simple, qui, parfois, reste localisée au point où s'est produit le choc, mais, le plus souvent, se généralise, par suite du contact irritant du liquide exsudé ; tantôt une pleurésie traumatique, lorsqu'il y a plaie.

Symptômes. — En ce qui concerne la symptomatologie, il est souvent possible, dans l'armée, contrairement à ce qui se passe dans la clientèle civile, de constater les symptômes du début, les animaux, et surtout les jeunes chevaux, étant souvent présentés au vétérinaire dès les premiers signes de malaise ; ces symptômes consistent en inappétence, abattement, somnolence, frissons, tremblements musculaires, hérissement des poils, reins voussés, etc.

Puis, surviennent : la fièvre, qui n'acquiert jamais l'intensité qu'elle présente dans la pneumonie ; la chaleur de la peau ; des frémissements vermiculaires, visibles à l'œil nu ou sensibles au toucher, au niveau des muscles intercostaux ; une certaine agitation due à des sensations douloureuses analogues au point de côté de l'homme et pouvant faire croire à de légères coliques (piétinements, décubitus intermittents effectués avec précaution); les mouvements respiratoires, augmentés de nombre (20 à 25 par minute, d'abord), sont courts et tremblottants ; une toux petite, sèche, avortée, douloureuse, facile à provoquer par la pression de la trachée ou la percussion des parois thoraciques, se manifeste ; les battements du cœur sont accélérés, mais ses contractions moins intenses qu'à l'état normal ; le pouls est petit, l'artère dure et roulante, les muqueuses apparentes un peu injectées, jamais foncées au début ; la physionomie du cheval exprime l'angoisse ; il ne se déplace qu'avec répugnance.

A ce moment, on ne constate presque jamais de matité à la percussion ; les parois thoraciques sont seulement sensibles ; à l'auscultation, on peut entendre le bruit de frottement pleural dû à la dessication de la séreuse, mais ce bruit est éphémère et ne tarde pas à disparaître : aussi a-t-on rarement l'occasion de le constater, sinon dans l'armée, où les animaux sont souvent observés au début des maladies ; le murmure respiratoire est légèrement soufflant, par suite de la prédominance du bruit laryngien sur le bruit vésiculaire, affaibli par le défaut d'expansion des alvéoles pulmonaires.

MARCHE. — Dans certains cas, très rares, la pleurésie avorte avant que l'exsudation se soit produite à la surface de la séreuse, mais, le plus souvent, les symptômes s'accentuent et la maladie entre dans sa période d'augment ; alors la plèvre commence à sécréter et la douleur produite par le frottement des feuillets desséchés diminue ; la respiration devient plus étendue, la toux est moins facile à provoquer, les frémissements musculaires disparaissent, l'abattement est moins profond et l'inappétence moins complète ; mais cette amélioration n'est que passsagère.

L'épanchement, qui progresse de plus en plus, ne se produit d'abord que d'un côté de la poitrine (pleurésie unilatérale), mais bientôt, grâce au peu de résistance du médiastin postérieur, le liquide se répand dans les deux cavités (pleurésie bilatérale) et l'absence du murmure respiratoire, ainsi que la matité, qui n'avaient été d'abord observés que d'un seul côté, se constatent également à droite et à gauche, à une même hauteur horizontale.

Alors, les symptômes généraux augmentent d'intensité : appétit nul, urines rares, abattement profond, pulsations cardiaques souvent innombrables (jusqu'à 100 et 120 par minute), pouls petit, serré, température élevée, mais dépassant rarement les environs de 40°, etc.

La douleur, d'abord unilatérale, devient bilatérale ; la toux est plus rare et plus forte, la respiration moins pénible, bien que toujours précipitée.

L'absence du bruit vésiculaire et la matité gagnent en étendue avec l'épanchement et sont perçus, à la même hauteur, suivant une ligne horizontale ; lorsque cette ligne est située au-dessus du tiers inférieur de la poitrine, il se produit un souffle tubaire, lequel s'entend au même niveau à droite et à gauche lorsque les deux poumons nagent librement dans le liquide épanché, et à des hauteurs différentes si l'un de ces organes est fixé aux parois pectorales par des fausses membranes, l'autre étant refoulé en haut par ce liquide lui-même.

Le murmure respiratoire est exagéré au-dessus de la matité, point où l'on entend quelquefois un bruit de liquide ; les bruits du cœur sont plus ou moins affaiblis, suivant l'épaisseur des fausses membranes formées entre les deux feuillets : ils sont parfois plus perceptibles du côté droit.

La respiration s'effectue suivant un rythme spécial : les côtes s'écartent fortement pendant l'inspiration, de manière à rendre cette dernière aussi étendue que possible et l'expiration se fait en deux temps, de la manière suivante : d'abord les côtes reprennent leur position normale, puis le liquide épanché exerçant sur le diaphragme, une pression qui se transmet à toute la masse intestinale, le flanc se remplit, se gonfle et alors les muscles abdominaux, entrant en jeu, achèvent le mouvement respiratoire ; c'est la respiration *discordante* de Saint-Cyr.

A tous ces symptômes s'ajoute parfois un bruit de gouttelette, que l'on perçoit à l'entrée des naseaux ; enfin, on peut constater une infiltration des parties inférieures de la poitrine, de l'abdomen et de l'encolure.

TERMINAISONS. — La pleurésie se termine rarement par la *résolution* ; cette dernière se manifeste par l'atténuation et la disparition de tous les symptômes généraux et locaux ; la résorption des produits épanchés demande souvent un temps relativement long (2 à 3 semaines) et les rechutes, toujours mortelles, sont à craindre pendant cette période.

La terminaison par *asphyxie* est très fréquente, par suite de l'augmentation de l'épanchement ; nous croyons inutile de rappeler ici les signes de l'asphyxie, que tous nos lecteurs ont présents à la mémoire.

Les animaux peuvent également succomber à un *épuisement progressif*.

Enfin, la pleurésie peut passer à l'état *chronique*.

ALTÉRATIONS ANATOMIQUES. — Le but spécial de cet ouvrage nous dispense d'entrer dans de longs détails sur l'anatomie pathologique, chapitre dont nous sommes loin de contester l'importance au point de vue de la pathologie pure, mais dont le développement complet nous entraînerait loin du programme essentiellement pratique que nous nous sommes imposé; nous nous bornerons donc à l'énumération, aussi brève que possible, des principales altérations pathologiques rencontrées à l'autopsie des animaux morts de pleurésie, sans nous préoccuper outre mesure des explications, du reste, très scientifiques et très intéressantes, données par les auteurs modernes sur leur mode de production.

L'étude des modifications du début de la maladie n'est possible que si l'on injecte dans les plèvres, un liquide irritant, comme la teinture de cantharides, par exemple, et si l'on sacrifie les animaux après un temps plus ou moins long, on constate alors que ces modifications sont les suivantes : dessication de la surface de la séreuse; dilatation des capillaires anciens et formation de capillaires nouveaux, donnant à la membrane une teinte rouge foncée; prolifération des éléments embryonnaires remplaçant les cellules pavimenteuses endothéliales et formant bientôt, sur les points irrités, une couche épaisse de tissu embryonnaire bourgeonneux; puis, filtration, à travers les parois des vaisseaux, d'un blastème nutritif formant, d'une part, le liquide de l'épanchement et, d'autre part, les fausses membranes, qui ne sont autre chose que de la plasmine concrétée.

Le liquide épanché, doué lui-même de propriétés phlogogènes, devient, à son tour, une cause d'irritation, d'abord du côté où la maladie a débuté, puis du côté opposé, par suite de leur communication à peu près constante.

Les altérations anatomiques consécutives à la pleurésie peuvent être divisées en *essentielles* ou *primitives* et *secondaires* ou *contingentes*.

a. — Les premières, qui ne sont que le développement de celles du début, consistent dans l'accumulation de la sérosité, la présence de fausses membranes et les modifications de la séreuse.

La sérosité, en quantité variable (5 à 6 litres jusqu'à 60 litres), d'autant moins abondante que la mort a été rapide, est tantôt limpide et d'une coloration jaune paille, tantôt blanchâtre, laiteuse ou purulente, parfois roussâtre, brune, ou à reflets verdâtres, suivant le volume de l'épanchement et le degré d'acuité de la maladie ; elle est inodore dans la pleurésie simple, fétide dans la pleurésie traumatique, très peu coagulable et d'autant plus albumineuse que l'inflammation a été plus intense.

Au microscope, on y rencontre des éléments ronds, plus volumineux que des leucocytes, résultant de la prolifération des cellules endothéliales (sérosité claire), et parfois, en outre, beaucoup de petits caillots fibrineux, donnant au liquide une coloration spéciale (sérosité lactescente).

Dans la sérosité roussâtre, on trouve des globules rouges, d'autant moins altérés que l'épanchement est plus récent ; enfin, la coloration verdâtre est due à la présence de matières colorantes solubles, analogues aux pigments biliaires, et provenant de la désagrégation très avancée des globules rouges.

Les fausses membranes, d'un jaune clair (omelette des anciens auteurs), d'un roux pâle ou foncé, parfois à reflets verdâtres, suivant l'intensité de l'inflammation, sont, comme la sérosité, d'autant moins abondantes que la mort a été plus rapide et *vice-versa* et affectent des dispositions extrêmement variées (adhérences, brides, filaments, kystes, etc.), connues de tous les praticiens et sur lesquelles nous n'insisterons pas ; d'abord molles, elles se densifient de plus en plus en expulsant leur sérosité, et il arrive un moment où elles sont tellement adhérentes à la séreuse que leur enlèvement entraine, avec elles, la couche superficielle du tissu embryonnaire formé en dessous, ce qui fait que leur partie profonde parait organisée, fait inexact, car Robin a démontré que la fibrine (dont sont formées les fausses membranes) est un produit *mort*, se transformant peu à peu (par sa suroxydation) en produits cristalloïdes résorbables.

Au microscope, les fausses membranes se montrent formées d'un réseau fibrineux contenant de la sérosité, des éléments embryonnaires, des leucocytes, parfois des globules rouges ; lorsqu'elles sont anciennes, la sérosité a disparu.

En mettant à part la pleurésie tuberculeuse, dans laquelle on rencontre le bacille de Koch, on n'a trouvé, jusqu'à présent, dans les fausses membranes, aucun microbe pouvant être considéré sûrement comme l'agent spécial de la pleurésie simple.

(Nous ne citerons que pour mémoire la bactérie décrite par Bouchard et le pneumocoque trouvé par Netter, dans une pleurésie purulente.)

La plèvre est épaissie, très vascularisée ; sa surface, mise à nu par le râclage, est hérissée de petites végétations, d'autant plus volumineuses qu'elles sont plus anciennes, formées d'anses capillaires entourées de cellules embryonnaires (Trasbot).

b. — Les lésions secondaires peuvent être constantes ou accidentelles : parmi les premières nous citerons la coloration rouge foncé et la diminution de volume, par suite de l'effacement complet de ses vésicules, de la partie du poumon immergée, effacement qu'il ne faut pas confondre avec l'obstruction et qui a fait proposer par Saint-Cyr, pour cet état particulier du poumon, le nom de *réfétation* (retour à l'état fœtal), remplaçant l'expression forcée et impropre de *s nisation*.

Les ganglions bronchiques sont tuméfiés, infiltrés, friables, d'un rouge plus ou moins foncé.

Parmi les altérations accidentelles, on remarque communément la dilatation du cœur droit et l'infiltration séreuse du tissu conjonctif sous-cutané et intermusculaire des régions déclives, dues à la difficulté de la circulation de retour, suite de la compression des oreillettes par le liquide et les fausses membranes.

On peut également trouver, à l'autopsie, les altérations de l'asphyxie, lorsque les malades ont succombé rapidement, et, parfois, une congestion généralisée des deux poumons, lorsque la thoracentèse, pratiquée trop largement et trop rapidement, a occasionné une décompression trop brusque de ces organes.

DIAGNOSTIC. — Le diagnostic de la pleurésie est relativement facile ; au début, les frissons, l'abaissement de la température de la peau, la respiration petite et tremblottante, la sensibilité des parois thoraciques à la pression et à la percussion, peuvent la faire soupçonner.

On ne pourra la confondre avec la péritonite, malgré les douleurs abdominales, à cause de l'insensibilité des parois du ventre.

A la période d'augment, on pourrait la confondre avec la pneumonie, mais elle diffère de cette dernière en ce que la conjonctive est plutôt pâle que safranée, le pouls petit et serré au lieu d'être large et fort, la respiration tremblottante.

Quand l'épanchement se produit, la matité apparaît en montant graduellement, comme dans la pneumonie, mais bientôt, le liquide traversant le médiastin, cette matité se fait remarquer à la même hauteur des deux côtés et se délimite suivant une ligne horizontale.

Dans certaines pneumonies doubles, les signes stéthoscopiques ne sont guère différents de ceux de la pleurésie, mais, dans cette dernière, on remarque une température moins élevée, la pâleur des muqueuses, déjà signalée, la discordance de la respiration, la petitesse du pouls, la ligne de matité horizontale, à la même hauteur des deux côtés, la faiblesse des bruits du cœur, qui paraissent éloignés, enfin, l'infiltration œdémateuse sous sternale; la ponction exploratrice, au moyen d'un trocart capillaire aseptique, peut, du reste, lever tous les doutes.

Pronostic. — Le pronostic de la pleurésie est généralement très grave chez le cheval, et d'autant plus que la maladie est plus ancienne et plus aiguë, que les animaux sont plus jeunes, plus nerveux, plus impressionnables.

Les grandes oscillations de la température, une dyspnée intense, l'inappétence complète, un pouls imperceptible, un abattement extrême, l'insensibilité aux dérivatifs, etc., sont des signes très défavorables.

TRAITEMENT

Lorsqu'on a l'occasion d'intervenir dès le début de la maladie, au moment du frisson initial, il y a lieu d'essayer la *jugulation* de la maladie, c'est-à-dire son *avortement*, avant qu'elle ait produit des désordres matériels, et cela en stimulant la vitalité, en abaissant la température, en fortifiant et régularisant les mouvements du cœur, en ranimant la circulation périphérique en un mot en combattant immédiatement la fièvre et en déterminant une sudation considérable.

La dosimétrie emploie avec succès, à cette période, l'association des granules défervescents : l'aconitine, puissant antithermique, sédatif des centres vaso-moteurs, dilatant les vaisseaux périphériques; la digitaline, tonique du cœur et régulateur de la circulation; la strychnine, incitant vital, stimulant général combattant la paralysie des vaso-moteurs et augmentant l'action des autres alcaloïdes ; ces granules seront donnés, deux de chaque, toutes les demi-heures, si la température dépasse 40° ; puis, toutes les heures, si cette dernière s'abaisse au-dessous de 40° ; enfin, toutes les deux heures, au-dessous de 39.5, jusqu'à 38.5.

En même temps, le malade, muni de bonnes couvertures, après des frictions générales vigoureuses et prolongées, recevra des boissons chaudes, consistant en infusions aromatiques et excitantes (camomille, café, bourrache, tilleul, etc.), à la dose de 4 à 6 litres dans la journée, administrées en 4 à 6 fois, et additionnées de 15 à 20 grammes d'acétate d'ammoniaque par litre ; nous nous sommes parfois bien trouvé de donner, dès le début, l'essence de térébenthine, ce puissant stimulant diffusible, à la dose de 15 à 20 grammes. Ainsi que M. le professeur Trasbot, nous proscrivons absolument l'alcool dans la pleurésie, en raison de l'espèce de *narcotisation* qui succède à son action stimulante passagère et s'accompagne d'un ralentissement de la circulation, d'où congestion.

Si la maladie n'a pu être jugulée, ou si l'on n'a été appelé qu'à la période d'augment, c'est-à-dire 24 ou 48 heures après le début, il sera urgent d'instituer immédiatement un traitement curatif énergique.

La saignée (3 à 5 litres), beaucoup moins efficace que contre la pneumonie, aura parfois sa raison d'être sur certains animaux pléthoriques, mais elle devra être pratiquée dès le début de la période d'augment, sous peine d'être plus nuisible qu'utile.

Dans l'armée, où les jeunes chevaux, sur lesquels on observe le plus souvent la pleurésie, sont plutôt de tempérament lymphatique, elle est assez rarement employée.

Les révulsifs énergiques, à action rapide, doivent être mis en usage immédiatement et d'une manière ininterrompue, jusqu'à modification des symptômes ; ils consisteront en frictions sèches ou animées avec le vinaigre chaud, l'essence de térébenthine et surtout la farine de moutarde délayée dans l'eau, en sinapismes sous la poitrine, sous le ventre, sur les membres, soit avec la farine de moutarde, soit avec son huile essentielle (sinapisme Savary).

On emploiera également le vésicatoire mercuriel, mélange

d'onguent vésicatoire et de pommade mercurielle, lequel a l'avantage d'éviter les tares et d'agir, en outre, par l'absorption lente du mercure par la peau (voir plus loin l'action des mercuriaux).

Nous recommandons également le liniment Bourgeaud, qui a le mérite d'être un excellent révulsif, tout en évitant les tares, lorsqu'il est employé avec mesure.

Les vésicants permettent de continuer l'action dérivative, un peu éphémère, des autres révulsifs et des sinapismes.

Dans certains cas de pleurésie aiguë, la révulsion étagée (Brunet et Aureggio), consistant à appliquer le vésicant par bandes successives, de bas en haut, suivant les progrès de l'épanchement, nous a plusieurs fois réussi.

Avec la saignée et la dérivation, on continuera ou l'on emploiera d'emblée, suivant qu'on aura été appelé au début de la maladie ou au début de sa période d'augment, la médication défervescente (aconitine, digitaline, strychnine), dans les conditions indiquées ci-dessus pour la médication abortive (voir plus haut à l'article fièvre).

On a conseillé également, comme antithermiques, le salicylate de soude et, plus récemment, l'acétanilide ou antifébrine; nous avons essayé ces deux substances, le premier à la dose de 8 à 15 grammes par jour, le deuxième à la dose de 1 gramme à 1 gramme 50, toutes les heures, pendant 8 à 10 heures de la journée, avec des résultats variables et qui nous ont paru inférieurs à ceux des alcaloïdes défervescents judicieusement employés.

M. Trasbot, se basant sur l'action dénutritive des mercuriaux et leur action spéciale sur l'inflammation de la plèvre, les préconise comme de véritables spécifiques de la pleurésie; il conseille le calomel, à la dose de 2 à 4 grammes par jour, chez le cheval, pendant 4 à 6 jours au plus, ou les frictions mercurielles sur les parties fines de la peau, procédé inférieur, à cause de l'impossibilité du dosage.

Les préparations mercurielles seront, à notre avis, heureusement associées aux granules défervescents.

À la période d'état, on emploiera les purgatifs salins (hypagol, sulfate de soude) et surtout les diurétiques; parmi ces derniers, nous donnons la préférence à l'azotate de potasse, à doses assez fortes (25 à 50 grammes en plusieurs fois dans la journée) et à l'essence de térébenthine (15 à 30 grammes par jour, également par petites doses).

On pourra également utiliser les préparations de scille et de colchique.

Afin de débarrasser rapidement la poitrine du liquide qu'elle contient, on a pratiqué, depuis un temps immémorial, la ponction des parois thoraciques ou thoracentèse, dont l'utilité a été vivement discutée en médecine vétérinaire.

On a accusé cette opération, d'abord d'être inutile, le liquide évacué se reproduisant avec rapidité ; ensuite, de transformer souvent une pleurésie simple en pleurésie purulente et, enfin, de produire parfois des suffocations mortelles.

Il est parfaitement exact que le liquide épanché se reproduit avec la plus grande facilité et que l'amélioration produite par la ponction n'est, la plupart du temps, que momentanée. D'après un grand nombre de pathologistes, l'opération n'est d'une réelle utilité que quand l'asphyxie est imminente (respiration dyspnéique, couleur cyanosée des muqueuses).

On a cité un certain nombre de cas où, même dans ces conditions défavorables, c'est-à-dire avec la ponction tardive, on a obtenu une guérison définitive, sans complication de pleurésie purulente et de suffocation mortelle, en ayant soin d'opérer aseptiquement et de ne retirer, à la fois, qu'une quantité modérée de liquide.

Nota. — M. Trasbot, à l'aide de l'appareil Dieulafoy, a souvent vidé la poitrine jusqu'à son tiers inférieur, sans observer un seul cas de suffocation.

Après une première évacuation, l'opération doit être, le plus souvent, renouvelée une ou plusieurs fois, l'épanchement se reproduisant presque toujours avec plus ou moins de rapidité.

Dans ces dernières années, on a cité, surtout en médecine vétérinaire militaire, un certain nombre de guérisons à la suite de la thoracentèse (1) et, à une époque relativement récente, on a conseillé la thoracentèse *hâtive*, c'est-à-dire la ponction de la poitrine pratiquée avant la formation d'une grande quantité de

(1) Rousseau, vétérinaire principal ; Ribot, vétérinaire en premier ; Huguier, vétérinaire en deuxième ; Mouquet, vétérinaire à Paris, etc. (*Bulletin de la Société centrale de médecine vétérinaire*, 1896-97).

liquide et renouvelée aussi souvent qu'il est nécessaire ; le liquide est évacué pour ainsi dire, au fur et à mesure de sa formation, et l'on évite ainsi, outre la respiration dyspnéique pouvant amener l'asphyxie, le contact irritant prolongé du liquide épanché avec la séreuse.

Ce procédé paraît avoir donné d'excellents résultats (1).

La ponction doit être pratiquée avec un trocart fin, aussi aseptiquement que possible, soit directement, soit après une incision préalable de la peau avec le bistouri droit, un peu au-dessus de la veine de l'éperon, au niveau du septième espace intercostal, si l'on opère à droite, et au niveau du huitième espace, si l'on opère à gauche.

On surveillera attentivement l'hygiène et le régime des malades ; en ce qui concerne ce dernier, il est impossible, on le comprend, de tracer des règles fixes ; en général, on offrira aux animaux des aliments divers et on leur distribuera ceux qu'ils sembleront préférer, en quantité proportionnée à leur appétit.

Pendant la convalescence, on donnera une nourriture choisie, fortifiante ; des toniques, des excitants diffusibles, l'essence de térébenthine, à petites doses (5 à 8 grammes), longtemps continuées).

L'arséniate de strychnine et l'arséniate de fer, administrés, ensemble, à la dose de 2 granules du premier et 5 granules du second, 4 fois par jour, hâteront le retour des forces et réveilleront l'activité de l'organisme.

PLEURÉSIE CHRONIQUE

DÉFINITION. — SYNONYMIE. — Encore appelée, par d'Arboval, *pleurésie latente*, parce qu'elle reste souvent inconnue pendant un certain temps, la *pleurésie ou pleurite chronique* est caractérisée par l'inflammation atténuée et persistante de la plèvre.

(1) Jobelot, vétérinaire en premier à l'École de cavalerie (Même bulletin, 1897).

Tantôt elle apparaît comme terminaison de la forme aiguë, plus fréquemment sur les animaux âgés, lymphatiques, épuisés, mais aussi sur des sujets vigoureux et à tempérament sanguin ; tantôt elle débute d'emblée sous la forme chronique.

Causes. — Sa cause principale est le refroidissement de la peau, souvent répété, par suite de stationnements fréquents pendant que les animaux sont en sueur, ou l'immersion dans l'eau froide dans les mêmes conditions : cette affection, autrefois très commune sur les chevaux de poste, de roulage, de hâlage, est devenue très rare dans l'armée, par suite des améliorations progressives apportées à l'hygiène du cheval de troupe.

Symptômes. — Lorsque la pleurésie chronique prolonge la forme aiguë, la fièvre tombe, l'appétit renaît, les animaux reprennent l'apparence de la santé, mais les signes stéthoscopiques indiquent la persistance de l'épanchement pleural ; si, à certains moments, le liquide disparaît d'une manière à peu près complète, il reste toujours une irritation obscure de la plèvre, susceptible d'amener, de nouveau, la reproduction du liquide.

Si l'affection débute d'emblée, les symptômes peuvent en être inconnus pendant plus ou moins longtemps, car ils ne sont rien moins que caractéristiques ; les animaux, sains en apparence, sont mous, paresseux, s'essoufflent vite ; le poil devient terne, parfois piqué ; la peau est moins souple, l'appétit diminue, une petite toux sèche apparaît de loin en loin, etc.

Puis, la faiblesse musculaire s'accentue, ainsi que la tendance à l'essoufflement ; on constate de véritables accès de suffocation, une toux quinteuse, sèche et rauque ; sous l'influence de l'exercice, les muqueuses, ordinairement pâles et infiltrées, s'injectent ; le pouls est petit, filant, les battements du cœur faibles.

Enfin, lorsque l'épanchement s'est produit, l'examen de la poitrine permet de constater les signes stéthoscopiques que nous avons indiqués plus haut au sujet de la pleurésie aiguë : matité et absence du murmure respiratoire à la même hauteur (la pleurésie est très rarement unilatérale chez le cheval) ; respiration accélérée, discordante ; souffle tubaire ; parfois bruit de clapotement, lorsqu'il existe des fausses membranes allant d'un feuillet à l'autre et sur lesquelles vient frapper le liquide, agité par les mouvements respiratoires (très rare).

A cette période, les animaux se tiennent debout, écartent les membres, étendent légèrement la tête et l'encolure ; on constate un affaiblissement des bruits du cœur et souvent un dédoublement du premier bruit ; la dilatation des jugulaires et une sorte de pouls veineux ; enfin, des infiltrations des membres et des parties déclives.

MARCHE. — TERMINAISONS. — La maladie marche tantôt avec une extrême lenteur, tantôt avec une rapidité qui la rapproche de la forme aiguë.

Elle peut se terminer par la *résolution*, caractérisée par la disparition progressive des symptômes généraux d'abord, puis des symptômes locaux, une abondante diurèse et la réapparition du murmure respiratoire, lequel, cependant, ne reconquiert jamais son intensité primitive, jusqu'à la partie inférieure du poumon, rendue imperméable par un commencement d'atrophie.

Après la résorption du liquide, on entend parfois un bruit de frottement pleural, rude et râpeux, dû à la présence de fausses membranes, et qui disparaît lorsque le frottement des deux feuillets les a, de nouveau, rendus lisses et polis.

La *guérison* complète est rare.

On peut constater un retour de la maladie à l'*état aigu*, qui amène rapidement la mort.

Enfin, l'augmentation progressive de l'épanchement peut amener l'*asphyxie*.

ALTÉRATIONS ANATOMIQUES. — Comme pour la pleurésie aiguë, les altérations anatomiques sont primitives ou secondaires.

Les premières consistent dans la présence d'une quantité souvent considérable de sérosité claire, transparente, jaune paille, très albumineuse, se coagulant à l'air en un caillot mou et renfermant un certain nombre de grandes cellules, avec quelques granulations ; dans l'épaississement et la vascularisation de la plèvre, indurée par places, recouverte de pinceaux vasculaires, de piliers fibreux et libres ou de brides réunissant les feuillets pariétal ou viscéral, parfois recouverte de plaques sclérosées. Ces diverses productions sont formées de tissu conjonctif adulte, de vaisseaux complets et présentent parfois, sur quelques points, un véritable endothélium ; elles sont donc organisées, contrairement aux fausses membranes de la pleurésie aiguë, que l'on ne rencontre ici que lorsque l'affection a repris cette dernière forme.

Les altérations secondaires consistent dans l'atrophie plus ou moins complète de la partie du poumon immergée, qui est devenue imperméable à l'air, dont la surface offre une teinte pâle et dont la coupe présente des travées fibreuses ; dans la dilatation du cœur droit et dans l'infiltration œdémateuse des parties déclives, etc.

DIAGNOSTIC. — Le diagnostic est assez difficile au début, plus tard, les signes produits par l'épanchement ne laissent aucun doute sur la nature de l'affection, que l'on ne pourrait confondre qu'avec la pneumonie chronique ; mais, dans cette dernière, la matité n'est jamais aussi complète ni aussi délimitée que dans la pleurésie.

PRONOSTIC. — Le pronostic, moins sévère que dans la pneumonie chronique, est, cependant, toujours grave : il est en rapport, surtout, avec l'ancienneté de la lésion et l'âge des malades.

TRAITEMENT

Dans la pleurésie chronique, le traitement externe devra jouer un grand rôle et aura surtout pour base une dérivation énergique et longtemps prolongée ; on pourra utiliser, à cet effet, les sinapismes sous la poitrine, qui produisent souvent des engorgements énormes, assez persistants, et dont on peut, du reste, prolonger la durée par des applications vésicantes légères et peu étendues à leur surface ; mais, dans la plupart des cas, il sera préférable d'employer immédiatement les frictions vésicantes sur les côtés de la poitrine, soit d'emblée sur une large surface, soit progressivement, en employant la *révulsion étagée*, selon que la quantité du liquide épanché sera faible, moyenne ou forte.

Les vésicants auxquels nous donnons la préférence, comme évitant presque toujours les tares, sont : le vésicatoire mercuriel et le liniment Bourgeaud. (Voir traitement de la pleurésie aiguë.)

En même temps que la dérivation méthodique, on emploiera la médication diurétique, seule ou associée aux purgatifs alcalins.

L'essence de térébenthine et l'azotate de potasse sont les diurétiques les plus usités, à cet effet, dans la médecine vétérinaire militaire ; on les administrera aux doses indiquées à propos de la pleurésie aiguë, en ne perdant pas de vue que l'emploi prolongé du premier de ces médicaments est susceptible d'occasionner de l'irritation des reins et même une véritable néphrite, qu'une surveillance attentive de la fonction urinaire permettra d'éviter.

Enfin, la thoracentèse, méthodiquement pratiquée, peut rendre de réels services dans la pleurésie chronique, comme dans la pleurésie aiguë. (Voir, à la pleurésie aiguë, les considérations ayant trait à cette opération.)

PNEUMONIE

Considérations générales. — En raison de l'importance
que présente l'étude de cette maladie, nous croyons devoir nous
écarter quelque peu, à son égard, du programme que nous nous
sommes imposé au début de ce travail, en examinant d'une manière plus approfondie certains points qui n'ont été qu'effleurés
ou résumés à grands traits en ce qui concerne la plupart des
affections dont il a été question jusqu'à présent (historique, étiologie, nature, anatomie pathologique, etc.).

La pneumonie, sous ses formes diverses, étant l'une des maladies les plus fréquemment observées sur les chevaux de l'armée et l'une de celles qui entraînent le plus de mortalité, son
étude est des plus importantes, surtout au point de vue thérapeutique, et nous ne craignons pas d'avancer qu'avec un traitement
bien établi et bien dirigé, le chiffre des pertes, déjà considérablement abaissé eu égard aux époques antérieures, sera réduit
presque à néant, lorsque l'affection ne sera pas compliquée de
pleurésie, de péricardite, d'endocardite, etc. Or, ce traitement,
disons-le dès à présent, nous croyons l'avoir trouvé dans l'association judicieuse et raisonnée de la *dosimétrie* avec les moyens
rationnels de *l'allopathie*.

Définition. — Qu'est-ce que la *pneumonie?*

Les affections désignées sous ce vocable consistent toutes en
une inflammation du parenchyme pulmonaire ; mais, ainsi que
le dit avec raison M. le professeur Trasbot, cette inflammation,
« bien qu'étant toujours identique à elle-même dans ses caractères histologiques essentiels, est susceptible, pourtant, de présenter, par ses causes, son évolution et ses conséquences, des dif-

férences notables, qui en font réellement des états pathologiques
distincts au point de vue clinique, but final de toutes les études
pathologiques ». (*Dictionnaire pratique de médecine, de chirurgie
et d'hygiène vétérinaires*, tome XVIII, page 51.)

C'est pourquoi un grand nombre d'auteurs ont cherché à établir des classifications basées sur la diversité des conditions qui
donnent à la maladie des qualités différentes, classifications qu'il
nous paraît absolument inutile d'énumérer ici, car elles ne présentent qu'un intérêt purement historique et nous adopterons
celle du savant clinicien d'Alfort qui, laissant à part les pneumonies morveuses ou gourmeuses, reconnaît seulement quatre
altérations d'ordre irritatif du tissu pulmonaire, représentant
véritablement des états pathologiques spéciaux et constituant de
véritables entités morbides, savoir :

1° La pneumonie lobaire sporadique ;
2° La pneumonie infectieuse ;
3° La pneumonie aiguë par corps étrangers ;
4° La pneumonie chronique.

Il ne sera question ici que de la *pneumonie lobaire sporadique* et de la *pneumonie infectieuse*, à laquelle les jeunes chevaux de l'armée payent, chaque année, un large tribut.

1° PNEUMONIE LOBAIRE AIGUË SPORADIQUE

DÉFINITION. — SYNONYMIE. — La *pneumonie lobaire sporadique, pneumonie croupale* des Allemands, *pneumonie fibrineuse* des
Français, ou encore *pneumonie a frigore*, consiste, dit M. Trasbot, auquel nous empruntons sa magistrale définition, « en une
inflammation de la muqueuse pulmonaire, avec prolifération
cellulaire et exsudation fibrineuse remplissant les acini de la
glande dans une étendue plus ou moins grande de l'un ou plus
rarement des deux lobes, produisant ainsi l'obstruction du parenchyme pulmonaire ».

NATURE DE LA MALADIE. — A partir du moment où la pneumonie lobaire fut nettement déterminée et sortie du chaos des *courbatures* ou *morfondures, fluxions de poitrine, gras-fondure,* etc., on la considéra, pendant longtemps et à l'unanimité, comme le résultat d'une irritation du poumon, causée par le froid ; puis, dès le milieu du siècle, un certain nombre de personnalités marquantes du monde médical eurent de la tendance à y voir, dans certains cas, soit une affection causée par un agent morbide occulte, soit une maladie générale, à localisation pulmonaire, soit une fièvre herpétique avec éruption dans le poumon.

Enfin, depuis 1877, un certain nombre d'auteurs modernes, parmi lesquels nous citerons Klebs, Eberth, Koch, Friedländer, Gram et Nauvert, Talamon, Weichselbaum, Frankel, considèrent, comme générateurs de la pneumonie, un certain nombre de microorganismes, dont la spécificité fut successivement admise et contestée, jusqu'au jour où les études de Talamon et de Frankel, confirmées par Netter, Cornil et Babès et beaucoup d'autres, vinrent définir nettement le rôle du *pneumocoque, coccus lancéolé*, disposé en couple ou en chainettes de trois ou quatre éléments au plus.

ETIOLOGIE. — Cette découverte acquise, beaucoup de médecins et de vétérinaires ne voulurent plus voir, comme cause de la pneumonie, que l'introduction, au sein de l'organisme, de ce microcoque spécial et quelques uns, même, nièrent formellement le rôle du refroidissement comme cause occasionnelle.

C'était aller trop loin, et le professeur Jaccoud, dans une communication à l'Académie de médecine, a montré que si, en effet, il existe, dans la pneumonie, un microbe spécial, le pneumocoque, propre à cette maladie, le refroidissement n'en reste pas moins la cause occasionnelle nécessaire de son développement.

Parmi les causes prédisposantes, que nous appellerons intrinsèques, nous citerons d'abord l'influence de l'âge.

Il est constant, en effet, que la pneumonie, comme, du reste, presque toutes les maladies inflammatoires, attaque de préférence les jeunes chevaux (4 à 5 ans) et cette prédisposition revient, dans une certaine mesure, avec l'âge avancé (au-dessus de 12 ans).

L'embonpoint, qui expose davantage les animaux au refroidissement après le travail; les logements chauds, les couvertures, qui rendent la surface cutanée plus susceptible à l'action du froid; le défaut d'entraînement; un service irrégulier nécessitant de longs temps d'arrêt en plein air après des efforts violents; enfin, une première atteinte de la maladie, constituent des causes prédisposantes indéniables.

Quant à l'abondance de la fourrure, considérée également comme cause prédisposante de la pneumonie, parce qu'elle retient longtemps la sueur à la surface de la peau et produit le refroidissement de cette dernière par son évaporation, elle ne joue pas, à notre avis, un rôle aussi considérable que celui qu'on lui attribue généralement.

En effet, si nous examinons de près un cheval inondé de sueur, nous pouvons constater que cette dernière, en vertu des lois de la capillarité et en raison de l'enduit sébacé qui imprègne le système pileux, s'accumule à l'extrémité des poils, qu'elle réunit en pinceaux, de telle sorte qu'il existe, entre la surface de la peau proprement dite, dépourvue de sueur, et la surface mouillée de la toison, une couche pileuse sèche, peu perméable et mauvaise conductrice du calorique.

Il n'en est pas moins vrai que la principale cause occasionnelle de la pneumonie aiguë sporadique est le froid, agissant brusquement sur un animal vivant habituellement dans un milieu chaud ou sur un sujet échauffé par le travail; dans ce dernier cas, son action est complexe, car il agit sur un organe dont le fonctionnement exagéré attire à lui le résultat d'un refroidissement même peu considérable; on sait, en effet, que l'irritation résultant du travail est susceptible de causer, à elle seule, une congestion pulmonaire ou même une véritable pneumonie, si le fonctionnement exagéré des organes respiratoires a été suffisamment prolongé.

Il reste à examiner le rôle du pneumocoque dans la production de la pneumonie sporadique.

La majorité des médecins et un grand nombre de vétérinaires admettent que ce microbe est indispensable pour le développement de cette affection, que le refroidissement seul serait impuissant à faire naître.

M. le professeur Trasbot, tout en reconnaissant que les faits accumulés démontrent bien le rôle du pneumocoque dans le développement de la maladie, nie absolument qu'il soit suffisant pour la faire naître, car, dit-il, on en trouve dans la bouche et la salive d'une foule de gens bien portants.

Le professeur Jaccoud, conciliant l'observation clinique avec le résultat des expériences de laboratoire, a déclaré que, pour lui, le pneumocoque, répandu dans le milieu extérieur avec une virulence atténuée, pouvait se fixer dans la bouche et les voies aériennes sans y donner lieu à aucun trouble, lorsque la résistance vitale est intacte; mais que si cette résistance est diminuée par une cause quelconque, le tissu du poumon devient alors un milieu de culture favorable; or, le refroidissement est une des causes les plus puissantes de cette diminution de la résistance vitale nécessaire pour la pullulation du microbe.

« En résumé, dit M. Trasbot, toute l'étiologie ancienne de la pneumonie franche reste vraie; il semble aujourd'hui, en outre, que cette étiologie, capable de modifier l'équilibre circulatoire et nutritif du parenchyme pulmonaire, n'est réellement efficace que si, en même temps, un microbe particulier lui vient en aide en pénétrant dans le tissu. »

M. Trasbot nie, d'une manière absolue, que les altérations locales de la pneumonie sporadique soient précédées d'une fièvre d'incubation ou d'invasion, ainsi que le prétendent la plupart des auteurs de pathologie.

Malgré toute l'autorité du savant professeur, nous croyons, avec la plupart des auteurs de pathologie, que la fièvre précède toujours ou presque toujours plus ou moins les lésions locales de la pneumonie sporadique.

Dans l'armée, où nous sommes bien placé pour saisir souvent les maladies à leur début, il nous est arrivé maintes fois d'avoir à examiner des sujets présentant de l'inappétence, de la tristesse, des frissons, une élévation de température relativement considérable, alors que, plusieurs heures auparavant, ils présentaient tous les signes de la santé; or, à ce moment, l'exploration la plus minutieuse de la poitrine ne nous révélait aucune lésion pulmonaire.

Symptômes. — Cela dit, voici, succinctement énumérés les symptômes qui se manifestent du début aux diverses terminaisons de la pneumonie :

Au début, frisson plus ou moins intense ; puis, chaleur de la peau, pouls vite et fort, injection des conjonctives, tristesse, somnolence, démarche pénible, indiquant un affaiblissement général et des douleurs musculaires ; inappétence complète ou partielle, toux petite, comme avortée, quinteuse ; respiration accélérée, courte ; plainte faible, facile à percevoir lorsqu'on approche l'oreille des naseaux et indiquant la douleur vague, avec sentiment de pesanteur dans le poumon, désigné, chez l'homme, sous le nom de « point de côté ».

« Ces manifestations extérieures du début, dit M. Trasbot, ne caractérisent pas une fièvre intense, car, malgré l'apparence de chaleur à la peau, qui peut faire illusion sur la main, la température générale du corps n'est pas sensiblement élevée au-dessus du chiffre normal. »

Encore une fois, nous répétons qu'à cette période il nous est arrivé souvent, ainsi que nous l'expliquons plus haut, de trouver une température sensiblement plus élevée qu'à l'état normal : 39°, 39°5, 40° et plus.

Les principaux phénomènes de la période d'augment, brièvement résumés, sont les suivants : fréquence encore plus grande de la respiration, qui devient franchement plaintive et un peu saccadée ; exagération du murmure respiratoire dans les parties saines du poumon et atténuation dans la région engouée, située généralement à la partie inférieure de la poitrine, en arrière de l'épaule, presque toujours d'un seul côté et, le plus souvent à gauche ; résonnance diminuée ou submatité dans la région malade et augmentation de la sonorité dans les parties restées perméables.

A ce moment, l'élévation de la température est encore plus accentuée ; puis, apparaissent la teinte safranée de la conjonctive et le jetage rouillé, signes caractéristiques de la pneumonie, bien que ce dernier fasse souvent défaut, et, enfin, le râle crépitant humide, percevable là où l'on avait d'abord constaté l'atténuation, puis l'absence du murmure respiratoire.

Lorsque la pneumonie est bien établie, quelques symptômes

se modifient et d'autres s'accentuent. La respiration s'accélère encore ; le pouls, large et mou chez les chevaux lymphatiques, est souvent petit et dur chez les sujets nerveux ; la peau est chaude et sèche ; l'appétit diminue ou disparaît ; il existe, sous ce rapport, de grandes variations ; on constate de la constipation, avec excréments souvent recouverts d'une couche de mucus plus ou moins épais ; l'urine est rare, non albumineuse.

Puis, le râle crépitant humide fait place au *souffle tubaire*, lequel se perçoit en arrière de l'épaule, depuis le 1 3 inférieur de la hauteur de la poitrine, jusqu'à la limite supérieure de l'hépatisation ; au-dessous de ce point, silence complet et, au-dessus de la portion hépatisée, exagération du murmure respiratoire.

A cette période, le chiffre des mouvements respiratoires atteint souvent 30, 40 et 45 par minute. La matité existe sur toute la surface des parois costales correspondant à la partie hépatisée.

C'est alors que la température atteint son summum d'intensité (jusqu'à 41° cent. et plus) et que le pouls, large et fort, ou dur et petit, parfois filant, acquiert une vitesse de 80 ou 100 pulsations et souvent même davantage.

TERMINAISONS. — Si la pneumonie franche peut causer rapidement la *mort* par suite de la fièvre seule ou d'une poussée congestive généralisée, le fait est rare et, habituellement, on constate l'une des terminaisons suivantes : *résolution*, *abcédation*, improprement nommée *suppuration*, puisque, dans la pneumonie il y a toujours du pus dans les vésicules pulmonaires ; *gangrène*, passage à l'*état chronique*.

ALTÉRATIONS ANATOMIQUES. — Voici, sommairement indiquées, les principales altérations causées par la maladie ou ses complications.

Il se produit d'abord un épaississement de la muqueuse pulmonaire, par suite de la congestion de son réseau capillaire et, consécutivement, une diminution de la capacité des vésicules, due également, en partie, au retour de l'épithélium à l'état embryonnaire ; c'est la période d'engouement ou de congestion.

Peu après, les acini de la région atteinte sont obstrués par l'exsudation et la prolifération cellulaire ; à cette période, il y a plus que de l'engouement, mais pas encore hépatisation.

MM. Trasbot et Cornil ont constaté que, six à sept heures après une irritation expérimentale, « on trouve déjà, dans les vésicules, en partie obstruées et dans l'exsudat qu'elles renferment, des globules de pus ».

Enfin, se produit l'hépatisation, caractérisée par le défaut de rétraction de la partie malade, laquelle se dessine en relief sur les régions saines et présente, à sa surface, une teinte rouge brun, généralement marbrée de taches plus sombres ; cette altération est, le plus souvent, nettement délimitée, aussi bien supérieurement que transversalement, ce qui n'a jamais lieu, ainsi qu'on le verra plus loin, dans la pneumonie *infectieuse*.

La portion hépatisée, très friable, plus dense que l'eau, à déchirure granuleuse, montre, sur sa coupe, lisse et laissant suinter par la pression une sérosité roussâtre ou spumeuse, une couleur rouge brun, avec petites marbrures mal délimitées et un grand nombre de points d'un blanc jaunâtre, irrégulièrement arrondis.

Le grattage de la coupe donne un sérum coloré, dans lequel on constate, au microscope : des fragments de tissu de formes variées ; des globules blancs, avec noyaux entiers ou granuleux ; des globules rouges, intacts ou plus ou moins altérés, ou encore réduits en granulations brunes ; de petits blocs d'apparence tubéreuse, lesquels ne sont autre chose que les points blancs jaunâtres signalés plus haut sur la coupe de l'hépatisation ; ils ont environ 7 à 17 centièmes de millim. de diamètre et sont formés de filaments fibrineux emprisonnant des globules blancs, à noyau, ou granuleux, et parfois quelques globules rouges, intacts ou plus ou moins altérés ; c'est dans ces petits blocs fibrineux qu'ont été signalés les *pneumocoques*, microbes ovalaires, lancéolés, réunis souvent deux à deux ou en courtes chaînettes et entourés d'une capsule translucide et peu colorée.

Les vésicules pulmonaires sont toujours obstruées par cet exsudat fibrineux, assez ferme pour adhérer aux parois alvéolaires et rester sur la coupe.

L'épithélium de la muqueuse est remplacé par des cellules rondes ou ovoïdes, à un ou deux noyaux ; les cloisons intervésiculaires sont peu épaissies, mais les vaisseaux capillaires, distendus par du sang coagulé, produisent un léger épaississement.

La friabilité excessive de la trame pulmonaire s'explique par ce fait que les cellules plasmatiques des trabécules conjonctives qui contiennent les capillaires ont repris la forme embryonnaire et que la substance fondamentale lamellaire ayant disparu, il ne reste qu'une très petite quantité d'une matière grenue.

Les taches et marbrures brunes signalées sur la coupe sont dues à des hémorrhagies interstitielles dans les cloisons et les vésicules, hémorrhagies causé par la déchirure des vaisseaux sous l'influence de la poussée sanguine et ayant produit une désorganisation plus ou moins grande suivant leur abondance et leur étendue.

Parfois, certaines divisions bronchiques sont remplies par l'exsudat, et quelques vaisseaux contiennent un caillot fibrineux, blanc jaunâtre, adhérant à leur paroi.

Dans la terminaison par abcédation, on constate, surtout dans l'appendice antérieur, la région centrale des lobes et le lobule supplémentaire, des foyers purulents, de dimensions variables, isolés ou réunis et, dans ce dernier cas, constituant des cavités d'un plus ou moins grand diamètre, parfois parcourues par des piliers recouverts de pus et ayant pour base une division bronchique ou un tronc vasculaire.

La gangrène peu avancée se caractérise seulement, sur la coupe, par une teinte plus sombre: la portion envahie conserve encore l'apparence du tissu hépatisé, mais ce tissu est tellement friable qu'il se réduit, sous la moindre pression, en un magma rouge brun; à une période plus avancée, le tissu gangréné, mal délimité, est transformé en une substance granuleuse, de couleur lavée, dans laquelle le microscope permet de reconnaître : des globules de pus, des cristaux d'hématine, des granulations brunes provenant de la destruction des globules rouges, des granulations grises provenant de la destruction du tissu du poumon, des blocs fibrineux, des fragments de capillaires remplis de sang, etc.

Dans la pneumonie, le sang subit des altérations remarquables : destruction des globules rouges, augmentation des globules blancs, augmentation de la fibrine, diminution de l'albumine, etc.

Les ganglions bronchiques sont hypertrophiés et leur inflammation peut aller de la simple congestion à la suppuration.

Nous sommes entièrement de l'avis de M. le professeur Trasbot, qui considère la pleurésie comme une complication très rare de la pneumonie aiguë sporadique, et qui signale seulement une légère injection de la plèvre dans la partie contiguë à l'hépatisation.

Diagnostic. — Le diagnostic de la pneumonie est, le plus souvent, facile, mais il ne faut pas oublier que les symptômes du début ne présentent pas de différences bien sensibles avec ceux de la première période de la pleurésie, de la péricardite et de l'endocardite aiguës.

La pleurite et la péricardite sont d'abord éliminées par la force du pouls, la plénitude de l'artère, l'absence de sensibilité exagérée des parois thoraciques et du frémissement cataire; d'autre part, le défaut de troubles profonds dans le rythme et les bruits du cœur permet d'écarter l'endocardite.

Avant l'apparition des signes stéthoscopiques, la bronchite peut aussi donner le change, mais cette dernière se distingue par la force et le timbre rauque de la toux, sa fréquence, son rappel sifflant, etc.

Lorsque se manifestent le râle crépitant humide, la submatité et la matité complète dans les points envahis; la teinte safranée des conjonctives, si caractéristique; le jetage rouillé (qui manque quelquefois lorsque les animaux sont restés à l'écurie), la pneumonie est franchement caractérisée.

Dans la pneumonie double, le râle crépitant des deux côtés peut être confondu avec le frottement pleural, mais la couleur des conjonctives, le défaut de sensibilité des parois thoraciques et l'état du pouls permettent d'éviter la confusion; cependant, à la période d'état, lorsque la maladie est délimitée horizontalement, à la même hauteur de chaque côté, les signes fournis par l'auscultation et la percussion sont identiques à ceux de la pleurésie; c'est encore la couleur des conjonctives, safranées dans la pneumonie et plutôt un peu blanches dans la pleurésie, la température plus élevée dans la première et la sensibilité exagérée des parois costales dans cette dernière, qui permettront d'établir la distinction.

L'abcédation sera pressentie par la continuation d'une fièvre intense à la période d'état, avec nouveaux frissons et ascensions répétées de la température; elle sera confirmée par l'apparition du souffle caverneux, accompagné de râle muqueux, de gargouillement bronchique et de jetage purulent mélangé de sang.

Si, à ces symptômes, s'ajoute le bruit amphorique, cela indiquera la communication de la cavité pleurale avec une bronche, par l'intermédiaire du foyer purulent.

Le *pyopneumothorax* sera caractérisé, plus tard, par un bruit de glouglou.

Une fièvre très intense, de brusques et larges oscillations de la température, l'effacement du pouls, la violence des pulsations cardiaques, un jetage fétide, grisâtre et grumeleux, avec persistance du souffle tubaire, de râles crépitants et sibilants, le refroidissement des extrémités, etc., indiquent la gangrène.

PRONOSTIC. — La pneumonie est, de toutes les affections graves qui siègent dans la poitrine, celle dont la guérison est obtenue le plus facilement; son pronostic, cependant, varie avec certaines circonstances.

Ainsi, elle est moins grave chez les chevaux de race fine, chez les sujets de 6 à 10 ans, que sur ceux dont l'âge est supérieur ou inférieur à ces limites; sur les chevaux sanguins, quoique maigres, que sur les chevaux gras ou lymphatiques.

Le pronostic est plus sévère lorsque les animaux ont continué à travailler après le début de la maladie, lorsque l'inflammation est très intense et très étendue; quand elle occupe les trois quarts d'un poumon ou la moitié des deux, la mort est presque fatale.

On comprend également que la gangrène, la congestion, l'abcédation, aggravent singulièrement le pronostic; dans ce dernier cas, cependant, la guérison est la règle lorsqu'un foyer purulent *unique* s'ouvre dans une bronche.

La conservation de l'appétit et de la gaieté dans une assez large mesure sont des signes pronostiques favorables, même quand la circulation est accélérée, à la condition que le pouls soit large et fort et que la température ne dépasse pas 40°; au-dessus de ce chiffre, le pronostic s'aggrave: il est sombre à partir de 41° et presque fatal à 42°.

Les ascensions brusques de la température, même lorsque celle-ci est moyennement élevée, quand elles se produisent pendant une période d'état prolongée au-delà des limites ordinaires, indiquent presque toujours la formation d'abcès pulmonaires.

Nature. — Quelle est la nature de la pneumonie fibrineuse?

Pour un certain nombre de pathologistes, cette affection n'est autre chose que la localisation d'une infection générale, et ils invoquent, à l'appui de cette opinion, l'existence d'une fièvre précédant les symptômes locaux, ainsi que l'introduction possible du pneumocoque par des voies autres que le poumon.

Or, nous avons vu que d'autres auteurs nient absolument la fièvre d'invasion, en particulier M. le professeur Trasbot qui, de plus, en ce qui concerne l'introduction du pneumocoque par une voie autre que le poumon, déclare que ce fait ne serait pas une preuve que la pneumonie franche est une localisation d'une affection primitive, puisque « dans le cas où le microbe a été trouvé ailleurs que dans le poumon, on n'a pas vu se manifester de pneumonie, mais une inflammation dans le lieu même où on le rencontrait ».

Pour ces derniers, donc, la pneumonie fibrineuse est une maladie d'abord *locale*, et non la localisation d'une *infection générale*, mais elle peut devenir *infectante* et même *infectieuse*; de plus, elle peut être, quoique assez rarement, contagieuse: nous en avons constaté, personnellement, des exemples indéniables.

Pour les uns, la pneumonie est causée par un agent spécifique, le *pneumocoque*.

Pour d'autres, il est possible qu'un microbe banal, en se reproduisant dans le poumon enflammé, devienne un véritable virus, après plusieurs générations successives.

S'il nous est permis d'exprimer sur ce sujet notre modeste opinion, basée sur une longue expérience et de très nombreuses observations, nous avouerons franchement notre tendance à considérer la pneumonie aiguë sporadique et la pneumonie infectieuse comme étant de nature identique.

Elles sont, en effet, précédées toutes les deux d'une fièvre d'invasion (on sait que telle n'est pas l'opinion de M. Trasbot) et les lésions pulmonaires contiennent, dans les deux cas, le même agent pathogène, le pneumocoque; enfin, s'il existe parfois entre elles des différences cliniques notables, on ne saurait nier qu'elles présentent souvent beaucoup d'analogie, au triple point de vue étiologique, séméiologique et nécroscopique.

TRAITEMENT

L'opinion qui vient d'être émise, au sujet de l'identité de nature de la pneumonie fibrineuse et de la pneumonie infectieuse, fait pressentir que, pour nous, le traitement doit être basé sur les mêmes principes généraux, tout en présentant des variantes, tenant à certaines circonstances, telles que l'intensité de la maladie, le tempérament du malade, etc.

Ce traitement sera décrit avec détails, après les considérations ayant trait à la pneumonie infectieuse.

(Voir, après la description de cette dernière, le traitement de la pneumonie en général.)

2° PNEUMONIE INFECTIEUSE

DÉFINITION. — NATURE. — On peut définir cette affection, une maladie générale, infectieuse, microbienne, contagieuse, presque toujours franchement localisée sur les poumons, se manifestant habituellement, dans les corps de troupe, et principalement sur les jeunes chevaux, sous la forme enzootique et épizootique.

La *pneumonie infectieuse* a été, pendant longtemps, méconnue comme entité morbide, confondue qu'elle était, soit avec la pneumonie fibrineuse, soit, et surtout, avec la localisation pulmonaire de la fièvre typhoïde.

En ce qui concerne cette dernière maladie, l'erreur, autrefois si fréquente dans l'armée, et que nous avouons nous-même avoir souvent commise, était excusable, la pneumonie infectieuse et la pneumonie typhoïde ayant entre elles de nombreuses analogies symptomatiques ; mais elle n'est plus possible aujourd'hui, après les travaux de Siedamgrotzky, de Dieckerhoff, de Lustig, qui commencèrent à débrouiller le chaos des pneumonies, puis de Schütz et Perroncito et surtout des vétérinaires français : Trasbot qui, le premier, démontra, en 1880, que la pneumonie infectieuse constitue une entité morbide véritable ; Cagnat, Delamotte avec le docteur Chantemesse, Henri Benjamin, Joly, Leclainche, Pécus, Cadéac, etc., qui complétèrent cette démonstration.

La pneumonie infectieuse que nous observons dans les régiments, bien qu'ayant certains points de ressemblance avec les pneumo-entérites infectieuses des fourrages étudiées, dans ces dernières années, par Galtier et Violet, en diffère cependant d'une façon notable, sous beaucoup de rapports, ainsi que nous le verrons plus loin au chapitre du diagnostic.

Du reste, au point de vue essentiellement pratique, la distinction entre la pneumonie infectieuse, la pneumonie typhoïde et la pneumo-entérite infectieuse n'a qu'une importance secondaire, surtout dans l'armée, car les mesures à prendre pour prévenir, arrêter ou, tout au moins, enrayer ces trois affections sont identiques, ainsi que leur traitement et, dans toutes les trois également, la surveillance minutieuse de la qualité des matières alimentaires s'impose d'une manière absolue.

Étiologie. — Voici, résumée aussi brièvement que possible, la manière dont nous comprenons l'étiologie de la pneumonie infectieuse, que nous avons si souvent l'occasion d'observer dans l'armée, soit sur les jeunes chevaux récemment incorporés, soit, plus rarement, sur des sujets paraissant acclimatés et déjà mis en service dans les escadrons ou batteries, mais n'ayant pas encore atteint, pour la plupart, l'âge de leur plein développement et de leur maximum de résistance vitale.

D'après les données de la science moderne, la cause efficiente des maladies infectieuses consiste dans l'action de *germes* ou *microbes*, différents suivant les diverses affections, et le germe de la *pneumonie infectieuse* ne serait autre chose que le *pneumocoque*, dont il a été déjà question à propos de la pneumonie fibrineuse.

Ces microbes n'ont aucun effet nocif sur l'animal parfaitement sain et leur rôle pathologique ne commence que quand l'économie a subi certaines modifications, la transformant en un terrain favorable à leur pullulation et à la manifestation de leur vitalité.

Or, ainsi que nous l'avons fait observer maintes fois, l'organisme du jeune cheval (et surtout du cheval de remonte) se trouve dans un état *d'équilibre physiologique instable*, en raison de la susceptibilité extrême que lui confère son âge, le régime spécial d'engraissement suivi avant la vente, le changement de milieu, de régime, d'habitudes, etc.; dans ces conditions *prédisposantes*, cet organisme subira, avec la plus grande facilité et sous l'influence de causes banales, devenant alors occasionnelles, telles que les refroidissements, la fatigue, un écart de régime, etc., les modifications qui le rendront apte à servir de milieu de culture aux germes, quels qu'ils soient : au pneumocoque, par exemple, s'il s'agit de la pneumonie infectieuse.

Une fois la maladie développée dans une agglomération, elle s'étend, non seulement parce que les mêmes causes agissent à la fois sur un certain nombre d'individus, mais encore par suite du contact direct ou indirect des animaux sains avec les malades; en un mot, par suite de la contagion.

En résumé, il est nécessaire, pour se rendre compte de l'étiologie de la maladie qui nous occupe, de tenir le plus grand compte des causes *prédisposantes*, qui mettent l'organisme dans un état particulier le rendant apte à se transformer très facilement en milieu de culture, et des causes *occasionnelles*, provoquant cette transformation même.

D'autre part, il est permis de se demander pourquoi, les conditions hygiéniques restant les mêmes, les pneumonies sont, toutes choses égales d'ailleurs (même effectif, même nombre de chevaux reçus), beaucoup plus fréquentes pendant certaines années; il est difficile de répondre à cette question d'une manière satisfaisante et nous sommes obligé d'invoquer ici ces conditions météorologiques, inconnues dans leur essence et que, depuis un temps immémorial, on désigne, en médecine humaine, sous le nom de *constitution médicale*, expression vague, qui est loin de satisfaire l'esprit positif et investigateur de notre époque.

Toutes les conditions étant réunies pour que se produise la pneumonie infectieuse, par quel mécanisme s'établit cette dernière? D'après le professeur Bouchard, l'infection se produit par suite de la suppression de l'état *bactéricide* et du *phagocytisme*, suppression qui permet l'introduction des microbes dans le sang : le phagocytisme lui-même, ce procédé par lequel les leucocytes englobent et détruisent les germes amenés du dehors, est arrêté par toute cause empêchant la *diapédèse*, c'est-à-dire la sortie des globules blancs des vaisseaux dans lesquels ils sont contenus.

Le froid peut être une de ces causes.

On sait, depuis longtemps, que le froid occasionne des affections des voies respiratoires ; ce n'est certainement pas en apportant un microbe du dehors ou en produisant une solution de continuité par où ce microbe a pu pénétrer qu'il produit ce résultat ; mais il a pu troubler la série des actes par lesquels les cellules lymphatiques arrêtent et détruisent les microbes pathogènes, quand ils tentent de forcer les barrières et de passer des surfaces tégumentaires dans les tissus et les humeurs.

On a signalé, de temps immémorial, une pneumonie infectieuse naissant dans les écuries où sont placés des malades atteints de suppuration abondante, pneumonie n'apparaissant pas su les animaux atteints de ces suppurations, mais sur leurs voisins immédiats.

On admettait que le pus desséché se réduit en poussières virulentes qui, introduites dans le poumon par l'air inspiré, sont le véhicule du contage. La maladie se propagerait ensuite par contagion.

La pneumonie infectieuse est-elle inoculable ? Schütz a répondu à cette question par l'affirmative, en se basant sur une expérience dans laquelle un produit de culture, provenant d'une souris inoculée avec le liquide pulmonaire d'un cheval mort de pneumonie infectieuse et injecté à travers les parois pectorales d'un jeune cheval, a amené la formation d'une pleurésie purulente morbide.

M. Trasbot pense que cette expérience n'est pas concluante ; que ces lésions se rapprocheraient plutôt de celles de la pneumonie par corps étrangers et que la preuve de l'inoculabilité de la pneumonie infectieuse est encore à faire.

SYMPTÔMES. — Nous allons examiner successivement, et aussi méthodiquement que possible, les principaux symptômes de la pneumonie infectieuse, en faisant remarquer qu'il s'agit ici exclusivement du cheval de troupe, chez lequel la maladie ne revêt qu'exceptionnellement, à moins de complications, telles que la pleurésie, ce caractère de gravité signalé sur les chevaux de la clientèle civile. Si l'affection était autrefois considérée, dans l'armée, comme beaucoup plus grave qu'actuellement, c'est par la raison qu'elle était comprise dans la même catégorie que la pneumonie typhoïde, dont la mortalité est sensiblement plus élevée.

Ces symptômes sont les suivants :

Habitude extérieure. — Adynamie plus ou moins prononcée; démarche lente, parfois pénible, mais l'on n'observe que rarement cette titubation du train postérieur signalée comme caractéristique de l'affection typhoïde; dans quelques cas, seulement, on constate une faiblesse telle que l'animal semble frappé de paraplégie; somnolence chez quelques sujets, mais le plus grand nombre portent la tête haute et paraissent éveillés pendant presque toute la durée de la maladie; pas de stupeur; rein conservant, dans la plupart des cas, une grande partie de sa souplesse.

Appareils digestif et urinaire. — Appétit diminué d'abord, puis, le plus souvent, complètement aboli pour l'avoine; l'appétence pour le fourrage vert et sec, pour les carottes et le barbotage, quoique moins grande, se maintient presque toujours dans une certaine mesure; quelques chevaux, même gravement atteints localement, conservent un appétit presque normal. (Cette particularité, rare, il est vrai, est absolument remarquable.) Bouche chaude, mais rarement sèche et pâteuse, généralement sans mauvaise odeur; dans quelques cas, on constate un liseré rougeâtre autour des gencives; absence presque constante de douleurs abdominales; excréments secs, petits, luisants, souvent recouverts de mucus, quelquefois de mucosités, mais très rarement de véritables fausses membranes; on n'observe la diarrhée qu'à la période ultime des pleurésies ou des pneumonies mortelles.

Soif habituellement modérée, très vive dans quelques cas seulement.

Urine tantôt claire et limpide, le plus souvent foncée, brunâtre, devenant jaunâtre et trouble à la période de déclin de la maladie, elle renferme presque constamment une certaine quantité d'albumine.

Appareil circulatoire. — Pouls presque toujours vite et régulier, rarement lent et modifié dans son rythme; il est tantôt petit, dépressible, tantôt plein; on note une grande variabilité sous ce rapport, ainsi que pour les pulsations cardiaques, qui sont faibles ou énergiques et accompagnées parfois d'un tintement métallique d'autant plus perceptible que le poumon gauche est le siège d'une hépatisation plus considérable.

Conjonctives injectées dans la grande majorité des cas, quelquefois pâles, cependant, mais présentant toujours une coloration variant du jaunâtre au jaune foncé; ce n'est que très exceptionnellement qu'on peut constater le boursouflement des paupières, la sécrétion abondante de larmes et de matière purulente, (yeux chassieux.)

Dans le cas de pleurésie ou de pneumonie mortelle, la conjonctive devient couleur lie de vin, avec une teinte plombée.

Appareil respiratoire. — Accélération très variable des mouvements respiratoires; tantôt le nombre des mouvements est modéré, même à la période d'état de la pneumonie (20 à 25), tantôt, au contraire, il augmente considérablement (40 à 50 et même 60), sans être toujours en rapport avec les lésions locales; toutes choses égales d'ailleurs, l'accélération est d'autant plus accentuée que l'adynamie se prononce davantage.

Grande variation également dans le rythme de la respiration, laquelle peut être très courte ou conserver une certaine ampleur, malgré les lésions locales; s'exécuter régulièrement ou présenter un temps d'arrêt marqué dans l'expiration.

On constate parfois un léger jetage, séreux d'abord, clair ou trouble, puis muqueux, rarement purulent, dans tous les cas peu abondant.

Le jetage rouillé, caractéristique de la pneumonie, est observé assez fréquemment, soit au début de l'affection, soit à la période d'état.

Chez un assez grand nombre de malades, enfin, le jetage fait complètement défaut.

Toux variable : tantôt sourde, voilée, tantôt éclatante, sèche, quinteuse, parfois petite, avortée et semblant plus douloureuse ; ces différences dans les manifestations de la toux tiennent évidemment à la diversité des organes lésés (bronches, tissu pulmonaire, plèvre, premières voies respiratoires) et surtout à la prédominance des lésions sur telle ou telle partie de l'appareil respiratoire.

Nous rappellerons succinctement les symptômes pathognomoniques observés à la percussion et à l'auscultation, et qui ne diffèrent pas sensiblement de ceux que l'on observe habituellement dans la pneumonie fibrineuse, quoique moins nets, moins réguliers et moins bien délimités : diminution, puis, absence du murmure respiratoire dans les parties malades ; augmentation de ce murmure dans les régions saines ; râles sous-crépitant fin et gros sous-crépitant ; bruit (signalé par nous déjà à différentes reprises) semblable à celui que produirait l'*ébullition d'un liquide sirupeux* ; râles sibilants, souffle tubaire, râle crépitant de retour, etc. ; nous ferons observer seulement que si, quelquefois, la pneumonie évolue lentement et péniblement, elle parcourt parfois rapidement ses diverses périodes ; d'autre part, chez certains sujets, les signes stéthoscopiques, appréciables un jour, disparaissent ou se déplacent dans les 24 heures, souvent du matin au soir : chez quelques malades, le bruit du souffle est à peine perceptible et, enfin, on peut ne constater qu'une atténuation du murmure respiratoire.

Température. — La température est, le plus souvent, très élevée au début : 41 à 42° ; puis, tantôt elle suit une marche décroissante jusqu'à la convalescence, tantôt, au contraire, elle augmente pendant les premiers jours, pour décroître ensuite graduellement ; les exacerbations vespérales sont la règle, mais on constate, à cet égard, de nombreuses irrégularités.

Symptômes divers. — On remarque, dans des cas très rares, des tremblements musculaires, surtout accusés dans le train postérieur et, parfois, d'une telle intensité, que le sujet a peine à se tenir debout ; on provoque presque à coup sûr ces tremblements en forçant l'animal à se déplacer, même légèrement, ou en exerçant une pression sur la région lombaire ; on constate, sur quelques sujets, un piétinement presque continuel pendant les premiers jours et, enfin, chez certains malades, un craquement des articulations, perceptible pendant toute la durée de la période aiguë et ne disparaissant qu'au moment de la convalescence.

Au déclin de certaines épizooties, on observe des cas où la maladie, à peine ébauchée, ne se manifeste guère que par des symptômes généraux assez fugaces, les symptômes locaux manquant d'une manière presque absolue, en raison du peu d'importance ou de la situation profonde des lésions pulmonaires.

TERMINAISONS. — COMPLICATIONS. — Dans l'armée, à moins de complications graves, la guérison de la pneumonie infectieuse a lieu dans la grande majorité des cas, surtout lorsqu'un traitement rationnel est intervenu dès le début. Nous citerons, comme exemple, une épizootie au cours de laquelle, sur près de quatre-vingts malades, on n'a eu à enregistrer aucune perte ; dans une autre épizootie, sur un chiffre de malades à peu près identique, deux sujets seulement sont morts de pneumonie proprement dite, dont l'une à marche presque foudroyante et l'autre, d'une extrême intensité, affectant une jument en état de gestation et presque à terme.

La pleurésie, rare dans la pneumonie franche, est relativement assez fréquente dans la pneumonie infectieuse ; c'est une complication redoutable, presque toujours mortelle ; on la reconnaît à une recrudescence de la fièvre, à une sensibilité exagérée des parois thoraciques et aux signes stéthoscopiques que nous avons indiqués à propos de la pleurésie.

Parmi les autres complications, on a signalé la péricardite, caractérisée par une recrudescence de la fièvre, comme dans la pleurésie ; par une respiration plus difficile et par l'augmentation de la zone de matité cardiaque.

Nous avons personnellement constaté, après la période d'augment ou au début de la convalescence, un dédoublement, soit du premier bruit, soit, plus rarement, du second bruit, parfois un souffle cardiaque, indiquant des altérations de l'endocarde, temporaires ou persistantes et, dans ce dernier cas, ayant pour conséquence, soit un rétrécissement des orifices, soit une insuffisance valvulaire.

On a signalé également l'hépatite, la néphrite, l'entérite, mais ces complications sont rares ; dans le premier cas, il s'agit plutôt d'un simple engouement du foie, avec arrêt de la sécrétion biliaire ; dans le second cas, on a plutôt affaire à une hyperhémie rénale qu'à une véritable inflammation ; dans le troisième cas, enfin, la légère irritation de la muqueuse digestive est due au ralentissement et parfois à la suspension complète de la digestion.

La congestion généralisée est rare, il en est de même de l'abcédation et de la gangrène ; nous avons, cependant, observé cette dernière un certain nombre de fois.

Enfin, il n'est pas rare de constater, au cours de la pneumonie infectieuse, la fourbure aiguë ou subaiguë et, dans un assez grand nombre de cas, des synovites des boulets et des jarrets, survenant au moment de la convalescence.

LÉSIONS. — Les principales lésions nécroscopiques sont les suivantes : hépatisation occupant généralement, d'une manière inégale, une certaine étendue de chaque lobe, suivant une ligne presque toujours irrégulière et non horizontale ; cette hépatisation s'élève habituellement beaucoup plus dans la partie profonde de chaque lobe que dans sa couche superficielle (pneumonie centrale de Trasbot) ; sa couleur, d'un rouge moins foncé que dans la pneumonie fibrineuse, est parfois lavée, jaunâtre ou grisâtre ; on y constate très peu de ces taches hémorrhagiques d'un rouge sombre ou noires, si communes dans la pneumonie franche ; le tissu malade est, en outre, beaucoup plus friable que dans cette dernière, par suite de la moindre consistance de l'exsudat fibrineux ; le liquide roussâtre que l'on en fait sourdre par la pression est un mélange de sang et de pus ; sur sa coupe, plus ou moins marbrée, on constate des points d'un blanc grisâtre, qui ne sont autre chose que de très petits foyers purulents.

Au microscope, on constate que les cloisons intervésiculaires sont beaucoup plus épaisses que dans la pneumonie franche, par suite d'une véritable infiltration œdémateuse ; cet épaississement des vésicules pulmonaires, suivant M. Trasbot, constitue un caractère différentiel qui, dit-il « confirme le rapprochement déjà établi par le mode de naissance et les symptômes, entre la pneumonie d'écurie et la péripneumonie bovine ».

Schütz a signalé, dans les cloisons séparant les vésicules pulmonaires et dans l'exsudat qui les obstrue, la présence d'un microcoque lancéolé, *isolé*, en *diplocoques* ou en *amas* plus ou moins arrondis.

Parmi les autres altérations possibles, nous citerons les lésions de la pleurésie, avec épanchement d'un liquide citrin (parfois ce dernier existe sans altération de la plèvre : dans ce cas, il a filtré à travers le poumon) ; celles de la péricardite, de l'endocardite, l'infiltration œdémateuse des ganglions bronchiques, qui sont rouges, enflammés et dans lesquels on rencontre en abondance la bactérie lancéolée, ainsi que dans les liquides pleurétique et péricardique.

Le foie est presque toujours hypertrophié, distendu, engoué, tantôt de couleur plus foncée, tantôt de couleur plus claire qu'à l'état normal ; son tissu est friable, à déchirure granuleuse, la bile est visqueuse et très épaisse.

Il est rare que le tube digestif soit atteint ; dans quelques cas rares, nous avons constaté une légère hyperhémie de la muqueuse des plaques de Peyer.

On constate, le plus souvent, une légère hyperhémie des reins (substance corticale surtout) sans véritable inflammation.

Lorsqu'il y a gangrène, celle-ci se décèle par des marbrures noirâtres, une teinte lavée, une grande friabilité et l'odeur caractéristique.

NATURE. — Quelle est la nature de la pneumonie infectieuse ? L'ensemble des considérations précédentes fait pressentir que nous admettons, d'une manière absolue, sa nature microbienne.

Pour Schütz, elle est fonction du pneumocoque lancéolé, qu'il considère comme différent du pneumocoque de l'homme, et qui, pour un certain nombre d'auteurs, est identique au microbe signalé dans la pneumonie franche ; quoiqu'il en soit de cette dernière opinion, il n'en est pas moins incontestable, et ici nous sommes entièrement de l'avis de M. Trasbot, que la pneumonie infectieuse diffère notablement, au point de vue clinique, de la pneumonie fibrineuse, par son mode de développement, son évolution, sa transmissibilité ; si le microbe (pneumocoque) est le même dans les deux affections, il présente, dans chacune d'elles, une virulence spéciale, des propriétés différentes.

Diagnostic. — Lorsque une épizootie de pneumonie infectieuse est déclarée dans une agglomération, le diagnostic est facile; il offre parfois, au contraire, quelques difficultés au début, lorsqu'il s'agit de cas isolés ou d'une épizootie commençante.

A la période d'état, on peut confondre la pneumonie infectieuse avec la pleurésie, car toutes deux se manifestent, à ce moment, par du souffle tubaire; mais la sensibilité des parois pectorales et la décoloration des muqueuses, dans cette dernière, permettent d'éviter cette confusion.

Qu'il nous soit permis, en raison de l'importance du sujet, d'insister quelque peu sur les caractères différentiels de la pneumonie infectieuse, de la fièvre typhoïde et de la pneumo-entérite infectieuse.

Dans la première de ces maladies, qui, il faut l'avouer, présente de nombreux points de ressemblance avec la forme thoracique de la fièvre typhoïde, on ne constate presque jamais, comme dans cette dernière, la stupeur, la démarche titubante et incoordonnée, le boursouflement des paupières, les yeux chassieux, l'inappétence complète, le liséré bleuâtre des gencives, les fausses membranes intestinales, l'altération des glandes digestives, etc.; on observe également de grandes différences dans la marche, la durée, les terminaisons des deux maladies.

D'après Galtier et Violet, la pneumonie ou pleuro-pneumonie infectieuse ne serait autre chose qu'une variété des affections qu'ils ont désignées sous le nom de pneumo-entérites infectieuses des fourrages, affections dues exclusivement, suivant eux, à des microbes (*diplococcus et streptococcus pneumoenteritidis equi*) provenant toujours des aliments avariés ou des eaux de mauvaise qualité.

N'ayant procédé personnellement à aucune inoculation et n'ayant pratiqué que des examens bactériologiques incomplets, nous ne pouvons nous prononcer, à ce sujet, en toute connaissance de cause, mais, sans nier *a priori* l'identité de nature des maladies, nous sommes bien forcé de constater qu'il existe, au point de vue clinique, entre ces deux affections et au milieu de nombreux points de ressemblance, des différences assez considérables, dont nous allons signaler les principales, résumées dans le tableau comparatif suivant :

PNEUMONIE INFECTIEUSE	PNEUMO-ENTÉRITE INFECTIEUSE
Presque jamais de sensibilité des parois abdominales.	Sensibilité fréquente du ventre, surtout à gauche.
Jetage rouillé assez fréquent, plainte.	Jamais de jetage rouillé, absence de plainte.
Netteté fréquente des bruits stéthoscopiques.	Absence de netteté de ces bruits.
Résolution généralement rapide.	Résolution généralement lente.
Jamais, pour ainsi dire, on n'observe le passage à l'état chronique.	Passage fréquent à l'état chronique.
Anémie très rare à la suite de la maladie.	Anémie consécutive fréquente.
Nous avons constaté la pleurésie alliée à la pneumonie.	Jamais MM. Galtier et Violet n'ont constaté la pleuro-pneumonie.
Localisations cardiaques rares.	Localisations cardiaques extrêmement fréquentes.
Jamais d'entérite à proprement parler, l'inappétence, la sécheresse des excréments, souvent recouverts de mucus, sont des symptômes qui se font remarquer dans toutes les maladies accompagnées de fièvre.	La manifestation sous forme d'entérite aiguë a été la plus fréquente, on peut dire que tous les animaux malades un peu sérieusement en présentaient les symptômes, de même que tous ceux qui ont succombé en ont offert les lésions. L'entérite compliquait donc toutes les autres formes de l'affection épizootique, mais elle se montrait aussi isolément.
Jamais de lésions intestinales; parfois seulement un peu d'injection.	Lésions intestinales à peu près constantes.
Pas de complications musculaires ou aponévrotiques.	Complications possibles.
Chiffre de la mortalité relativement peu élevé.	Mortalité souvent grande.

Maintenant, est-ce à dire que ces trois maladies microbiennes : affection typhoïde, pleuro-pneumonie infectieuse, pneumo-entérite infectieuse, différentes au point de vue clinique, reconnaissant à coup sûr les mêmes causes prédisposantes et occasionnelles et peut-être les mêmes causes de propagation, ne sont pas dues à des microbes identiques et de même provenance ?

Nous n'oserions l'affirmer d'une manière absolue, malgré les récents travaux des auteurs qui incriminent nettement la *bactérie lancéolée*, le *pneumococcus*, comme cause efficiente de la pneumonie infectieuse et la *diplococcus* ou *streptococcus pneumo-entéritis equi*, comme occasionnant la pneumo-entérite.

Dans ce cas, la diversité des manifestations symptomatiques ne tiendrait-elle pas à des circonstances encore inconnues, imprimant des modalités différentes à une maladie unique dans son essence ?

La chose est possible, mais de nouvelles recherches sont nécessaires pour qu'il soit permis de se prononcer avec une entière certitude (1).

TRAITEMENT DE LA PNEUMONIE EN GÉNÉRAL
(FIBRINEUSE ET INFECTIEUSE)

A propos du traitement de la pneumonie, et particulièrement en ce qui concerne la pneumonie infectieuse, nous sommes de l'avis de M. Trasbot, qui nie absolument l'action bactéricide des antiseptiques administrés à l'intérieur et dont l'action est plus nuisible aux agents de la *défense organique* qu'aux *germes* eux-mêmes.

Il n'existe donc pas, suivant nous, de traitement *spécifique* de la pneumonie et l'objectif du praticien, en présence d'une affection de ce genre, doit être de placer l'organisme dans les meil-

(1) Les récentes communications de M. Lignières à la Société centrale de Médecine vétérinaire tendraient à modifier cette manière de voir et à considérer la fièvre typhoïde, la pneumonie infectieuse, la pneumo-entérite, etc., comme dues à un même microbe, le cocco-bacille, dont le développement dans l'organisme donnerait à celui-ci une réceptivité remarquable pour la bactérie de Schütz. Nous croyons devoir attendre de nouvelles recherches pour formuler à ce sujet une opinion ferme.

leures conditions de résistance aux germes morbides qui l'envahissent : c'est, en un mot, la lutte du *macrobe* contre le *microbe*, lutte dans laquelle ce dernier doit être réduit à l'impuissance par la mise en jeu de toutes les fonctions vitales.

Et d'abord, est-il possible, lorsqu'on est appelé à combattre la pneumonie dès le début, d'en obtenir la jugulation, c'est-à-dire la disparition avant qu'elle ait produit des désordres organiques ? Notre expérience personnelle nous permet de répondre d'autant plus affirmativement que, parfois, la nature se charge elle-même de cette jugulation, de cet *avortement* de la maladie, ainsi que nous l'avons remarqué maintes fois au cours de certaines épizooties, et surtout à leur déclin.

Pour obtenir ce résultat, nous employons *quelquefois* la saignée et *toujours* les médications défervescente et révulsive.

a. — Dans la pneumonie fibrineuse, une saignée petite ou moyenne au début, renouvelée au besoin après vingt-quatre heures, peut être utile sur certains sujets sanguins et bien nourris, mais elle est rarement indiquée chez nos chevaux de troupe, en général peu pléthoriques.

Dans la pneumonie infectieuse, elle est presque toujours proscrite au début et n'est utilisée, disons le dès maintenant, que dans certains cas exceptionnels, lorsque, par exemple, pendant la période d'état, se manifestent des accès de suffocation, caractérisés par une respiration haletante et très accélérée, l'extrême dilatation des naseaux, la rigidité de l'encolure, l'expression anxieuse du facies ; dans ce cas, nous n'hésitons pas à pratiquer une saignée, le plus souvent petite (1500 à 2500 gr.), dont l'effet presque immédiat est de soulager le malade et de prévenir l'asphyxie.

b. — Dans la pneumonie, qu'elle soit fibrineuse ou infectieuse, la médication défervescente doit être employée dès le début, car l'élévation de la température commence à se manifester avec les premiers symptômes généraux ; elle consiste dans l'emploi méthodique de l'aconitine, de la vératrine, de la digitaline et de la strychnine ; ces alcaloïdes sont administrés en granules au 1/2 cent., à raison de deux de chaque toutes les demi-heures, jour et nuit, lorsque la température dépasse 41° ; toutes les heures, également sans interruption, entre 40 et 41°, et jusqu'à dix heures du soir, seulement, lorsque le thermomètre est au-dessous de 40°, sauf à reprendre la médication dès six ou sept heures du matin ; au-dessous de 39°, on peut se borner à administrer les alcaloïdes toutes les deux heures, pendant la journée seulement, jusqu'à ce que la température atteigne 38°5.

Il va sans dire qu'au moindre retour offensif de la fièvre on recourt de nouveau à ces précieux agents, dont l'emploi et la dose sont, comme on le voit, réglés par le thermomètre.

Nous n'avons pas à nous étendre longuement ici sur l'action de cette trinité bienfaisante, que nous avons signalée et expliquée à maintes reprises dans le cours de ce travail ; rappelons seulement, encore une fois, que l'aconitine et la vératrine sont de puissants antithermiques ; que la digitaline est un tonique du cœur, régulateur de la circulation, et, enfin, que la strychnine est un stimulant énergique de la vitalité, combattant la paralysie des vaso-constricteurs, et, par conséquent, les congestions.

Avec les défervescents, il faut employer immédiatement les révulsifs, d'une façon énergique et ininterrompue, en utilisant pour cela successivement, s'il est nécessaire, toutes les parties du corps ; les révulsifs viendront puissamment en aide aux défervescents dans l'œuvre de la jugulation et, si cette dernière ne peut être obtenue, ils combattront avec succès la localisation de la maladie, la pneumonie proprement dite.

Comme révulsifs, nous employons, sous toutes ses formes, la moutarde qui, outre ses propriétés révulsives, est un puissant stimulant général par l'excitation qu'elle produit sur les nerfs périphériques : le liniment Bourgeaud, qui ne tare jamais (voir anasarque) ; le vésicatoire mercuriel, etc.

Le plus souvent, les sinapismes sous la poitrine, sous le ventre, sur les côtes, aidés de frictions sinapisées sur les membres ou d'autres parties du corps, produisent une révulsion suffisante, et ce n'est qu'exceptionnellement que nous employons le vésicatoire ou les frictions vésicantes, soit pour fixer ou ramener les engorgements causés par les sinapismes, soit pour produire une nouvelle dérivation sur les fesses, les cuisses, les avant-bras, les canons, le poitrail, etc.

Un certain nombre de vétérinaires emploient, comme révulsif, l'essence de térébenthine en injections hypodermiques, principalement au poitrail; ces injections produisent des engorgements considérables, persistants, sans amener d'accidents sérieux; nous les avons nous-même utilisées avec avantage.

D'une manière générale, la révulsion doit être continuée jusqu'à ce que la pneumonie (si elle n'a pas été jugulée) entre dans une voie décroissante.

Nota. — Dans les cas où l'affection tend à passer à l'état chronique, avec adhérences aux parois costales (pleurite partielle), nous nous sommes très bien trouvé du feu en aiguille appliqué sur la région costale.

Lorsque, la maladie étant arrivée à la période d'état, il existe une adynamie accusée, il y a lieu d'employer les excitants diffusibles.

Parmi ces derniers, un des meilleurs, à notre avis, est l'essence de térébenthine qui, outre ses propriétés stimulantes, est un excellent diurétique, un antiputride, un diaphorétique et un puissant modificateur des muqueuses. Nous l'administrons à la dose de 10 à 15 grammes par jour, incorporée à du miel, et ce mélange constitue le véhicule dans lequel nous donnons les granules défervescents; le peu d'irritabilité de ce médicament pour la muqueuse digestive permet d'en augmenter considérablement la dose, qui peut être portée à 20, 25 grammes, mais il faut alors surveiller les fonctions urinaires, afin d'éviter l'irritation des reins, parfois une véritable néphrite.

Nous employons également comme excitant diffusible, l'acétate d'ammoniaque, à la dose de 80 à 100 grammes par jour, dans 4 litres d'infusion de camomille, administrés en 4 ou 5 fois; les infusions de café, également à la dose de 4 litres dans la journée, additionnées ou non de 20 à 25 grammes d'alcool par litre.

Dans la pneumonie, et surtout dans la forme infectieuse, il est urgent d'obtenir de tous les organes, et surtout de ceux qui servent d'*émonctoires*, leur maximum de fonctionnement, afin de favoriser l'élimination des toxines sécrétés ou excrétés par les microbes et la destruction de ces microbes eux-mêmes; pour cela, on emploie avec avantage, à dose rafraîchissante, les purgatifs salins, dont l'hypagol est le type le plus parfait (voir hypagol, 2ᵉ partie); à défaut de cet agent, on utilise le sulfate de soude ou le sulfate de magnésie ordinaire.

Comme agents éliminateurs des toxines ou autres produits morbides, nous employons également les diurétiques, tels que l'azotate de potasse (10 à 15 grammes par jour), le bicarbonate de soude (8 à 12 grammes), l'essence de térébenthine, dont il a été question plus haut; enfin, on utilise, au besoin, toutes les substances (purgatifs, diurétiques, expectorants, sudorifiques, sialagogues, etc.) tendant à augmenter la sécrétion des glandes gastro-intestinales, hépatique, salivaires, rénales et cutanées.

M. Trasbot recommande, contre l'albuminurie, le bicarbonate de soude et le camphre (aa, 10 à 20 grammes).

Les complications de pleurésie et de fourbure sont traitées ainsi qu'il a été dit aux articles « pleurésie et fourbure » (voyez ces mots).

Les synovites sont combattues par le salicylate de soude (8 à 10 grammes), l'azotate de potasse (10 à 15 grammes), les frictions à la pommade au biiodure de mercure, au vésicatoire mercuriel et à la pommade mercurielle iodurée (iodure de potassium : 1 gr. ; pommade mercurielle double : 10 grammes), etc.

Contre la diarrhée, on utilisera avec succès le sulfate d'atropine en granules (25 à 40 granules, au milligramme, dans la journée).

Contre la constipation, outre les purgatifs salins, on donnera des boissons mucilagineuses.

Si la toux est par trop douloureuse : hyosciamine ou sulfate d'atropine (25 à 30 granules, au milligramme, par jour).

HYGIÈNE, RÉGIME, MESURES PROPHYLACTIQUES

Tous les malades sont immédiatement déferrés des quatre pieds.

Il est inutile de dire que le régime doit varier à l'infini ; d'une manière générale, jamais les animaux ne sont mis à la diète et nous les laissons, au contraire, satisfaire complètement leur appétit ; des aliments divers leur sont présentés et ceux pour lesquels ils marquent de la préférence leur sont distribués souvent et en petite quantité, ainsi que les boissons. On utilise, suivant les saisons, le barbotage, les carottes, le vert, etc.

Le nombre et la nature des couvertures varient également avec les malades et avec la saison.

Les principales mesures à prendre, dès les premiers cas, pour arrêter ou ralentir la marche de l'épizootie, sont les suivantes : aération aussi parfaite que possible, recommandations expresses au sujet de la propreté des écuries et de l'enlèvement des matières excrémentitielles; surveillance minutieuse des soins donnés après le travail, de l'alimentation, des boissons et de l'entretien des abreuvoirs; travail très modéré pour les jeunes chevaux en service ; promenades fréquentes, aux allures lentes, pour les jeunes chevaux, auxquels on fait prendre le grand air le plus souvent possible, quand les conditions climatériques le permettent, et que l'on munit constamment de leur couverture pendant les froids humides.

Il est formellement prescrit de signaler immédiatement tout cheval présentant le plus petit malaise et même paraissant gai et vigoureux, mais n'ayant pas consommé *intégralement* sa ration.

Visites fréquentes dans les écuries, surtout au moment des repas.

Séparation immédiate des malades et désinfection de leurs places et de celles de leurs voisins : ces derniers sont observés de plus près encore que les autres.

Désinfection des effets de pansage des hommes ayant soigné des chevaux malades ou quittant le service de l'infirmerie et de la remonte : autant que possible absence de mutations entre ces hommes et ceux qui font le pansage dans les escadrons ou les batteries.

TÉTANOS

Définition. — Synonymie. — Cette affection, désignée autrefois sous le nom de *mal de cerf*, par comparaison entre l'animal frappé de tétanos et le cerf forcé qui tombe, les membres raides et la plupart des muscles contracturés, est une maladie infectieuse, microbienne, peut-être contagieuse, caractérisée par une contraction douloureuse, involontaire et permanente des muscles de tout l'organisme ou d'une ou plusieurs régions seulement.

Division ancienne. — La distinction, établie autrefois, entre un tétanos *essentiel* et un tétanos *symptomatique*, ou *traumatique*, n'a plus sa raison d'être depuis la découverte de la cause unique, infectante, de la maladie.

Origine. — Dans ces dernières années, le professeur Verneuil avait considéré le tétanos comme étant d'origine exclusivement équine, et les excréments du cheval comme source de la maladie et agent de transmission à l'homme et aux autres animaux, par simple contagion.

Il n'apparait pas que cette opinion, aujourd'hui presque tombée en désuétude, ait jamais eu beaucoup de partisans convaincus parmi les vétérinaires, et si le cheval, qui, du reste, n'est pas le seul qui puisse contracter la maladie, est fréquemment atteint de tétanos, c'est qu'il est exposé fréquemment à des blessures de toutes sortes (harnais, ferrure, plaies pénétrantes du pied, etc.), qui sont autant de portes ouvertes aux germes venant du dehors.

Cause. — La véritable cause du tétanos est la pénétration, dans l'organisme, par une plaie quelconque, d'un microbe spécial (bacille de Nicolaïer) en forme de baguette de tambour, présentant cette particularité de rester cantonné dans la plaie d'entrée, où il se cultive et sécrète des toxines qui sont, de là, répandues dans tout l'organisme, et vont exercer leur action spéciale sur les centres nerveux, à la manière de la strychnine.

Un fait à noter, c'est que le tétanos survient plus fréquemment à la suite de plaies simples, superficielles, peu étendues, dont on s'occupe à peine, qu'à la suite de vastes solutions de continuité, convenablement traitées avec tous les soins de propreté et d'antisepsie nécessaires.

Fréquence. — Le tétanos est plus fréquent dans les pays chauds que dans les pays froids ou tempérés et, dans ces derniers, on l'observe plus souvent en été, en raison, sans doute, de ce que la chaleur facilite le développement du germe dans la terre, qui constitue son milieu de culture habituel.

Contagion. — S'il n'est pas absolument certain que le tétanos soit contagieux, il est, à coup sûr, inoculable, et on a pu le transmettre à des animaux par l'inoculation du pus de la plaie ou de son tissu en voie de cicatrisation ou même cicatrisé.

Symptômes. — Les symptômes de l'affection se manifestent un certain temps après la production de la plaie (8 à 15 jours le plus ordinairement).

L'action des toxines tétaniques se manifeste, d'abord, par la fixité des attitudes, de la raideur des mouvements et ensuite une contracture permanente des muscles ; les membres sont rigides et rassemblés, la tête et l'encolure tendues, la queue relevée, etc. Si l'on incite les animaux à se déplacer, ils ne s'y décident qu'avec peine ; les mouvements d'extension et de flexion étant presque impossibles, les membres se soulèvent à peine, n'effectuent que de très petits pas et le déplacement s'effectue tout d'une pièce ; après une certaine excitation, comme celle résultant de la marche, par exemple, on constate de véritables secousses ; le corps clignotant apparait sur le globe de l'œil, les oreilles sont droites, immobiles et reviennent brusquement à leur position première lorsqu'on les déplace.

Le resserrement des mâchoires l'une contre l'autre rend plus ou moins difficiles, parfois impossibles, la préhension et la mastication des aliments ; tous les muscles contracturés font saillie, sont durs et douloureux au toucher.

Autrefois, le tétanos était désigné sous un nom différent, suivant les régions où la contracture se manifestait avec le plus d'intensité ; ainsi on appelait *opisthotonos* la contracture des muscles de la colonne vertébrale ; *l'emprosthotonos* était la forme inverse ; l'inflexion de la colonne vertébrale d'un côté ou de l'autre constituait le *pleurosthotonos* et la contraction des muscles des mâchoires, *le trismus*.

Ces formes sont rares chez les animaux et, à part le mot *trismus* souvent employé, ces diverses expressions sont à peu près abandonnées en médecine.

Les tétaniques sont d'une impressionnabilité telle, qu'il survient, chez eux, de véritables *crises*, sous l'influence d'excitations périphériques, comme le bruit, une lumière vive, l'incitation à la marche, l'administration forcée d'un médicament, etc. ; ils sont alors secoués comme par une décharge électrique et peuvent faire des chutes dangereuses ; ils grincent des dents ; le globe de l'œil, tiré en arrière par la contraction des muscles droits, est complètement recouvert par le corps clignotant.

La température du corps est à peine un peu plus élevée que la normale ; l'appétit est conservé, mais le trismus plus ou moins accusé rend difficile, parfois impossible, la préhension des aliments solides ou liquides ; de plus, la difficulté de la déglutition amène du ptyalisme.

Le plus souvent, la respiration est courte et légèrement accélérée ; les mouvements du cœur et du pouls sont habituellement normaux ; il y a cependant, parfois, un peu d'accélération et de dureté de l'artère.

Les muqueuses sont rosées ou légèrement injectées.

TERMINAISONS. — COMPLICATIONS. — Dans certains cas, les symptômes que nous venons d'énumérer, après s'être maintenus pendant un temps variable, disparaissent peu à peu et la maladie

se termine par résolution, mais c'est là un fait plutôt exceptionnel, et, dans tous les cas, cette résolution n'est jamais complète
avant un mois à un mois et demi en moyenne ; pendant assez
longtemps, le sujet guéri conserve de la raideur dans les mouvements et l'on admet que le microbe, pendant une période assez
longue, continue à sécréter des toxines, dont la présence dans
l'organisme retarde la guérison complète.

Trop souvent, très près du début de la maladie, la mort peut
survenir rapidement par asphyxie, à la suite de crises ou d'accès
qui surviennent sous l'influence d'excitations extérieures, de
chutes suivies d'efforts impuissants pour se relever, parfois sans
causes apparentes.

Dans ce cas, on constate des tremblements des muscles pec-
toraux, des sueurs générales, une respiration accélérée, haletante, un pouls à peine perceptible, des muqueuses cyanosées,
une température élevée de 1 à 2 degrés au-dessus de la normale.

Le tétanos se complique souvent de pneumonie gangréneuse,
en raison de la difficulté de la déglutition, qui permet à des parcelles alimentaires de pénétrer dans la trachée et, de là, dans les
bronches.

ALTÉRATIONS ANATOMIQUES. — Les altérations anatomiques
sont essentielles ou secondaires.

Les premières sont à près nulles, à part une légère injection
des centres nerveux et du tissu de la plaie ou de la cicatrice et la
constatation, dans ce dernier, de l'agent infectieux ; on ne trouve
aucune lésion caractéristique, ce qui prouve bien que les symptômes tétaniques sont dus à l'action des toxines sur les centres
nerveux.

Lorsque les animaux ont succombé rapidement, les lésions
secondaires sont généralement celles de l'asphyxie.

Si la maladie a duré un certain temps, on trouve, dans le tube
intestinal, des matières excrémentitielles très dures et une irritation de l'intestin grêle, qui est presque toujours vide et dont l'épithélium a, en partie, disparu. Enfin, on trouve une légère exsudation séreuse dans la cavité pleurale et, assez souvent, des
lésions de pneumonie gangréneuse.

DIAGNOSTIC. — Nous n'avons pas à insister sur le diagnostic, qui est des plus faciles : l'empoisonnement par la strychnine, seul, peut lui être comparable, mais, dans ce cas, les phénomènes se succèdent avec bien plus de rapidité.

PRONOSTIC. — Le pronostic est très grave et d'autant plus que le trismus est plus accusé : lorsque les animaux continuent à s'alimenter, si peu que ce soit, il y a des chances de guérison.

TRAITEMENT

Nous considérons comme au moins inutile de faire ici l'énumération des nombreux traitements successivement recommandés contre le tétanos, puis abandonnés comme inefficaces, et nous nous bornerons à indiquer le traitement relativement simple qui nous a réussi dans un certain nombre de cas.

Mais, avant tout, nous devons signaler le traitement préventif de M. le professeur Nocard, d'Alfort, traitement bien connu de tous les vétérinaires et qui, comme chacun sait, consiste dans l'injection, aussitôt que possible après une blessure ou une opération susceptible de faire appréhender le tétanos, du sérum dit *antitétanique* de Behring.

L'injection est pratiquée dans le tissu cellulaire sous-cutané, à l'encolure ou en arrière de l'épaule, à la dose de dix centigrammes, et renouvelée après 8 à 10 jours.

Ce sérum paraît absolument efficace comme moyen préventif, car, depuis qu'il est en usage, on n'a signalé aucun cas de tétanos sur les animaux, en nombre déjà très considérable, inoculés dans les conditions indiquées par M. le professeur Nocard ; d'autre part, nous verrons tout à l'heure ce qu'il faut penser de l'emploi de ce sérum comme moyen curatif.

Le traitement curatif du tétanos consiste d'abord, lorsque la plaie qui a servi de porte d'entrée au microbe est visible, dans la désinfection minutieuse, la cautérisation ou même l'extirpation de cette plaie, suivie de fréquents pansements antiseptiques.

Après cette opération préliminaire, les indications suivantes s'imposent, savoir :

Préserver les malades de toute excitation, afin d'éviter les crises, les paroxysmes, souvent causes de la mort.

Alimenter les animaux par tous les moyens possibles, pour donner le temps à l'organisme d'éliminer les toxines qui l'ont envahi (1).

Surveiller les fonctions digestives (constipation).

Enfin, administrer des narcotiques, afin de combattre le spasme douloureux des muscles.

Ces diverses indications sont remplies de la manière suivante :

Bien couvrir les malades, les placer dans l'obscurité, sur une bonne litière, en dehors du contact des autres animaux et, le plus possible, de l'homme lui-même, qui devra se borner à donner les soins hygiéniques et médicaux indispensables, en évitant toute excitation et tout bruit insolite.

Laisser constamment à la disposition des animaux de l'eau ou du thé de foin, chargés de farine d'orge ou de son ; des aliments très alibiles, de mastication et de digestion faciles : vert, racines crues, coupées menu ou cuites ; barbotage, grains cuits, mahs, soupes, etc.

Dans le cas où le trismus est tellement intense que tout mouvement des mâchoires est impossible, lavements alimentaires au bouillon, au lait, au thé de foin mêlé de farine d'orge, etc.

La constipation est combattue par les purgatifs salins dissous dans les boissons, et c'est ici que l'hypagol rendra grand service, en raison de la facilité avec laquelle il est accepté par les animaux, contrairement aux autres purgatifs, et souvent même au sulfate de soude ou au sulfate de magnésie ordinaire (voir hypagol, 2ᵉ partie).

En cas d'impossibilité de la déglutition, les purgatifs seront administrés par la voie rectale, sous forme de demi-lavements. (Par la voie buccale, la dose sera de 100 à 200 grammes dans les 24 heures ; par la voie rectale, 150 à 300 grammes).

Outre les lavements purgatifs, on donnera fréquemment, s'il est nécessaire, des lavements à l'eau ordinaire ou à l'eau savonneuse.

Dans un certain nombre de cas, les moyens simples que nous venons d'indiquer suffisent pour assurer la guérison.

Pour combattre le spasme musculaire, M. Trasbot conseille

---

(1) On sait que le tétanos s'use de lui même et qu'il suffit souvent de gagner du temps pour obtenir la guérison.

l'administration, avec les aliments, de l'extrait aqueux de belladone (4 à 8 grammes), substance qui, contrairement à l'opium et à ses préparations, exerce une action sédative sur le système nerveux cérébro-spinal et n'est excitante que pour le système nerveux ganglionnaire.

A la belladone, nous préférons son alcaloïde, l'atropine (sulfate), et l'alcaloïde de la jusquiame, l'hyosciamine, dont les effets, à peu près analogues, sont beaucoup plus certains que ceux des plantes elles-mêmes ou de leurs préparations.

Ces alcaloïdes sont donnés (d'un ou l'autre) à la dose de 25 à 40 granules dans la journée, soit avec du miel, si le trismus n'est pas très accusé, soit avec les aliments (son frisé), si les mâchoires s'écartent assez difficilement, soit, enfin, en injections hypodermiques, si cet écartement est nul ou presque nul et la mastication impossible.

Dans le cas où les injections hypodermiques sont nécessaires, on emploie exclusivement le sulfate d'atropine, à cause de sa solubilité dans l'eau, à l'exclusion de l'hyosciamine, peu soluble (10 granules dans 10 grammes d'eau, pour une injection; 2 à 4 injections dans les 24 heures).

Nous avons employé également, avec avantage, les lavements au chloral (20 à 30 gr. par lavement, 2 fois par jour).

Le chlorhydrate de morphine, calmant qui paraît avoir réussi entre les mains de quelques vétérinaires, le nitrate de pilocarpine, sudorifique, sialogogue, etc., en un mot, éliminateur, ne nous ont pas donné, personnellement, de résultats favorables : on pourrait, cependant, les essayer de nouveau, de même que le camphre monobromé, la cicutine, etc.; mais, en général, répétons-le, la première indication à remplir, dans le traitement du tétanos, est d'éviter les excitations, et mieux vaudrait s'abstenir de toute substance médicamenteuse que de l'administrer de manière à causer un paroxysme qui peut être mortel.

LE SÉRUM ANTITÉTANIQUE COMME TRAITEMENT CURATIF

Ainsi qu'on l'a dit déjà, le sérum antitétanique a une action préventive certaine, mais son action curative est nulle contre le tétanos à marche rapide; au contraire, dans les cas à marche lente, où la maladie n'est apparue que longtemps après le traumatisme, les injections semblent exercer une action favorable : les crises sont moins fréquentes et moins intenses, la guérison plus rapide, mais il ne faut pas oublier que lorsque le tétanos est déclaré, la guérison est toujours incertaine, même quand on injecte de hautes doses de sérum.....

Contre le tétanos déclaré, il faut employer, d'emblée, une grande quantité de sérum et répéter chaque jour les injections : le premier jour, on injectera, à la fois, 50 centimètres cubes ; les jours suivants, on pourra n'injecter, à la fois, que 20 centimètres cubes.

(Instruction pour l'emploi du sérum antitétanique, en médecine vétérinaire, d'après les indications de M. le professeur Nocard, d'Alfort.)

Dans ces derniers temps, un certain nombre de vétérinaires ont publié des observations tendant à prouver l'efficacité, dans le tétanos déclaré, des injections de sérum antitétanique ; la dose de sérum introduite d'emblée et dans les jours consécutifs a varié avec les observateurs et a été généralement au-dessous de celle indiquée par les « Instructions ».

Quoi qu'il en soit, MM. Dieudonné, d'Einville ; Darbot, vétérinaire en 2e ; Vivier, de Neuville-du-Poitou, ont signalé des cas où la guérison a suivi la sérothérapie.

Y a-t-il eu, dans ces diverses circonstances, simple coïncidence ou véritable relation de cause à effet ? Les observations sont encore trop peu nombreuses pour qu'il soit possible de répondre à cette question d'une manière absolue. L'avenir...... et un avenir probablement peu éloigné, éclairé par la clinique, ne tardera pas, sans doute, à faire, sur ce point, une lumière complète.

En attendant, qu'il nous soit permis de signaler, très sommairement, un cas de guérison observé tout récemment dans notre clinique régimentaire, sur un sujet traité par les injections de sérum.

Le cheval *Amadou*, 7 ans (Caen), atteint de plaie pénétrante du pied (clou de rue) le 17 janvier 1898, complétement cicatrisée le 28 janvier, nous est amené présentant tous les signes du tétanos, avec trismus très accusé.

L'animal, bien couvert, fut immédiatement placé dans un box

bien aéré, où l'on établit l'obscurité et le silence ; des aliments et des boissons de toute nature, ces dernières additionnées de laxatifs, furent laissées à sa disposition et l'on administra des lavements, dont deux contenant chacun 20 à 25 grammes de chloral.

Le même jour, 31 janvier, on injecta 20 centimètres cubes de sérum à la partie moyenne de l'encolure, à gauche ; du lendemain, 1er février, au 10 du même mois, la quantité varia de 10 à 20 centimètres cubes dans les 24 heures ; on augmentait la dose lorsque les symptômes semblaient redoubler d'acuité et *vice versa* : enfin, du 10 au 14 février, on n'injecta que 5 centimètres cubes par jour.

Les deux lavements journaliers au chloral furent continués jusqu'au 10 février inclusivement.

La maladie progressa jusqu'au 4 février, époque où les symptômes atteignirent leur summum d'intensité. à partir du 5, un mieux sensible se manifesta et, le 14 février, la guérison était assurée. (Elle ne fut complète que le jour de la sortie de l'infirmerie).

Certes, nous sommes loin de donner cette observation comme une preuve certaine de l'efficacité du sérum de Behring dans le tétanos confirmé, mais elle constitue une unité à ajouter aux nombreuses observations qui seront nécessaires pour établir une statistique ayant quelque valeur à ce point de vue.

II

HISTOIRE SUCCINCTE ET POSOLOGIE

DES

principaux médicaments dosimétriques susceptibles
d'être utilisés
dans la médecine des chevaux de l'armée

Dans ce court abrégé, on s'est occupé surtout des indications
thérapeutiques des différentes substances, rappelant seulement,
par quelques mots, leurs propriétés physiques et chimiques essentielles, leur nature et leurs effets physiologiques.

ACONITINE

(Granulée au demi-centigramme pour la médecine du cheval)

Principe actif de l'aconit napel.

Substance blanche, grenue, âcre, très amère, très soluble dans l'alcool, le chloroforme et l'éther, insoluble dans l'eau, formant, avec les acides, des sels solubles.

Le granule Charles Chanteaud, constitué par de l'aconitine amorphe incorporée au sucre de lait, est assez soluble dans l'eau et facilement absorbable.

Effets physiologiques. — Sédatif puissant des centres vaso-moteurs, l'aconitine produit d'abord une accélération du pouls, qui devient ensuite plus rare et plus faible, et une diminution de la tension artérielle par suite du ralentissement des mouvements du cœur et de la dilatation des vaisseaux périphériques.

A dose faible, cet alcaloïde produit du ptyalisme, de la diaphorèse, de la diurèse et une augmentation de la sécrétion des larmes et du mucus nasal; il diminue, en même temps, la fréquence des mouvements respiratoires, qui acquièrent plus d'amplitude; si la dose est plus forte, on constate une légère modification du rythme respiratoire, consistant en une pose plus ou moins longue, se faisant toujours en expiration, pose précédée et suivie de deux ou trois respirations régulières.

L'aconitine abaisse la température rectale et augmente la température cutanée.

Son élimination a lieu principalement par les reins.

Indications thérapeutiques. — C'est un antipyrétique puissant, employé surtout dans les affections des voies respiratoires, la gourme, la courbature générale avec fièvre, la congestion de la moelle épinière et, en général, dans toutes les maladies fébriles.

Dans ce dernier cas, elle est presque toujours associée à la digitaline, qui agit spécialement sur le pouls et les mouvements du cœur; à la vératrine, lorsque l'élément rhumatismal vient compliquer une affection aiguë, comme la pneumonie infectieuse, par exemple; enfin, à la strychnine, qui agit sur le système nerveux, souvent déprimé, et augmente singulièrement la puissance d'action des médicaments auxquels elle est adjointe. (Voir Digitaline, Vératrine, Strychnine.)

Posologie. — Nous dirons, une fois pour toutes, que la médecine dosimétrique n'admettant pas de doses maxima et minima, on administre l'aconitine, comme les autres alcaloïdes, par petites quantités, d'autant plus rapprochées que la maladie est plus aiguë, jusqu'à ce que l'effet désiré soit obtenu.

Dans certaines maladies chroniques, cependant, dont le traitement doit être prolongé, on doit fixer approximativement la dose journalière; c'est ce que nous ferons à propos de chacune des substances étudiées.

En ce qui concerne l'aconitine, et pour fixer les idées, lorsque, dans une maladie aiguë, chez le cheval, la température dépasse 41 degrés, nous donnons 2 granules au demi-centigr. toutes les 1/2 heures et parfois tous les 1/4 d'heure, jour et nuit; entre 40 et 41 degrés, ces deux granules sont administrés toutes les heures, également jour et nuit, puis, jusqu'à dix heures du soir, seulement, quand la chaleur morbide oscille entre 39 et 40°; au-dessous de 39°, nous cessons l'administration de l'aconitine. Il va sans dire qu'au moindre retour offensif de la fièvre, on recourt de nouveau à ce précieux défervescent, dont l'emploi et la dose, comme on le voit, sont réglés par le thermomètre.

ARSÉNIATE DE FER

(Granulé au centigramme pour la médecine du cheval)

Sel obtenu par la double décomposition d'un arséniate alcalin et du protosulfate de fer: blanc, mais se colorant rapidement à l'air en devenant vert sale.

EFFETS PHYSIOLOGIQUES. — Cette substance produit une excitation légère de la muqueuse gastro-intestinale, se traduisant par une augmentation de l'appétit.

INDICATIONS THÉRAPEUTIQUES. — Jouissant de la double propriété de l'arsenic et des ferrugineux c'est le reconstituant par excellence du sang et, par conséquent, de la fibre musculaire.

Il est indiqué dans tous les cas où l'économie est affaiblie pour une cause quelconque, comme, par exemple, dans l'anémie essentielle ou consécutive à une affection interne ou chirurgicale; dans le cas de diathèse herpétique ou de désordres fonctionnels amenant une anémie de nature spéciale, etc.

Dans ces divers cas, on l'associe très avantageusement à l'arséniate de strychnine et à la quassine, puissants stimulants de la vitalité et des fonctions digestives. (Lefèvre.)

Enfin, M. Lefèvre conseille l'emploi de l'arséniate de fer dans les affections par altération du sang : hydrohémie, anasarque, etc., etc.

POSOLOGIE. — L'arséniate de fer, qui est surtout le médicament des maladies à évolution lente et des longues convalescences, doit être administré, avec persistance, à la dose de 20 à 30 granules, au centigramme, dans la journée, chez le cheval.

Cette dose est approximative et peut être augmentée ou diminuée suivant les circonstances ; nous n'avons ici d'autre prétention, pour ce médicament comme pour les autres, que d'indiquer de simples points de repère.

ATROPINE (SULFATE D')

(Granulé au milligramme pour la médecine du cheval)

L'*atropine*, principe actif de la belladone, est un corps solide, en cristaux blancs et prismatiques, sans odeur, d'une saveur amère et nauséeuse, peu soluble dans l'eau, soluble dans l'alcool et dans l'éther; elle forme, avec les acides, des sels cristallisables et solubles dans l'eau, dont le plus employé en médecine est le sulfate.

Effets physiologiques. — Chacun connaît l'action mydriatique de l'atropine, si souvent utilisée dans les affections du globe oculaire. Absorbée, l'atropine tarit ou diminue les sécrétions salivaire, gastrique et intestinale, en paralysant les extrémités intraglandulaires des nerfs sécréteurs.

A faible dose, elle produit d'abord un ralentissement, puis une forte accélération des battements du cœur, lesquels deviennent moins énergiques, en même temps que le pouls devient petit et faible.

Sous son influence, les muqueuses se congestionnent, la respiration s'accélère, les mouvements péristaltiques gastro-intestinaux s'arrêtent, les sphincters se dilatent plus facilement.

Des doses faibles amènent de l'excitation et une augmentation de la sensibilité générale; des doses fortes produisent de l'agitation d'abord, puis de la somnolence; chez les herbivores, on remarque des hallucinations; les chevaux poussent au mur, comme atteints de vertige et paraissent, au réveil, frappés d'immobilité. A faible dose, la température rectale s'élève considérablement, tandis que des doses fortes produisent d'abord une élévation, puis une diminution pouvant aller jusqu'à 3 degrés.

L'atropine s'élimine par les reins. Ses antidotes sont les vomitifs, le café, les excitants et, mieux, suivant M. Kauffmann, la pilocarpine et l'ésérine, dont les effets sont exactement inverses. Du reste, administrée dosimétriquement, l'atropine ne produit jamais d'empoisonnement, non plus que la sécheresse de la gorge et ce sentiment de constriction pénible particulier à la belladone.

INDICATIONS THÉRAPEUTIQUES. — Le sulfate d'atropine est très utile dans le traitement de la fluxion périodique, pour dilater la pupille *ad maximum* et éviter les synéchies postérieures (Dr Rolland). Des instillations de sulfate d'atropine permettent de reconnaître si un sujet dont l'œil paraît sain a subi précédemment une ou plusieurs atteintes de cette maladie (épreuve de la pupille du Dr Rolland).

Ces instillations sont indiquées pour atténuer la douleur, dans le cas d'excès de tension intraoculaire et pour diminuer les hypersécrétions, excepté dans le cas où il existe une ulcération de la cornée.

A l'intérieur, le sulfate d'atropine est employé contre les diarrhées opiniâtres qui compliquent parfois certaines maladies infectieuses, comme la pneumonie, la fièvre typhoïde, etc.

Il donne de bons résultats dans les coliques intenses dues à des contractions spasmodiques de l'intestin ou de la vessie; il est alors employé seul ou concurremment avec le chlorhydrate de morphine.

Il est utilisé avec avantage dans le cas de toux très douloureuse et, dans les bronchites, pour tarir les hypersécrétions. Son élimination par les urines le rend précieux dans les néphrites (Trasbot).

POSOLOGIE. — La pommade au sulfate d'atropine du docteur Rolland est composée de :

Vaseline Lancelot.......... 10 grammes
Sulfate d'atropine.......... 10 centigrammes

On l'emploie en instillations, au moyen d'un pinceau introduit sous les paupières et imprégné de cette pommade.

On peut employer également la solution aqueuse à 1 ou 2 pour 100 (deux à quatre gouttes dans la journée).

Dans la diarrhée opiniâtre, nous administrons cinq granules toutes les heures, jusqu'à effet.

Dans les coliques spasmodiques, on donne deux à quatre granules toutes les demi-heures, tous les quarts d'heure ou même à intervalles plus rapprochés, également jusqu'à effet.

Lorsqu'il est associé à l'hyosciamine ou au chlorhydrate de morphine, les doses sont réduites de moitié.

Dans la toux douloureuse, la bronchite, la néphrite, la dose est de 25 à 30 granules dans la journée.

Les doses précédentes conviennent au cheval.

CAFÉINE (et CAFÉ)

(Granulée au milligramme)

Principe actif du café et du thé, la *caféine* est en cristaux blancs, inodore, d'une saveur amère, peu soluble dans l'eau froide, très soluble dans l'eau chaude et l'alcool.

EFFETS PHYSIOLOGIQUES. — A doses modérées, elle augmente sensiblement l'activité cérébrale et la tension vasculaire; à plus fortes doses, elle produit l'exagération de la sensibilité, qui peut aller jusqu'à la convulsion tétanique; surexcite l'activité vitale et augmente les sécrétions, etc.; c'est un tonique général, un tonique spécial du cœur et un diurétique.

INDICATIONS THÉRAPEUTIQUES. — Jusqu'à présent, chez le cheval, nous employons le café, dont les propriétés sont analogues à celles de la caféine; cependant, d'après M. Kaufmann, l'alcaloïde agirait plus efficacement que le café dans certaines maladies du cœur accompagnées d'épanchement.

Le café et son alcaloïde sont indiqués:

Dans toutes les maladies qui amènent la dépression des forces, un état comateux, un affaiblissement des fonctions cardiaques.

Nous associons souvent le café avec la digitaline et l'alcool à petites doses comme cardiosthénique, excitant cérébral et anti-hydropique, dans la pneumonie infectieuse du cheval, la fièvre typhoïde.

Le café et la caféine sont précieux dans l'anémie et l'hydrohémie, les affections catarrhales des voies respiratoires, les indigestions.

Ce sont les antidotes des narcotiques et des alcooliques.

Posologie. — L'infusion de café torréfié, dont les effets sont dus à l'action de la caféine et d'une essence qui se forme au moment de la torréfaction, est administrée au cheval à la dose de 2 à 4 litres, préparés avec 100 à 200 grammes de poudre de café,

CAMPHRE MONOBROMÉ

Obtenu par l'action réciproque du camphre et du brome, à une température de 100 degrés, dans des tubes scellés, ce corps est solide, en cristaux transparents, dégageant une odeur de camphre, presque insoluble dans l'eau, soluble dans l'alcool et dans l'éther; il contient un tiers de brome.

EFFETS PHYSIOLOGIQUES. — Malgré les opinions contradictoires sur les effets de cette substance, il est généralement reconnu qu'elle modifie l'état des centres nerveux, surtout lorsque les réflexes produisent des manifestations morbides exagérées, et possède, par ce fait, une action sédative très marquée, caractérisée par un abaissement de la température, une diminution des battements du cœur, de l'hypnotisme, etc. (Bourneville); elle exerce, en outre, une action élective sur les organes génitaux, dont elle est également un sédatif puissant; à fortes doses, elle provoquerait des accès convulsifs analogues à ceux produits par la strychnine (Trasbot).

INDICATIONS THÉRAPEUTIQUES. — Le camphre monobromé est indiqué dans toutes les affections des organes génito-urinaires d'origine fonctionnelle, organique ou médicamenteuse: satyriasis, nymphomanie, chaleurs persistantes, irritation ou inflammation par la cantharidine ou l'essence de térébenthine, etc.; il est conseillé également dans la plupart des névroses (chorée, épilepsie, tétanos, hoquet diaphragmatique) (Lefèvre).

On l'associe aux granules défervescents, lorsque la fièvre est accompagnée de symptômes nerveux.

Posologie. — Dans les maladies aiguës, on administre, au cheval, 4 ou 5 granules à la fois, à intervalles plus ou moins rapprochés (de une demi-heure à deux heures), jusqu'à effet.

Dans les maladies chroniques, la dose journalière pourra être de 40 à 50 granules.

Le bromure de camphre peut être employé seul ou associé à d'autres médicaments, suivant les maladies : à l'hyosciamine, par exemple, toutes les fois qu'il y a spasme ; à l'aconitine et autres défervescents (vératrine, digitaline), lorsqu'il existe de la fièvre ; à la strychnine, quand il s'agit de combattre en même temps l'atonie générale ou la paralysie des vaso-moteurs ; au valérianate de zinc, dans la chorée ; à l'arséniate de fer, lorsqu'il y a affaiblissement, anémie ; à l'atropine, dans l'épilepsie, etc.

DIGITALINE

(Granulée au demi-centigramme pour la médecine du cheval)

Il ne sera question ici que de la *digitaline amorphe*, la seule employée pour la préparation des granules dosimétriques.

La digitaline, employée en dosimétrie, est constituée par l'ensemble des glucosides contenus dans la semence de digitale. Elle est soluble dans l'eau en toutes proportions.

Les granules dosimétriques sont solubles dans l'eau froide et surtout dans l'eau à 50° ou l'eau bouillante.

Effets physiologiques. — A doses faibles, ralentissement des battements du cœur, puis retour insensible à l'état normal.

A doses moyennes, ralentissement d'abord, puis accélération et retour à l'état normal.

A fortes doses, ralentissement passager, puis accélération de longue durée et retour très lent à l'état physiologique.

A doses très fortes, accélération immédiate, intense, puis ralentissement, arrhythmie et mort.

La digitaline augmente l'énergie du cœur, en même temps qu'elle modifie le nombre de ses battements. M. Kaufmann a toujours constaté que, pendant son action, il y a toujours une augmentation de pression intra-cardiaque systolique. C'est donc un puissant tonique du cœur, produisant, en outre, de fréquentes modifications dans le rythme des battements, consistant en intermittences assez régulièrement espacées, intermittences que nous avons fréquemment remarquées nous-même chez les chevaux sains ou malades, et qui, soit dit en passant, n'offrent jamais de danger avec la méthode dosimétrique, car elles disparaissent presque immédiatement lorsque l'administration des granules est suspendue, ou même simplement diminuée ou plus espacée.

La digitaline augmente la tension artérielle et modifie le pouls, comme le cœur; le pouls présente également des intermittences et de l'arrhythmie dans les mêmes circonstances.

Les modifications importantes produites dans la circulation sont dues à l'action de cet alcaloïde sur le système modérateur cardiaque: « l'augmentation de la tension artérielle est due au rétrécissement des petits vaisseaux, qui opposent un obstacle à l'écoulement du sang à la périphérie; la constriction vasculaire périphérique est due à l'excitation centrale et périphérique des vaso-moteurs » (Kaufmann).

A faible dose, la digitaline ralentit les mouvements respiratoires; elle les accélère à forte dose.

Elle produit, à faible dose, un abaissement marqué de la température.

Elle n'est pas diurétique sur les animaux sains, mais, dans certains cas, comme les hydropisies, par exemple, elle provoque la diurèse en augmentant la pression sanguine.

INDICATIONS THÉRAPEUTIQUES. — Nous avons employé fréquemment la digitaline avec succès, dans le cas de troubles fonctionnels du cœur (intermittences, fréquence ou irrégularité des mouvements, palpitations, etc.) semblant indépendants de toute lésion organique.

Elle est également indiquée comme tonique vasculo-cardiaque « dans les maladies du cœur où, avec une lésion valvulaire nettement caractérisée, il y a irrégularité fréquente et tumulte des contractions cardiaques ou palpitations désordonnées » (Kaufmann); le savant professeur ajoute que, dans ces affections, il faut commencer par de petites doses, et se guider, pour l'administration de cet alcaloïde, sur l'état du pouls, son degré de résistance, sa régularité ou son intermittence, l'appétit, les forces du malade, etc.; rien n'est plus sage que ces recommandations, si faciles à exécuter avec les granules dosimétriques, employés avec méthode et discernement.

La digitaline, comme puissant antifébrile, fait partie des granules défervescents, dont il est fait un usage fréquent dans toutes les maladies caractérisées par une élévation de la température et une accélération du pouls et de la respiration.

Elle est indiquée comme diurétique : dans l'anasarque, l'hydrothorax, l'hydropéricarde, l'ascite, surtout quand ces affections dépendent d'une lésion cardiaque. Son action vaso-constrictive permet de l'utiliser avec succès dans la métrorrhagie et les hémoptysies, et, dans l'épilepsie, comme modificateur de la circulation des centres.

ERGOTINE

L'*ergotine*, est un extrait d'ergot de seigle préparé d'une façon spéciale, d'un rouge brun, soluble dans l'eau et d'une odeur rappelant celle de la calabre.

EFFETS PHYSIOLOGIQUES ET INDICATIONS THÉRAPEUTIQUES. — L'ergotine produit la sédation des centres circulatoires et une excitation très prononcée des centres nerveux ; son action a été très bien résumée par notre distingué confrère, M. Lefèvre, que nous citons textuellement :

« 1° Elle provoque les contractions des membranes musculeuses de la matrice.

« 2° Elle hâte le travail des parturitions laborieuses sans obstacles matériels.

« 3° Elle favorise le détachement du placenta chez les solipèdes et des cotylédons placentaires des ruminants, dont l'engrènement avec ceux de l'utérus est si intime, ainsi que l'expulsion des débris qui suivent, tels que caillots sanguins, lochies, etc.

« 4° Elle arrête, par son action sur le système circulatoire et par son action constrictive sur les radicelles artérioso-veineuses, les hémorrhagies redoutables après le part.

« 5° Elle hâte le travail de l'évolution utérine, c'est-à-dire le retrait de l'utérus sur lui-même.

« 6° Enfin, elle provoque l'avortement prématuré et laborieux et celui qui est nécessaire dans quelques cas particuliers ». *Petit Guide pratique de médecine vétérinaire dosimétrique*.

Le Berre a employé avec succès, en injections hypodermiques, l'ergotine Bonjean, à la dose de 2 à 4 grammes, dans le cas de congestion intestinale avec hémorrhagie commençante.

M. Gsell conseille les injections hypodermiques d'ergotine dans les cas de non-délivrance et, dans la métrorrhagie, il a obtenu des succès avec l'injection d'ergotine dyalisée associée à la strychnine.

Posologie. — M. Lefèvre prescrit la dose de 20 granules au centigramme, trois fois par jour, dans une infusion excitante chaude, mais il trouve parfois cette dose insuffisante et, dans le cas de non-délivrance tenace, il administre jusqu'à 40 granules en une seule fois, et cela également trois fois par jour; aussi demande-t-il avec raison l'augmentation du dosage des granules d'ergotine, qui devrait être porté à 5 centigrammes pour le cheval.

ÉSÉRINE (SULFATE D')

(Granulé au milligramme pour la médecine du cheval)

L'*ésérine*, ou *physostigmine*, est l'alcaloïde de la fève de Calabar ; elle se présente sous forme de cristaux en lamelles, très solubles dans l'alcool, l'éther et le chloroforme, peu solubles dans l'eau ordinaire, très solubles dans l'eau acidulée. Cet alcaloïde forme, avec les acides, des sels solubles dans l'eau, dont l'un des plus employés est le sulfate. Les solutions aqueuses s'altèrent assez rapidement et se colorent en rouge foncé.

EFFETS PHYSIOLOGIQUES. — Le sulfate d'ésérine produit un effet myotique très accusé, que l'on a essayé d'utiliser, concurremment avec le sulfate d'atropine, pour produire alternativement la contraction et la dilatation de la pupille et prévenir les adhérences (synéchies) de l'iris et du cristallin, dans le cas de fluxion périodique. (Bernard et Hocquart).

Il active les sécrétions salivaire, intestinale, cutanée et bronchique, augmente la sensibilité et l'excitabilité et produit, quand la dose est forte, des tremblements musculaires et des convulsions cloniques.

Sous son influence, les muscles de la vie organique, et principalement ceux de l'intestin, de la vessie et de la matrice, se contractent énergiquement, ainsi que le prouve, pour le gros intestin, l'expulsion fréquente des matières excrémentitielles après son administration.

A doses faibles, l'ésérine influence peu la respiration et la circulation et diminue légèrement la tension artérielle ; à doses plus fortes, la respiration s'accélère d'abord, puis se ralentit et devient plus difficile et plus bruyante; le cœur se contracte plus énergiquement en même temps que ses mouvements deviennent plus rares et, enfin, la tension artérielle est augmentée par suite de la constriction des petits vaisseaux, due à l'excitation du centre vaso-moteur et de la forte contraction intestinale.

INDICATIONS THÉRAPEUTIQUES. — Nous employons le sulfate d'ésérine, comme myotique, dans tous les cas où le resserrement de la pupille est indiqué dans le traitement des maladies des yeux; il convient, dit M. Kaufmann, dans toutes les inflammations du globe et surtout de la cornée.

A l'intérieur, il est surtout utilisé :

1° Comme excitant des contractions intestinales, dans les coliques produites par des pelotes stercorales ou un embarras intestinal, suite de constipation provenant elle-même d'atonie ou de parésie de l'intestin; dans ce cas, on l'associe souvent à la pilocarpine (nitrate); à la morphine (chlorhydrate) et à la strychnine (sulfate ou arséniate).

2° Comme anémiant, dans les coliques dues à la congestion intestinale produite surtout par l'ingestion d'eau trop froide.

3° Comme hypersécrétoire, dans les constipations qui suivent la diarrhée ou qui accompagnent souvent les maladies aiguës.

4° Comme excitant des contractions de la matrice, dans le cas de non-délivrance.

POSOLOGIE. — Comme myotique, on peut se servir de solutions aqueuses à 2 ou 3 0/0 (deux à quatre gouttes en instillations), mais les granules dosimétriques peuvent servir à préparer extemporanément ces solutions; il suffit de faire dissoudre deux granules au milligramme dans une quantité d'eau suffisante pour une instillation.

Dans la congestion intestinale, l'atonie, les pelotes stercorales, la constipation, on donne, chez le cheval, de 2 à 4 granules tous les quarts d'heure, toutes les demi-heures ou toutes les heures, suivant l'intensité de l'affection, seuls ou concurremment avec la pilocarpine, la morphine, l'hyosciamine, la strychnine ou l'atropine.

Quand on ne cherche pas à produire un effet immédiat, la dose est, pour le cheval, de 20 à 40 granules dans les 24 heures.

En injections hypodermiques, la dose, d'après M. Kaufmann, est de 0 g. 05 à 0 g. 10.

HYOSCIAMINE

(Granulée au milligramme pour la médecine du cheval)

C'est l'alcaloïde de la jusquiame *(hyosciamus niger)*, découvert par Geiger et Hesse en 1838; il est solide, incolore, sans odeur; il cristallise en aiguilles transparentes, à éclats soyeux, groupées en étoiles; peu soluble dans l'eau, très soluble dans l'alcool, il neutralise les acides et forme des sels.

Effets physiologiques. — Narcotique et antispasmodique puissant, les effets de cet alcaloïde ont beaucoup d'analogie avec ceux de l'atropine (voyez sulfate d'atropine); il a, sur la morphine, l'avantage de ne pas plonger les malades dans l'assoupissement. A dose thérapeutique, il diminue la pression sanguine et le nombre des pulsations, dilate la pupille, produit de légers tremblements musculaires et facilite les évacuations excrémentitielles; à forte dose, il accélère le pouls, mais sans produire ni intermittences, ni arrêt du cœur, ni convulsions (Cagny). Il s'élimine par les reins.

Indications thérapeutiques. — Les principales affections justiciables de l'hyosciamine sont les suivantes :

Coliques violentes dues à diverses causes (indigestions, congestions, pelotes stercorales), unie à l'ésérine, à la strychnine ou aux deux à la fois; dans le cas d'obstruction intestinale, on y ajoute la pilocarpine (nitrate); elle agit, dans ce dernier cas, en détruisant le spasme intestinal par le relâchement des fibres annulaires, tandis que la strychnine combat la paralysie des fibres longitudinales, et que la pilocarpine, avec les purgatifs salins, augmente ou rétablit les sécrétions.

Parturitions laborieuses, avortements naturels ou provoqués, unie à la strychnine; non délivrance, associée à l'ergotine et à la strychnine; cystite, néphrite, dysurie, avec le chlorhydrate de morphine; toux douloureuse accompagnant diverses affections (gourme, bronchite); tétanos, chorée, épilepsie, pour modérer l'excitation cérébrale. En un mot, l'hyosciamine est indiquée toutes les fois que, dans une maladie quelconque, il y a douleur spasmodique.

Posologie. — D'une manière générale, on peut dire que l'hyosciamine doit être donnée à doses très rapprochées, jusqu'à effet, lorsqu'il s'agit de combattre rapidement le symptôme douleur, comme dans les coliques violentes, le spasme vésical, la hernie inguinale, etc.; on l'administre, alors, toutes les 5, 10, 15 minutes (2 à 5 granules à la fois), seule ou associée aux autres alcaloïdes indiqués plus haut.

Si l'affection à combattre n'exige pas un traitement aussi urgent, on pourra donner de 25 à 50 granules dans les 24 heures, toujours par 2 à 5 à la fois.

Il faut se rappeler, pour ce médicament comme pour d'autres, que la tolérance est souvent augmentée singulièrement par l'état de maladie; avec les données précédentes, il sera facile au praticien de régler, sans danger, l'administration de l'hyosciamine, chez le cheval, suivant la nature des maladies et les symptômes observés.

L'état de la pupille (mydriase) sera, du reste, pour lui, un guide précieux.

HYPAGOL

(Purgatif rafraichissant et antiparasitaire)

Ayant été à même, depuis plusieurs années, d'expérimenter maintes fois, et dans des circonstances diverses, le produit auquel M. Charles Chanteaud a donné le nom d'hypagol, nous allons résumer ici l'ensemble des résultats obtenus par son emploi méthodique, ainsi que les nombreuses affections pour lesquelles cette préparation est formellement indiquée, ou, tout au moins, d'une utilité incontestable.

Des purgatifs salins, en général. — Et d'abord, il n'est pas besoin d'insister longuement pour faire ressortir les avantages des purgatifs salins, notamment des sulfates de soude et de magnésie, employés si fréquemment par tous les vétérinaires, soit comme condiments ou moyens hygiéniques, soit comme moyens préventifs ou curatifs des maladies. Chacun sait que les sels de soude et de magnésie déterminent la purgation en augmentant les mouvements péristaltiques de l'intestin, en déterminant un afflux de liquide vers la cavité intestinale, sous l'influence des phénomènes d'osmose qui se produisent, à travers les vaisseaux, entre le sang et la solution médicamenteuse, et, enfin, par suite de la lenteur d'absorption de cette dernière.

On sait, en outre, que les purgatifs salins (sulfates de soude et de magnésie, phosphate de soude, etc...), suivant les doses auxquelles ils sont administrés, produisent, ou une action simplement excitante et tonique sur la muqueuse digestive, dont ils activent légèrement les sécrétions, ou un ramollissement des fèces et une plus grande fréquence des évacuations (doses

moyennes), ou bien, enfin, des évacuations abondantes, liquides, une véritable purgation, sans coliques et perte d'appétit,
mais avec de nombreux borborygmes.

Ces sels, lentement absorbés, rendent le sang plus fluide,
diminuent le nombre des pulsations cardiaques et abaissent la
température.

D'après certains auteurs, les sulfates de soude et de magnésie
n'auraient que peu ou pas d'effet sur la sécrétion urinaire, malgré leur élimination par le rein, mais la clinique démontre
journellement les effets diurétiques incontestables de ces préparations, même à doses moyennes; nous les avons observés
maintes fois.

Enfin, on a signalé certaines différences sensibles entre les
sulfates de soude et de magnésie; avec le premier, on cons-
taterait une notable augmentation de la sécrétion biliaire; le
second n'augmenterait pas la sécrétion de la bile. Le sulfate de
soude constituerait un très bon purgatif pour les chevaux; le sulfate de magnésie conviendrait moins et serait, au contraire, très
bien approprié aux ruminants; ce dernier occasionnerait fréquemment des coliques, par suite de sa décomposition partielle
dans l'intestin : « il subit dans ce canal », dit M. Kaufmann, « une
décomposition partielle, parce qu'il rencontre des sels de potasse
et de soude qui, par affinité, lui enlèvent une partie de l'acide
sulfurique, de sorte qu'une certaine quantité de magnésie est
mise en liberté, s'arrête dans les plis intestinaux et irrite la
muqueuse. C'est à cette cause qu'il faut attribuer les coliques
qu'on observe chez le cheval. » (*Précis de thérapeutique vétérinaire.*)

(Il est bien entendu qu'il s'agit ici des sels tels que les livre
le commerce, c'est-à-dire dans un état de pureté laissant plus ou
moins à désirer.)

Les propriétés des sulfates de soude et de magnésie, propriétés
dont les principales viennent d'être rappelées brièvement, laissent
entrevoir tout le parti que le praticien peut tirer et tire en effet
de l'emploi de ces précieux agents, comme simples condiments,
comme apéritifs, comme digestifs, comme antithermiques, rafraîchissants, laxatifs ou franchement purgatifs. Malheureusement,
ces produits, tels qu'ils sont employés par la majorité des vétéri-

naires, présentent un certain nombre d'inconvénients, dont les principaux consistent surtout dans le plus ou moins de difficulté de leur administration, dans leur défaut de pureté et, par suite, dans l'effet plus ou moins irritant venant contrarier l'action thérapeutique.

Il n'est pas rare, en effet, de voir les animaux, sains ou malades, refuser obstinément d'absorber les sulfates de soude ou de magnésie, soit dans les boissons, soit même avec les aliments pour lesquels ils marquent habituellement de la préférence, comme la farine d'orge, etc... Ce dégoût est dû à la saveur salée toute particulière du premier de ces sels et à l'amertume du second, saveur et amertume produites par les chlorures, iodures, etc., unis au sel principal et occasionnant une irritation plus ou moins intense du canal intestinal, se traduisant par des coliques, le plus souvent légères, à la vérité, mais parfois, cependant d'une intensité qui peut n'être pas négligeable, quand les médicaments sont administrés au cours de maladies graves. En ce qui concerne le sulfate de magnésie, nous sommes convaincu que les douleurs abdominales qu'il cause parfois sont dues à la présence des sels irritants qu'il renferme et non à sa décomposition partielle comme l'admettent certains auteurs.

Il y avait donc un intérêt considérable à trouver une substance présentant tous les avantages des purgatifs salins du commerce sans en avoir les inconvénients ; or ce desideratum est réalisé par l'*hypagol*, préparation médicamenteuse d'une supériorité incontestable.

COMPOSITION DE L'HYPAGOL. — L'hypagol, produit *aussi peu secret que possible*, n'est autre chose que du sulfate de magnésie du commerce, auquel on a enlevé son excès d'eau ; que l'on a débarrassé des résidus qui le rendent amer et irritant ; que l'on a granulé et enrobé d'une couche de sucre masquant son amertume et le soustrayant à l'action de l'eau et de l'humidité ; enfin, que l'on a additionné de une partie pour mille d'acide salicylique, qui le rend antiparasitaire et lui donne des propriétés désinfectantes.

EFFETS DE L'HYPAGOL SUR L'ORGANISME. — Cette préparation,

très soluble et d'une conservation parfaite, exerce, sur l'organisme une action multiple, variable suivant les doses administrées, ainsi que nous avons déjà eu l'occasion de le dire ailleurs : action stimulante légère sur les sécrétions du tube digestif, légèrement tonique, et, partant, apéritive et digestive ; action rafraîchissante locale et générale, par conséquent antithermique ; action purgative et évacuatrice, éliminant du canal intestinal les produits de fermentation, et préparant sa muqueuse à l'absorption plus rapide des médicaments ; action antiseptique, par suite de la présence de l'acide salicylique ; enfin, quoiqu'en disent certains auteurs, action légèrement *diurétique* et *cholagogue*.

Comme tous les vétérinaires qui ont employé l'hypagol, nous insistons sur ce fait que ce produit, inodore et d'une saveur à peine sensible, est accepté par les animaux avec la plus grande facilité, soit dans les boissons, soit dans les aliments, soit dans les breuvages médicamenteux.

Le cheval, dont le goût est si délicat, le prend, le plus souvent, avec l'avoine, le son, les mashs, les fourrages hachés et surtout le barbotage.

Doses. — Pour le cheval, la dose rafraîchissante est de deux à cinq cuillerées à bouche, selon la taille, administrées le matin, à jeun (le poids d'une cuillerée à bouche est de 15 grammes).

La dose purgative est de dix cuillerées à bouche, ou 150 grammes, le matin, et 150 grammes à midi, que l'on renouvellera, s'il est nécessaire, jusqu'à effet obtenu. Si la purgation est lente, on ajoutera 5 à 6 granules d'hyoscianine (au milligramme).

Outre les doses hygiénique, rafraîchissante et purgative, il en est une que nous appellerons laxative, intermédiaire entre les doses rafraîchissante et purgative, et qui a pour effet un simple ramollissement des matières, confinant parfois à la purgation, sans la produire.

Il n'est pas besoin d'ajouter que ces indications, en somme, ne sont que des points de repère pour le praticien, qui reste seul juge de la quantité de médicament à employer suivant les circonstances.

Nous ajouterons que, chez tous les animaux, la dose que nous appellerons hygiénique, c'est-à-dire employée comme simple condiment, dose *condimentaire* (si l'on veut bien excuser ce néologisme) qui doit être longuement prolongée pour obtenir un effet appréciable, est d'environ la moitié de la dose rafraîchissante.

INDICATIONS THÉRAPEUTIQUES. — Nous arrivons maintenant à la partie la plus importante de cette étude, c'est-à-dire aux nombreuses indications de l'hypagol.

Cet agent précieux, en raison de ses propriétés légèrement toniques et sécrétoires sur la muqueuse digestive, peut être très avantageusement utilisé dans la diététique des animaux en bonne santé, à dose hygiénique (la moitié à peu près de la dose rafraîchissante); il conserve, rétablit ou augmente l'appétit, rend la digestion plus parfaite et contribue à maintenir l'équilibre fonctionnel.

Il est particulièrement indiqué, dans ce cas, chez les sujets qui, sans manifester aucun symptôme de maladie, manquent habituellement d'état et présentent un appétit un peu irrégulier; on peut alors le donner, une fois sur deux, à dose rafraîchissante, jusqu'à léger ramollissement des fèces.

Chez les chevaux fatigués, à différents degrés, par suite de surmenage, ou atteints de véritables *courbatures*, avec inappétence, constipation, raideur musculaire, conjonctive injectée ou jaunâtre, élévation plus ou moins marquée de la température, etc., l'hypagol est véritablement d'une efficacité et d'une commodité sans égales. Nous l'employons ou nous le conseillons très fréquemment dans ce cas, et toujours avec un prompt succès. Suivant le degré de fatigue ou de surmenage, la quantité du médicament à administrer varie depuis la dose rafraîchissante jusqu'à la dose purgative, inclusivement.

Dans le cas de myosite, l'hypagol forme la base du traitement, conjointement avec l'azotate de potasse et les massages.

Il est indiqué formellement dans la congestion de la moelle épinière, comme dérivatif et éliminatoire.

Son usage est fréquent dans beaucoup d'affections du tube digestif; son emploi journalier est efficace chez les animaux dyspeptiques ou sujets à la diarrhée chronique; nous l'avons

utilisé avec avantage chez les chevaux « vidards » (dose rafraîchissante).

Dans les coliques dues à une surcharge alimentaire, et surtout
dans les indigestions intestinales, l'hypagol est absolument indiqué, lorsque le diagnostic n'offre plus aucun doute. Il peut même
être administré sans inconvénient avant l'établissement définitif
de ce dernier, à la condition d'être mélangé au miel, de manière
à éviter toute introduction de liquide dans l'estomac, pour
le cas où il existerait une indigestion stomacale. Dans la surcharge alimentaire, on emploie l'hypagol à doses rafraîchissantes répétées ou, d'emblée, à doses purgatives.

Dans le simple embarras intestinal, avec constipation et douleurs abdominales sourdes, la dose rafraîchissante journalière
suffit le plus généralement.

Dans la plupart des maladies aiguës du cheval, infectieuses ou
non, et notamment dans la gourme, la pneumonie, la fièvre
typhoïde, la bronchite, etc., l'hypagol est un adjuvant des plus
précieux de la médication. Il agit, dans ce cas, d'une façon multiple, en combattant la constipation, habituelle dans les maladies
fébriles ; en relevant l'appétit et en abaissant, jusqu'à un certain
point, la température. Cette action antithermique, ajoutée à celle,
beaucoup plus puissante, des alcaloïdes défervescents, n'est pas
à dédaigner. Cette préparation est surtout indiquée quand les
excréments sont petits, durs, recouverts de mucus ou de véritables fausses membranes.

Ainsi qu'il est dit plus haut, l'hypagol, outre son action particulière, a pour effet de préparer admirablement l'appareil digestif
à l'absorption des autres médicaments, absorption trop souvent
diminuée, parfois presque abolie, dans les maladies fébriles, par
la sécheresse de la muqueuse, consécutive à l'arrêt des sécrétions.

Il constitue, pour ainsi dire, l'avant-garde de la médication.

Les doses varient évidemment, avec la gravité, la forme, la
période de la maladie, selon que l'on a intérêt à obtenir un effet
rafraîchissant, laxatif ou une véritable évacuation.

Avec un certain nombre de nos confrères, nous croyons que
l'usage journalier de l'hypagol (dose rafraîchissante), en raison
de ses propriétés à la fois évacuatrices ou éliminatoires et anti-

septiques, serait de nature à prévenir, dans un grand nombre de cas, les maladies d'acclimatement.

Résumé. — En résumé, l'hypagol est une préparation pharmaceutique dont la base n'est autre chose que le sulfate de magnésie, si apprécié dans les deux médecines, et que l'on a déshydraté, purifié, enrobé de sucre et additionné légèrement d'un puissant antiseptique ; ce médicament, que les animaux acceptent tous avec la plus grande facilité, souvent même avec plaisir, permet d'obtenir un effet hygiénique, rafraichissant, laxatif ou purgatif, suivant les doses administrées, et, en même temps, antiparasitaire.

Pour notre compte, nous l'avons employé souvent, et toujours avec succès, et nous n'avons qu'un reproche à lui adresser (*in cauda venenum*), c'est que son usage, longtemps prolongé, dans les affections chroniques du tube digestif, par exemple, est susceptible d'occasionner, malgré la modicité de son prix et son efficacité à doses relativement faibles, une dépense un peu plus considérable qu'avec les sels ordinaires.

Lorsqu'il s'agit d'affections aiguës ou d'indispositions passagères, cet inconvénient est presque négligeable.

IODOFORME

(Granulé au centigramme pour la médecine du cheval)

Découvert par Sérullas en 1822 et obtenu en faisant agir l'iode sur un mélange d'alcool, de carbonate de potasse et d'eau ; ce produit contient plus des neuf dixièmes de son poids d'iode, lequel est mis en liberté dans l'estomac lorsque l'iodoforme est administré par cette voie.

Il est en cristaux hexagones, d'un jaune brillant, d'une odeur de safran, d'une saveur assez désagréable, à la fois âcre et douceâtre ; insoluble dans l'eau froide, soluble dans l'alcool, dans l'éther et surtout dans les huiles et les essences ; il se volatilise à l'air sous l'influence de la chaleur, sans laisser de résidu ; la forme granulaire empêche cette volatilisation et permet une longue conservation du médicament.

PROPRIÉTÉS PHYSIOLOGIQUES. — Ingérée sous forme de granules, l'iodoforme est facilement supporté par l'estomac ; quelques heures après son administration par cette voie, on peut constater sa présence dans les urines.

C'est un stimulant diffusible et calmant en même temps ; c'est, à proprement parler, un anesthésique.

L'absorption un peu prolongée de l'iodoforme rend le sang plus fluide et amène de l'amaigrissement ; à dose faible, c'est un sédatif cardiaque ; il produit une hypersécrétion de toutes les muqueuses, principalement de la muqueuse bronchique, qui est sa principale voie d'élimination ; il s'élimine, du reste, avec toutes les sécrétions.

INDICATIONS THÉRAPEUTIQUES. — Par ses propriétés anesthé-

siques, hypersécrétoires et antiseptiques, il est utilisé, avec succès,
dans toutes les inflammations aiguës des voies respiratoires ;
lorsque les sécrétions sont viciées, il les ramène à leur état physiologique par une action à la fois substitutive et antiseptique.

Il est indiqué, comme l'iode, contre tous les engorgements
glandulaires et, en général, dans toutes les maladies accompagnées de lymphatisme.

D'après notre distingué confrère, M. Lefèvre, il donne de
bons résultats dans l'emphysème pulmonaire.

Nous n'avons pas à insister ici sur les propriétés de l'iodoforme comme antiseptique et cicatrisant ; tout le monde connaît
l'usage qu'en fait actuellement la chirurgie.

Posologie. — Dans le traitement des affections aiguës, de
nature inflammatoire, l'iodoforme est donné, conjointement avec
les granules délervescents ou autres, à doses plus ou moins fortes
et à intervalles plus ou moins rapprochés, suivant le degré
d'acuité de la maladie et les symptômes observés. Pour fixer les
idées, lorsque, chez le cheval, par exemple, ce médicament est
employé comme variante, on peut l'administrer, à la dose de 2 à
5 granules au centigramme, avec chacune des autres prises médicamenteuses, que ces dernières soient données toutes les demi-
heures, toutes les heures, etc. — on le supprime lorsque l'effet que
l'on voulait obtenir est suffisant.

Lorsque l'iodoforme constitue par lui-même la base de la médication, les doses doivent être évidemment plus considérables.
Ainsi, dans les affections chroniques, dont le traitement doit être
de longue durée, on peut indiquer, approximativement, une dose
moyenne de 20 à 30 granules au centigramme dans la journée.

Les granules d'iodoforme sont avantageusement associés aux
granules de sulfure de calcium, au début des affections aiguës
des premières voies respiratoires, surtout lorsque ces maladies
présentent un caractère infectieux.

MORPHINE (CHLORHYDRATE DE)

(Granulé au demi-centigramme pour la médecine du cheval)

Ce produit, obtenu en traitant la morphine par l'acide chlorhydrique étendu d'eau, possède toutes les propriétés de l'alcaloïde pur, sur lequel il a l'avantage d'une solubilité beaucoup plus grande (il se dissout en effet dans 20 parties d'eau froide); il est en prismes blancs, soyeux, inodores et d'une saveur très amère.

Injectée dans le tissu conjonctif sous-cutané, sa solution provoque d'abord de la douleur, puis une diminution de la sensibilité; si l'injection a été faite sur le trajet d'un nerf sensitif, il se produit une sorte d'anesthésie locale.

Absorbé, le chlorhydrate de morphine amène la stupeur et un engourdissement des facultés intellectuelles, avec conservation de la sensibilité, qui est seulement émoussée; sous son influence, la respiration se ralentit et devient irrégulière; la température de la peau augmente sensiblement et il se manifeste une diaphorèse souvent abondante. Les doses faibles ralentissent le pouls en le rendant plus fort; les doses fortes le ralentissent d'abord, puis l'accélèrent.

Introduit par la voie buccale, il provoque d'abord la salivation, puis l'arrêt de la sécrétion salivaire, comme, du reste, celle de toutes les glandes qui déversent leurs produits dans le tube digestif; il diminue sensiblement les mouvements péristaltiques de l'intestin, trouble la digestion et produit parfois le vomissement; nous ferons remarquer qu'avec la méthode dosimétrique, jamais nous n'avons constaté ce dernier phénomène, pas plus que les effets toxiques ou le *morphinisme*.

Le chlorhydrate de morphine produit la *dysurie* ; il est *my-driatique*.

Il s'élimine principalement par la sueur et les urines.

INDICATIONS THÉRAPEUTIQUES. — Ce médicament, sédatif, antispasmodique et antisécrétoire, a été préconisé dans un grand nombre de maladies. Parmi ses applications multiples, nous ne signalerons que celles qui nous paraissent devoir être véritablement recommandées.

Dans la gourme, la bronchite, la pneumonie, etc., il est employé, seul ou uni à l'hyosciamine, contre la toux spasmodique et les douleurs musculaires ou articulaires qui souvent accompagnent ces maladies ; il est généralement associé, dans le traitement des affections de poitrine à l'état aigu, aux défervescents, à la strychnine, à l'hyosciamine. (Voyez hyosciamine, aconitine, vératrine, digitaline, strychnine.)

Dans les coliques, c'est le calmant par excellence de la douleur, symtôme qu'il faut d'abord combattre, quelle qu'en soit la cause, afin d'éviter des complications souvent mortelles : on l'associe, suivant les cas, à l'éserine (sulfate), à la pilocarpine (nitrate), à la strychnine (arséniate), parfois à l'atropine (sulfate). (Voyez ces mots.)

Les propriétés antisécrétoires du chlorhydrate de morphine le rendent précieux dans la diarrhée de tous les animaux et, en général, dans toutes les affections catarrhales.

Dans le cas de hernie inguinale, on l'emploie, avec la strychnine et l'hyosciamine, pour permettre la réduction, en amenant la dilatation du sphincter et la diminution de la douleur (Gsell et Renier).

Il a été préconisé, comme hypnotique, dans les maladies nerveuses convulsivantes, telles que le tétanos, l'inflammation du cerveau et de ses enveloppes.

On emploie également cet agent précieux en injections hypodermiques (0 gr. 25 à 1 gramme) un peu avant l'administration des autres anesthésiques, pour rendre leur action plus prompte et plus durable, ou même seul, lorsqu'il s'agit d'obtenir une anesthésie partielle avant une opération chirurgicale.

Enfin, également en injections hypodermiques, c'est un analgésique local contre les douleurs rhumatismales et un puissant antispasmodique dans les contractions cloniques du diaphragme.

En résumé, le chlorhydrate de morphine est un excellent médicament, à action prompte, qui peut être utilisé dans tous les cas où il y a douleur, spasme ou sécrétion exagérée.

Il est contre-indiqué dans la congestion des centres nerveux, les fièvres intenses et la constipation.

POSOLOGIE. — Comme calmant, dans les coliques du cheval, on l'emploie seul ou associé à d'autres alcaloïdes (voir plus haut) à la dose de 2 à 4 granules, à intervalles assez rapprochés (1/2 heure, 1/4 d'heure, 10, 5 minutes) jusqu'à suppression complète de la douleur.

Cependant, dans les coliques produites par un arrêt des matières alimentaires, suivie de parésie intestinale, il est urgent d'arrêter son administration lorsque cet effet est obtenu partiellement, pour employer, à l'exclusion de tous autres, sans perdre de temps, les stimulants des mouvements péristaltiques de l'intestin et des sécrétions intestinales (strychnine, ésérine, pilocarpine).

Associé aux granules défervescents, dans la toux spasmodique, les douleurs rhumatoïdes, on peut l'administrer, chez le cheval, à la dose de 30, 40, 50, jusqu'à 100 granules et plus, dans les 24 heures (par 5 à 10 granules toutes les demi-heures ou toutes les heures, suivant les circonstances).

Mêmes doses et même mode d'administration lorsqu'il s'agit d'affections n'exigeant pas, comme les coliques, un traitement dont la rapidité est une condition *sine qua non* du succès.

Dans les contractions cloniques du diaphragme, on les donne jusqu'à effet.

Les injections hypodermiques de chlorhydrate de morphine peuvent être utilisées dans toutes les maladies qui ont été indiquées plus haut; elles constituent une précieuse ressource lorsque les voies digestives sont devenues impuissantes pour l'absorption; on les emploie également, de préférence à la voie digestive lorsqu'il est urgent d'obtenir un effet extrêmement rapide, comme dans les coliques violentes, par exemple.

Il est moins facile, on le comprend, d'employer cette substance dosimétriquement, sous forme d'injections hypodermiques ;
cependant, rien n'empêche, lorsqu'on le juge à propos, de donner en plusieurs injections, faites à intervalles plus ou moins
rapprochés, la dose qui paraît nécessaire pour l'effet à produire.

D'après M. Kaufmann, les doses thérapeutiques de chlorhydrate de morphine, pour les injections hypodermiques, sont les
suivantes :

Cheval........................ 0 gr. 30 à 1 gr. 50

PILOCARPINE (NITRATE DE)

(Granulé au demi-centigramme pour la médecine du cheval)

La pilocarpine, extraite des feuilles du jaborandi (*Pilocarpus pinnatifolius*), Rutacées, par le Docteur Hardy, en 1875, est un alcaloïde de consistance visqueuse. Ses deux principaux sels, le nitrate et le chlorhydrate, sont cristallisables et fournissent des solutions qui peuvent se conserver longtemps sans altération.

Effets physiologiques. — La pilocarpine et ses sels produisent le rétrécissement de la pupille ; absorbée, elle augmente considérablement les sécrétions glandulaires et provoque d'énergiques contractions des muscles lisses.

De faibles doses activent seulement la sécrétion salivaire ; des doses plus fortes augmentent considérablement cette sécrétion, ainsi que celle des larmes, des mucus bronchique et intestinal, de la sueur et de la matière sébacée.

L'hypersécrétion intestinale, surtout, est considérable et la plus utilisée en thérapeutique vétérinaire.

L'augmentation de la sueur et de la matière sébacée est moins nette que chez l'homme, où la première, comme on le sait, est très abondante ; cependant elle existe réellement chez le cheval, où elle se manifeste par une légère moiteur, sans véritable sudation.

Lorsque la pilocarpine produit une hypersécrétion de la plupart des glandes, y compris la sécrétion biliaire, la sécrétion de l'urine est diminuée.

Cet alcaloïde provoque des contractions énergiques des muscles lisses de l'intestin, de l'estomac et de la vessie.

Sous son influence, le pouls s'accélère d'abord et devient plus ample, pour se ralentir ensuite, s'affaiblir jusqu'à devenir filiforme et se relever ensuite graduellement.

La température rectale s'élève, au début, pour s'abaisser vers la fin de l'action, de quelques dixièmes, jusqu'à 1°, 1° 1/2; la température cutanée s'élève notablement. De fortes doses amènent momentanément l'inappétence, l'abattement, la fatigue et une soif très vive.

INDICATIONS THÉRAPEUTIQUES. — Comme hypersécrétoire, la pilocarpine convient très bien dans le traitement des coliques ayant pour cause les indigestions stomacales ou intestinales, les pelotes stercorales, la constipation, etc.; elle agit également, dans ces différents cas, comme stimulant de la contractilité des parois digestives, mais moins que le sulfate d'ésérine, lequel est, lui-même, moins hypersécrétoire que la pilocarpine.

Ainsi que nous l'avons dit déjà à l'art. coliques (voyez ce mot), il s'ensuit qu'il y a généralement avantage à associer les deux alcaloïdes.

La pilocarpine est avantageuse au début des affections *a frigore*, et surtout des maladies des voies respiratoires; elle agit alors comme un véritable dérivatif, en raison de son action congestionnante sur la peau.

Dans les maladies aiguës ou chroniques de l'appareil respiratoire, la pilocarpine agit également en augmentant la sécrétion bronchique et en facilitant l'expectoration.

L'emphysème pulmonaire, surtout, accompagné de bronchite chronique, est avantageusement combattu par cet alcaloïde.

D'après certains auteurs, et, entr'autres, M. le professeur Kaufmann, la pilocarpine est indiquée dans les maladies des reins, de l'œil et de la peau, ainsi que dans la non-délivrance, pour faciliter l'expulsion des membranes fœtales.

On la conseille dans l'anasarque (Signol).

Nous l'avons employée dans le tétanos, mais sans résultats bien probants; elle serait à étudier sérieusement dans ce cas.

POSOLOGIE. — Dans les maladies aiguës, on donne 2 ou 3 granules à la fois, à intervalles plus ou moins rapprochés, généralement toutes les heures, jusqu'à effet.

Dans lés affections intestinales, et surtout dans le cas de coliques violentes, les doses sont répétées coup sur coup : 2 à 4 granules toutes les 5, 10, 15 minutes, toujours jusqu'à effet.

Dans l'emphysème pulmonaire, la bronchite chronique, la dose est d'environ 20 à 30 granules dans la journée.

Lorsqu'il y a surcharge alimentaire, sécheresse des muqueuses et, par conséquent, défaut d'absorption ; dans le tétanos et la non-délivrance, les injections hypodermiques, que l'on peut préparer extemporanément avec les granules dosimétriques, extrêmement solubles, sont très avantageuses.

La dose est de 20 granules pour une injection (10 centigr. pour 10 grammes d'eau).

Pour les injections trachéales et intra-veineuses, on emploie des solutions au même titre et, pour les instillations dans l'œil (car la pilocarpine est également myotique), elles sont réduites à 2 0 0.

Lorsque la pilocarpine est administrée dosimétriquement, la dose de 30 centigrammes, indiquée comme maximum par M. Kaufmann, peut être dépassée sans inconvénients ; l'effet produit chez le malade bien surveillé, devant être alors le guide le plus sûr.

QUININE (ARSÉNIATE DE)

(Granulé au centigramme pour la médecine du cheval)

Obtenu par la combinaison de l'acide arsénieux et de la quinine, ce sel cristallise en prismes incolores, peu solubles dans l'eau et d'une saveur amère.

Le granule d'arséniate de quinine se dissout assez facilement, bien qu'un peu lentement, dans l'eau froide ; il est plus soluble dans l'eau bouillante, ou simplement dans l'eau à 40 ou 50°. La solution reste légèrement opaline, en raison des particules très ténues qui restent en suspension. Introduit dans la bouche, il disparaît rapidement sous l'influence de la salive.

EFFETS PHYSIOLOGIQUES. — Ce sont les effets de la quinine et de ses sels.

A dose faible, accélération des mouvements du cœur et augmentation de la pression artérielle ; à doses fortes, effets inverses.

Administrés par petites doses aux animaux, les sels de quinine produisent d'abord une période d'excitation, suivie, environ deux heures après, d'une période de sédation, avec diurèse abondante. Sous leur influence, la température rectale s'abaisse notablement, surtout lorsqu'il y a hyperthermie morbide ; la diapédèse est rendue très difficile, en raison de leur action paralysante sur les leucocytes, ce qui a pour conséquence d'arrêter les processus pyogéniques.

La rate diminue de volume ; toutes les sécrétions sont rendues plus rares, sauf la sécrétion urinaire.

On constate, parfois, l'amaurose et la surdité.

INDICATIONS THÉRAPEUTIQUES. — L'arséniate de quinine participe à la fois des propriétés des arsenicaux et des propriétés de la quinine ou de ses sels.

Il est donc tonique, reconstituant et antidyscrasique; antipériodique plus puissant que le sulfate de quinine seul et fébrifuge par excellence.

Il est indiqué contre les récidives et toutes les fois que l'élément paludéen joue un rôle quelconque dans les maladies.

Nous le conseillons surtout, chez le cheval, dans la fièvre typhoïde, la pneumonie infectieuse, la gourme.

Dans ces divers cas, on l'emploie, soit dans la période aiguë, soit dans les convalescences insidieuses, avec tendance au retour de l'état fébrile.

POSOLOGIE. — L'arséniate de quinine s'emploie rarement seul, mais, le plus souvent, associé aux granules défervescents : aconitine, digitaline, vératrine : à la strychnine, aux autres arséniates ou aux autres préparations à base de quinine, etc.

Le granule au centigramme sera administré au cheval, à la dose de 1 à 3 granules à la fois, toutes les 1 2 heures, toutes les heures ou toutes les deux heures, suivant les circonstances, pendant la période aiguë et à celles de 30 à 40 granules dans la journée, pendant la convalescence ou dans les maladies chroniques.

STRYCHNINE (ARSÉNIATE DE)

(Granulé au demi-centigramme pour la médecine du cheval)

La strychnine, alcaloïde extrait de la noix vomique, est incolore, inodore, très amère, très peu soluble dans l'eau, dans l'éther et les corps gras, soluble dans l'alcool ordinaire et les essences ; elle s'offre en cristaux prismatiques, inaltérables à l'air, et neutralise les acides avec lesquels elle forme des sels cristallisables, très solubles, très amers et très toxiques (sulfate, chlorhydrate, nitrate, arséniate) (1).

La strychnine, à faible dose, développe une grande amertume dans la bouche, produit de la salivation, excite modérément la muqueuse stomacale, augmente l'appétit et accélère la digestion ; si l'usage en est trop prolongé ou les doses trop fortes, ces derniers effets sont inverses.

Cet alcaloïde est rapidement absorbé par le tissu conjonctif sous-cutané, les plaies, les muqueuses, etc., et produit rapidement les effets généraux qui caractérisent son action.

De faibles doses augmentent notablement la sensibilité générale et l'impressionnabilité des organes des sens.

Des doses plus fortes rendent l'hyperesthésie plus intense et déterminent une vive excitabilité des animaux, de la frayeur, de l'agitation, des tremblements musculaires, de la raideur, etc.

Si l'on augmente la dose, ce sont des phénomènes tétaniques : raideur extrême des membres, flexions brusques et saccadées, encolure tendue, convulsions, etc.

(1) Il faut environ 12 minutes, à froid, et 8 minutes, à chaud (40 à 50 degrés), pour dissoudre 2 granules d'arséniate de strychnine dans 10 grammes d'eau, en agitant avec une baguette de verre.

La strychnine resserre les vaisseaux de petit calibre, élève la tension artérielle et augmente l'énergie des contractions du cœur.

Cet organe ralentit ses battements sous l'influence de doses faibles et les accélère avec des doses fortes ; lorsque ces dernières sont suffisantes pour produire des accès tétaniques, la température rectale s'élève parfois considérablement.

Les doses faibles resserrent la pupille, les doses fortes la dilatent.

Les antidotes de la strychnine sont les vomitifs, les préparations tanniques, le chloral en injections intra-veineuses.

La strychnine est éliminée lentement par la salive et les urines, et cette lenteur dans l'élimination peut amener, d'après M. Kaufmann, une accumulation sous l'influence de doses souvent répétées ; « il faut, » dit cet auteur, « que les doses successivement administrées viennent se substituer à celles qui sont éliminées ; on peut ainsi maintenir l'organisme sous l'action constante des effets strychniques, sans danger d'empoisonnement. »

Pour nous, ce danger est réduit presque à néant avec les granules bien purs et parfaitement dosés, administrés avec méthode, en observant minutieusement les malades.

INDICATIONS THÉRAPEUTIQUES. — Elles sont nombreuses et variées.

Stimulant par excellence de la vitalité, la strychnine agit, soit par ses propriétés spéciales, soit en augmentant la puissance des autres alcaloïdes.

On emploie avec succès l'arséniate dans les maladies des voies respiratoires, sporadiques ou infectieuses, la fièvre typhoïde, la gourme, etc., uni à l'aconitine, à la digitaline et souvent à la vératrine ; dans la courbature générale avec fièvre, seul ou uni aux défervescents ; dans les coliques par indigestion, congestion ou météorisme, la diarrhée persistante, en combattant l'atonie, la parésie de la muqueuse digestive ; dans la paraplégie, la paralysie des sphincters (renversement du rectum), la fièvre vitulaire paralytique, uni, dans ce dernier cas, à l'arséniate et au salicylate de quinine. (Lefèvre.)

On l'utilise encore dans l'anorexie, la faiblesse et l'épuisement consécutifs aux maladies graves, seul ou avec les arséniates de fer et de soude.

L'arséniate de strychnine, à dose faible, ayant une action régulatrice sur la respiration et facilitant l'hématose, nous signalons, d'une manière toute particulière, ses excellents résultats dans l'emphysème pulmonaire ; nous certifions en avoir obtenu des effets absolument inattendus et durables.

Posologie. — Les doses varient à l'infini, on le comprend ; les granules doivent être pris à doses rapprochées dans les fièvres aiguës et d'autant plus que la fièvre et l'adynamie sont plus accusées ; on les espacera davantage dans les affections caractérisées surtout par de la faiblesse, de l'atonie, dans les diarrhées chroniques, l'inappétence.

Dans le premier cas, nous prescrivons, pour le cheval, deux granules (au demi-centigramme), associés aux autres alcaloïdes défervescents, toutes les demi-heures ou tous les quarts d'heure au début ; plus tard, toutes les heures, toutes les deux heures ; nous interrompons parfois la médication pendant la nuit ou pendant la journée, suivant les circonstances et la marche de la maladie.

Dans le second cas, les granules d'arséniate de strychnine sont donnés à la dose de 6, 10, 15 pendant la journée.

SULFHYDRAL
OU MONOSULFURE DE CALCIUM PUR

(Granulé à cinq centigrammes pour la médecine du cheval)

Ce sel, dont les applications sont actuellement si nombreuses dans les deux médecines, et qui vient de faire l'objet d'une monographie complète du docteur Albert Salivas, de Paris (1), se présente sous la forme d'une poudre blanche, anhydre, amorphe, d'une saveur hépatique et présentant l'odeur de l'hydrogène sulfuré ; sa réaction est légèrement alcaline ; il se conserve, sans altération, à l'abri de l'air et de l'humidité. L'eau froide produit son dédoublement en chaux et en sulfhydrate de sulfure ; sous l'action de l'eau bouillante, il donne naissance à des oxysulfures et autres produits ; enfin, les acides les plus faibles décomposent le sulfure de calcium en donnant un sel du métal et de l'acide sulfhydrique. « C'est à la production de ce gaz qu'il faut attribuer l'action thérapeutique du monosulfure de calcium….; le monosulfure est, de tous les composés sulfurés de calcium, celui qui fournit le plus de gaz sulfhydrique ; de là, la préférence qu'on doit lui accorder dans la pratique médicale. » (D*r* Salivas.)

Les granules dosimétriques de sulfhydral sont très solubles dans l'eau et les liquides digestifs.

PROPRIÉTÉS PHYSIOLOGIQUES. — L'action physiologique du sulfhydral est semblable à celle des autres sulfures alcalins, c'est-à-dire qu'il active la sécrétion pulmonaire, facilite l'expectoration et l'excrétion de la sueur ; il est diurétique, parasiticide, provoque

(1) Paris, Institut dosimétrique, rue des Francs-Bourgeois, 54.

une suréxcitation générale de l'organisme et impressionne, le plus souvent en bien, le système nerveux.

« Mais, à toutes les propriétés qu'il tire de son caractère de sulfure alcalin, le sulfhydral joint le triple avantage d'être moins caustique, plus diurétique, plus fortement antiseptique que les autres sulfures ; il compte, en outre, parmi nos meilleurs réparateurs.

C'est pour cela qu'en sus des services inappréciables qu'il est susceptible de nous rendre dans les affections microbiennes et les maladies de la peau, il peut, mieux qu'aucun autre antizymotique, nous être plus particulièrement d'un grand secours dans tous les états où les manifestations bacillaires sont inévitablement connexes à un dépérissement général. » (D' Salivas, *loc. cit.*)

« Si Bouley, écrit notre très distingué confrère, M. Gabriel Viaud, avait connu cet agent puissant qui, à lui seul, résume toutes les espérances qu'il fondait sur les travaux de Polli (médication sulfitée) et l'atmosphère gazeuse sulfhydrique (expérience de Froschauer), avec cette différence que les inconvénients d'une atmosphère presque irrespirable sont supprimés, de quel enthousiasme n'eût-il pas salué son entrée dans la thérapeutique courante. » (*La Dosimétrie*, avril 1897.)

A petites doses, le sulfhydral produit une légère exsudation de l'estomac ; à doses massives, il produit des vomissements et de la diarrhée. C'est, dit le docteur Ferran, le meilleur de nos parasiticides internes, et, comme il est admirablement toléré, son action est toujours assurée.

On sait le parti qu'a tiré le regretté docteur Fontaine, de Barsur-Seine, de l'élimination du sulfure de calcium par la voie broncho-pulmonaire pour la destruction des germes de la diphthérie (il n'était pas encore question, à cette époque, de la sérothérapie).

Or, ce qui est vrai pour la diphthérie, l'est également pour les autres maladies infectieuses.

INDICATIONS THÉRAPEUTIQUES. — En raison de l'importance de ce précieux agent, et afin de rendre son histoire aussi complète que possible, nous ferons connaître exceptionnellement, en dehors de ses applications dans les maladies du cheval, quelques unes de ses principales indications dans plusieurs affections graves des autres animaux.

D'après ce qui a été dit plus haut, le sulfure de calcium, déjà préconisé, en 1830, par Messerschmidt et mis complètement en lumière, en 1875, par Fontaine, est un médicament héroïque dans la diphtérie ; cette maladie, fréquente surtout chez nos oiseaux de basse-cour, est assez rare chez le cheval, où elle est désignée sous le nom *d'angine croupale* ou *couenneuse*; elle est, comme la diphtérie humaine, justiciable du sulfure de calcium ; du reste, toutes les affections aiguës ou chroniques des premières voies respiratoires et même des bronches sont traitées avec succès par ce précieux médicament.

Si ces maladies sont récentes et ne présentent encore que le premier degré de l'inflammation, le sulfure de calcium, en augmentant la sécrétion des muqueuses, facilite et hâte l'expectoration et calme par cela même la douleur; si l'affection est catarrhale, il hâte l'expulsion des matières sécrétées encombrant l'appareil respiratoire et, enfin, il détruit les fausses membranes, s'il en existe.

Cette substance agit très efficacement contre la toux, à la fois quinteuse et douloureuse, qui persiste souvent à la suite des maladies des voies respiratoires simples ou infectieuses chez le cheval.

Ses propriétés reconstituantes et antidyscrasiques en font un agent précieux dans la gourme du cheval, surtout lorsque cette maladie affecte des allures louches (adynamie, grande inappétence, toux douloureuse coïncidant avec un jetage peu abondant, etc.).

La maladie infectieuse, dite « maladie des chiens » qui se manifeste avec des symptômes si variés, est traitée avec succès par les granules de sulfure de calcium, joints aux alcaloïdes défervescents, antispasmodiques ou stimulants, suivant le cas; nous le conseillons avec confiance dans cette affection, où il joue le rôle multiple d'antiparasitaire, d'expectorant, d'antidyscrasique et de reconstituant; il agit d'une manière efficace contre la diarrhée qui, très souvent, l'accompagne, comme, du reste, dans tous les symptômes catarrhaux du tube digestif symptomatiques des maladies microbiennes ou zymotiques.

Le sulfure de calcium serait très utile, croyons-nous, comme préservatif ou curatif, dans le choléra des volailles.

Ces dernières, comme chacun sait, boivent, sans trop de répugnance, de l'eau passablement polluée, lorsqu'elles n'en ont pas d'autre à leur disposition, ainsi que l'on peut facilement s'en assurer à la campagne, où le purin est souvent utilisé comme boisson par le petit peuple de la basse-cour ; nous avons fait l'expérience de dissoudre quelques granules de sulfhydral dans l'eau, et nous avons constaté que les poules absorbaient parfaitement ce breuvage. Ce serait donc une précieuse ressource en cas d'épidémie diphtérique, cholérique, etc.

Dans les maladies infectieuses, en général, tout en travaillant à l'élimination du poison par l'intestin, les reins et la peau, le sulfure de calcium contribue à la réparation des pertes subies par l'organisme.

Son action antiparasitaire, diaphorétique et diurétique le rendrait efficace contre les boiteries rhumatismales, articulaires ou musculaires du cheval et les douleurs rhumatismales du chien.

Ansberque, vétérinaire militaire, avait indiqué, depuis longtemps, le sulfure de calcium contre les affections de la peau : gale, eczéma, etc ; nous ne savons si ce praticien employait seulement cette substance en applications externes ou s'il complétait le traitement par son administration à l'intérieur : par cette dernière voie, et en raison de son action spéciale sur la peau, il agirait d'une manière favorable dans certaines maladies cutanées liées à un état général de l'organisme (herpès, eczéma, etc.).

M. Lefèvre affirme s'être très bien trouvé de l'usage du sulfure de calcium, uni au salicylate de quinine, dans la fièvre aphteuse, à la dose de 6 granules vétérinaires de chaque, donnés toutes les heures jusqu'à cessation de la fièvre.

POSOLOGIE. — Dans les maladies ayant un caractère aigu, le sulfhydral doit être généralement associé aux granules défervescents (aconitine, vératrine, digitaline), tant que la fièvre dépasse un certain degré ; dans ce cas, nous l'administrons à la dose de 5 à 10 granules (au 1/2 cent.) chez les très petits animaux, de 10 à 15 granules chez les moyens, et de 30 à 40 chez le cheval et même davantage.

(Nous ferons encore remarquer que ces doses sont très approximatives et peuvent être considérablement augmentées sans le moindre inconvénient ; elles peuvent subir de grandes variations suivant une foule de circonstances, que, seul, le vétérinaire traitant est à même de juger.)

Dans la maladie des chiens, nous l'associons à l'iodoforme et à la brucine, parfois à la strychnine, le premier comme antiseptique et an..sthésique des muqueuses, calmant de la toux et hypersécrétoire, le deuxième pour combattre la faiblesse extrême, la parésie ou la paralysie qui accompagnent ou suivent cette affection (10 à 15 granules vétérinaires de sulfure de calcium, 6 d'iodoforme et 6 de brucine dans les 24 heures).

Dans les maladies des premières voies respiratoires, simples ou de nature gourmeuse, chez le cheval, il est également, et pour les mêmes raisons, associé à l'iodoforme et à la strychnine.

M. Lefèvre a employé le sulfure de calcium, uni à l'iodoforme et à l'hyosciamine, pour combattre une toux quinteuse et tenace ayant de l'analogie avec la coqueluche des enfants (sulfure de calcium : 2 granules ; cicutine : 2 granules ; iodoforme : 2 granules ; hyosciamine : 1 granule (vétérinaires) ; eau distillée : 100 grammes ; une cuillerée à soupe de la solution toutes les deux heures).

L'addition de l'hyosciamine, lorsqu'il y a persistance de la toux, ne peut être que très favorable.

Dans la diathèse rhumatismale, le sulfure de calcium doit être associé au salicylate de soude ; dans la fièvre aphteuse, au salicylate de quinine et à l'aconitine (Lefèvre) ; enfin, il est des maladies où il peut être employé seul : dans l'angine chronique avec expectoration difficile, par exemple.

On comprend qu'il n'est pas possible d'indiquer toutes les circonstances où ce précieux médicament peut être utilisé, ainsi que les substances auxquelles on devra l'associer, suivant les symptômes.

Le praticien, connaissant ses propriétés physiologiques, saura l'employer à propos, à dose voulue, seul ou rationnellement combiné.

VÉRATRINE

(Granulée au milligramme pour la médecine du cheval)

Principe actif de la racine de l'éllébore blanc (*veratrum album*), cet alcaloïde se présente sous la forme d'une poudre blanche, incristallisable, d'une saveur âcre et amère, insoluble dans l'eau, soluble dans l'alcool et dans l'éther ; elle forme, avec les acides, en les neutralisant incomplètement, des sels incristallisables, très actifs et solubles dans l'eau, dont le plus employé est le sulfate de vératrine.

EFFETS PHYSIOLOGIQUES. — Appliquée sur la peau ou sur les muqueuses, la vératrine produit une assez forte irritation ; introduite dans la bouche, elle provoque la salivation et, sur la pituitaire, l'éternuement ; de petites doses, comme celles que l'on peut administrer au moyen des granules dosimétriques, produisent simplement une hyperhémie de la muqueuse gastrique ou intestinale, dont elles augmentent les contractions, en stimulant l'appétit et en favorisant la digestion ; des doses plus fortes accentuent ces phénomènes, amènent des coliques, une salivation abondante, le vomissement, la purgation, etc.

Après l'absorption d'une assez forte dose de vératrine par injection hypodermique, on constate, après les phénomènes vomissement ou les simples efforts (chez le cheval qui ne vomit pas) et l'expulsion plus ou moins abondante de matières fécales, de la polyurie avec contraction de la vessie, une abondante sudation, des tremblements musculaires, de l'agitation, suivie d'une période de calme ; ensuite, de la faiblesse générale et de l'incoordination des mouvements, dues à une modification de la fibre musculaire.

Sous l'influence de la vératrine, la respiration devient irrégulière, le cœur bat avec moins d'énergie, le pouls devient faible, intermittent; la tension artérielle, d'abord plus élevée, s'abaisse ensuite notablement (Kaufmann).

La vératrine produit un abaissement de la température rectale et détermine la pâleur des muqueuses, en vertu d'une action constrictive sur les vaisseaux ; cette propriété, qui devrait amener une élévation de la tension artérielle, ne produit pas ce résultat, en raison de l'affaiblissement concomitant des contractions cardiaques, et c'est l'effet inverse qui se manifeste.

A doses modérées, cet alcaloïde a une action élective très prononcée sur les fonctions cutanées, en calmant l'irritabilité des nerfs périphériques de la peau. Il a, en outre, une action calmante très nette sur le système nerveux sensitif (Kaufmann).

Indications thérapeutiques. — La vératrine est un excellent antifébrile, que l'on associe assez fréquemment à l'aconitine, à la digitaline et à la strychnine, dans les maladies telles que la pneumonie, la pleuro-pneumonie, la bronchite, la gourme, la fièvre typhoïde, le rhumatisme, etc.

Elle est indiquée dans un certain nombre de maladies des voies digestives, comme l'atonie intestinale avec constipation, les pelotes stercorales, les indigestions, etc., en raison de son action sur les sécrétions intestinales et les contractions péristaltiques, qu'elle provoque ou augmente. Nous avons utilisé assez souvent l'action de la vératrine sur les nerfs périphériques de la peau, pour calmer le symptôme prurit, dans les affections cutanées ; on l'emploie, dans ce cas, seule ou associée à l'aconitine et à l'arséniate de soude.

En vertu de son effet *analgésiant*, elle convient dans les boiteries rhumatismales chroniques, la fourbure, les coliques, etc. (Kaufmann) ; elle est plutôt, dans ces divers cas, administrée en injections hypodermiques.

Posologie. — Lorsque la vératrine est employée comme antifébrile, avec les autres défervescents (aconitine, digitaline, et strychnine), on administre généralement le même nombre de granules que de ces dernières (ce qui ne constitue pas la même dose, puisque le granule de vératrine est au milligramme pour le cheval).

Dans les autres affections, on donne, pour le cheval, 15 à 20 granules dans les 24 heures.

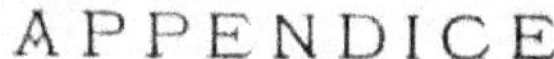

APPENDICE

DE L'EMPLOI

DES

GRANULES DOSIMÉTRIQUES CHARLES CHANTEAUD

pour la préparation instantanée des injections
hypodermiques

PAR

J. HOUDAS

Dans certains cas urgents, l'administration des médicaments par voie interne ne donnant pas des effets assez rapides pour produire une réaction immédiate, et, d'autre part, dans certains cas (indigestion stomacale, par exemple), l'absorption des médicaments par les voies digestives étant abolie ou, tout au moins, considérablement diminuée, le praticien doit avoir recours aux injections hypodermiques.

Ce mode opératoire a plusieurs inconvénients : il est difficile à MM. les médecins vétérinaires d'avoir chez eux, ou sur eux, le ou les alcaloïdes dont ils ont besoin ; ces produits sont généralement d'un prix très élevé, difficiles à se procurer par petites quantités, très altérables à l'air, souvent impurs et souvent falsifiés. La préparation des solutions exige des pesées délicates, qui nécessitent l'emploi de balances de précision. Enfin, les solutions préparées à l'avance ne se conservent pas au delà de quelques jours.

Pour remédier à ces inconvénients, nous conseillons l'usage des granules Charles Chanteaud pour la préparation, au moment de l'emploi, des solutions pour injections hypodermiques. Ces granules sont formés uniquement de sucre et du principe actif, d'une pureté absolue et d'un dosage mathématique. Donc, toutes les fois que ce principe actif sera soluble, il sera avantageux d'employer les granules pour préparer les solutions.

Le mode opératoire est des plus simples. Il suffit de dissoudre, à l'ébullition dans un tube à essai, dans le volume d'eau nécessaire, le nombre de granules représentant le poids de l'alcaloïde que l'on veut injecter. On a ainsi, une solution bien dosée et parfaitement aseptique.

Nous donnons ci-dessous quelques indications sur la solubilité des granules vétérinaires susceptibles d'être employés à cet usage.

Arséniate de strychnine : 4 granules, ou deux centigrammes par centimètre cube d'eau.

Sulfate d'ésérine : soluble en toutes proportions.

Chlorhydrate de morphine : 5 centigrammes par centimètre cube.

Nitrate de pilocarpine : 4 granules, ou deux centigrammes par centimètre cube d'eau.

Digitaline :   soluble en toutes proportions.
Ciculine (chlorhydrate) :   id.
Sulfate d'atropine :   id.
Scillitine :   id.
Salicylate de quinine :   très peu soluble dans l'eau.
Arséniate de quinine :   id.
Aconitine : insoluble dans l'eau.
Hyosciamine : très peu soluble dans l'eau.

J. HOUDAS, Chimiste,
lauréat de l'École supérieure de pharmacie
de Paris.

TABLE DES MATIÈRES

PREMIÈRE PARTIE

DEUXIÈME PARTIE

APPENDICE

TROYES, IMPRIMERIE MARTELET

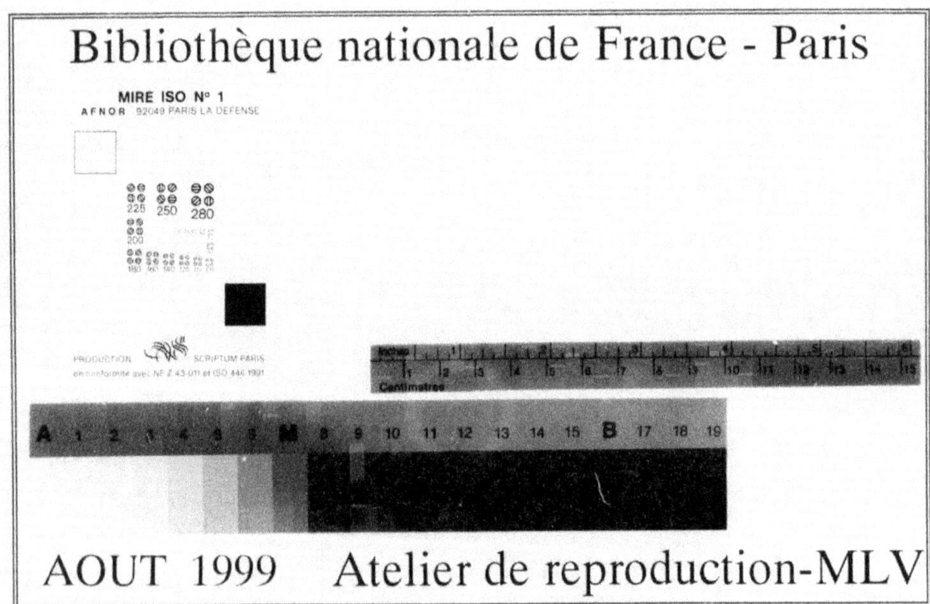
Bibliothèque nationale de France - Paris
MIRE ISO N° 1
AFNOR 92049 PARIS LA DEFENSE
225 250 280
200
180
PRODUCTION SCRIPTUM PARIS
en conformité avec NF Z 43-011 et ISO 446 1991
Inches
Centimetres
A 1 2 3 4 5 6 M 8 9 10 11 12 13 14 15 B 17 18 19
AOUT 1999 Atelier de reproduction-MLV